画像診断装置学入門

木村 雄治 著

コロナ社

まえがき

　画像診断は，現在の医療には欠かすことができないほどに重要な情報を提供してくれる。しかも，画像撮像の技法は多岐にわたっており，画像診断の確定も一つの方法のみでは十分でない場合が多く，X線単純画像，X線CT，MRI，超音波画像，RI画像など種々の情報を組み合わせて，より精度の高い診断を行うことが要請されている。

　数多く存在する画像診断法あるいは画像診断装置は，近年急速に発展した高速度コンピュータによる操作と情報処理技術に大きく依存している。撮像原理が発見されてから，試行錯誤を重ねつつ実用化され，普及するまでには半世紀を必要としたものが大半である。したがって，撮像に関するさまざまな技術の進歩と，それと同時に出現した安価で小型の高速度コンピュータが現在の画像診断装置をもたらしたともいえる。

　しかし，これらの装置は生理学，基礎医学，臨床医学，物理学，工学の各専門分野の科学者，医師，技術者の知恵の結晶を具現化したものであり，装置に内臓されているソフトウェアは携わった人々の知識の集積であるといえる。さらに，この種の画像は，生体に外部からX線，磁気，超音波，γ線などの物理的エネルギーを加えたとき，生体の組織への作用形態およびそれによって組織がもたらす情報を検出して構成される。そのことが，それぞれ測定原理の難しさを伴いながらもおのおの異なった画質の特徴を表現している。最終目的は，得られた画像から臨床的にいかに有効な情報を得，診断に役立てるかである。

　最初に生体の画像に挑戦したのは，1895年X線を発見したドイツの物理学者 W.K. Röntgen（1845～1923）である。夫人の手のX線写真を添付して論文を発表したのが生体画像の最初である。この成果に対してノーベル賞が与えられている。このX線の平面写真は後のX線CTによる人体の断層画像へと発展していく基礎になっていく。後に人体断層画像は超音波断層画像，MRI，RI画像へと大きく発展していくが，撮像に際して加えられる物理的エネルギーが生体組織に与える作用とそこから得られる組織反応情報を工学と生理学の両面から解明して画像化し，かつ臨床的にその情報がどのように有用かということを画像診断上で明らかにすることが大切である。

　これらの画像の撮像装置の技術的方法および臨床的意味と診断法については多くの優れた専門書が提供されており，その内容が高度で部分的に多少難解であっても，それぞれの研究者あるいは特定の専門を目指す学徒にとっては誠に良書といえる。

　ここでは，特に断層画像の撮像方法と生体組織の関係，画像の撮像方法および特徴や臨床

的な利用法について，初歩的で基本的な内容を平明に紹介することを目指している。内容的に高度な専門書を理解するための予備的手段となることを願っている。また撮像のために生体に与えるエネルギーが生体内でどのように作用し，どのようにして画像情報を提供するかを理解する一助になれば更なる幸いである。

2006年12月

木 村　雄 治

目　　　次

1.　超音波診断装置

1.1　発展の歴史 …………………………………………………………………… 1
1.2　超音波の性質 ………………………………………………………………… 5
1.3　超音波と生体物性 …………………………………………………………… 6
1.4　超音波の発生と受信 ………………………………………………………… 8
1.5　連続波の利用 ………………………………………………………………… 11
1.6　パルス波法と画像構成 ……………………………………………………… 13
1.7　パルス波の走査法と分解能 ………………………………………………… 16
　　1.7.1　リニア電子走査法（linear electronic scanning）………………… 16
　　1.7.2　セクタ電子走査法（sector electronic scanning）………………… 21
　　1.7.3　コンベックス電子走査法（convex electronic scanning）……… 24
　　1.7.4　プローブの種類 ……………………………………………………… 27
1.8　電子走査法のアーチファクト ……………………………………………… 29
　　1.8.1　サイドローブとグレーティングローブ …………………………… 30
　　1.8.2　多重反射 ……………………………………………………………… 31
　　1.8.3　鏡面現象（ミラーイメージ）……………………………………… 32
　　1.8.4　レンズ効果 …………………………………………………………… 32
　　1.8.5　後方エコー増強 ……………………………………………………… 33
1.9　超音波ドップラ画像 ………………………………………………………… 33
　　1.9.1　パルスドップラ法 …………………………………………………… 34
　　1.9.2　カラードップラ法 …………………………………………………… 35
　　1.9.3　血流情報のカラー表示法 …………………………………………… 37
1.10　超音波画像診断装置と臨床応用 …………………………………………… 37
　　1.10.1　心臓の撮像 ………………………………………………………… 42
　　1.10.2　腹部の撮像 ………………………………………………………… 45
　　1.10.3　産科領域の撮像 …………………………………………………… 49
1.11　超音波の安全性（超音波出力の定義と安全限界）……………………… 51

1.12　超音波画像診断装置の特徴 ……………………………………………… 53

2.　X線画像診断装置

2.1　X線の発見とX線装置発展の歴史 ………………………………………… 55
2.2　X　線　の　発　生 ………………………………………………………… 57
　2.2.1　連　続　X　線 ……………………………………………………… 57
　2.2.2　特　性　X　線 ……………………………………………………… 59
2.3　X線管の構造 ……………………………………………………………… 60
2.4　X線の生体作用 …………………………………………………………… 62
　2.4.1　光　電　効　果 …………………………………………………… 63
　2.4.2　コンプトン効果 …………………………………………………… 64
　2.4.3　電　子　対　生　成 ……………………………………………… 64
　2.4.4　原子番号によるX線減衰 ………………………………………… 65
　2.4.5　減　弱　係　数 …………………………………………………… 67
　2.4.6　吸　収　線　量 …………………………………………………… 68
2.5　X線直接撮影装置 ………………………………………………………… 69
2.6　X線透視撮影装置 ………………………………………………………… 71
　2.6.1　X線 I.I. とX線 TV カメラ ……………………………………… 71
　2.6.2　X線透視撮影装置の構成 ………………………………………… 73
　2.6.3　直接変換方式X線フラットパネル検出器とフィルムレス …… 75
2.7　X　　線　　CT ………………………………………………………… 81
　2.7.1　装置発展の歴史 …………………………………………………… 81
　2.7.2　測　定　原　理 …………………………………………………… 83
　2.7.3　画　像　再　構　成 ……………………………………………… 86
　2.7.4　CT 値と画像 ……………………………………………………… 88
　2.7.5　CT 装置の基本構成（R-R 方式を中心として） ……………… 90
　2.7.6　ヘリカルスキャン（シングルヘリカルスキャン）CT 装置 …… 92
　2.7.7　マルチスライスヘリカルスキャン CT 装置 …………………… 96
　2.7.8　マルチスライス CT の特徴 ……………………………………… 99
　2.7.9　X線 CT の性能評価 ……………………………………………… 103

3.　磁気共鳴画像診断装置（MRI）

3.1　発　展　の　歴　史 ……………………………………………………… 104

3.2 NMRの原理 ……………………………………………………………… 105
3.2.1 静磁場と歳差運動 …………………………………………… 106
3.2.2 共鳴現象（エネルギーの吸収）…………………………… 108
3.2.3 共鳴現象（エネルギーの放出）…………………………… 111
3.3 緩和現象 ………………………………………………………………… 112
3.4 緩和時間 ………………………………………………………………… 114
3.5 パルスシーケンス法 …………………………………………………… 116
3.5.1 90°パルス-90°パルス法 ……………………………………… 116
3.5.2 180°パルス-90°パルス法（反転回復法）………………… 117
3.5.3 スピンエコー法 ………………………………………………… 118
3.5.4 パルスシーケンス法による画質 …………………………… 120
3.6 MRI画像構成法 ………………………………………………………… 122
3.6.1 スライス断面の設定 ………………………………………… 122
3.6.2 画素信号の検出 ……………………………………………… 123
3.6.3 高速撮像法Ⅰ（高速スピンエコー法）…………………… 126
3.6.4 高速撮像法Ⅱ（グラジエントエコー法）………………… 127
3.6.5 エコープラナーイメージング法 …………………………… 130
3.7 MR血管撮影 …………………………………………………………… 131
3.7.1 TOF法 …………………………………………………………… 132
3.7.2 PC法 ……………………………………………………………… 135
3.8 MRI装置 ………………………………………………………………… 136
3.8.1 静磁場発生装置 ……………………………………………… 136
3.8.2 傾斜磁場 ………………………………………………………… 138
3.8.3 高周波送受信システム ……………………………………… 138
3.8.4 RFコイル ……………………………………………………… 139
3.8.5 NMR受信コイル ……………………………………………… 140
3.9 MRIの画質 ……………………………………………………………… 143
3.9.1 SN比の測定 …………………………………………………… 145
3.9.2 コントラスト雑音比の測定 ………………………………… 145
3.9.3 アーチファクト ……………………………………………… 146
3.10 使用上の留意点 ………………………………………………………… 149

4. 核医学画像診断装置（RI）

4.1 RI発展の歴史 …………………………………………………………… 150

4.2 γ線の発生 ……………………………………………………………152
4.3 γ線の検出 ……………………………………………………………154
　4.3.1 シンチレータ ……………………………………………………154
　4.3.2 光電子増倍管（PMT）……………………………………………155
　4.3.3 光ダイオードと半導体検出器 ……………………………………156
4.4 シンチレーションカメラ装置 …………………………………………156
　4.4.1 カメラの構成 ……………………………………………………156
　4.4.2 体内から放射されるγ線 …………………………………………157
　4.4.3 ライトガイドとシンチレータ ……………………………………159
　4.4.4 位置演算機構 ……………………………………………………159
4.5 SPECT 装置 ……………………………………………………………160
　4.5.1 シンチカメラ回転型 SPECT 装置とその分類 …………………160
　4.5.2 リング型 SPECT …………………………………………………162
　4.5.3 回転型ガンマカメラのデータ収集モード ………………………162
　4.5.4 データ処理と画像化 ……………………………………………163
　4.5.5 回転型ガンマカメラの画像表示法 ………………………………166
4.6 PET 装置 ………………………………………………………………166
　4.6.1 検出原理 …………………………………………………………167
　4.6.2 装置の種類 ………………………………………………………167
　4.6.3 2D-PET および 3D-PET のデータ収集 …………………………168
　4.6.4 SPECT と PET の比較 …………………………………………170
　4.6.5 画像再構成 ………………………………………………………171
4.7 SPECT-RI の臨床的意義 ……………………………………………173
　4.7.1 脳神経系 …………………………………………………………173
　4.7.2 内分泌系 …………………………………………………………174
　4.7.3 呼吸器系 …………………………………………………………174
　4.7.4 循環器系 …………………………………………………………174
　4.7.5 消化器系 …………………………………………………………176
　4.7.6 骨・カルシウム系 ………………………………………………177
4.8 PET-RI の臨床的意義 …………………………………………………177
4.9 核医学装置の安全・保守管理 …………………………………………178

引用・参考文献 ………………………………………………………………179
索　　引 ………………………………………………………………………180

1 超音波診断装置

1.1 発展の歴史

　超音波は，人の可聴音領域といわれる約 20～20 000 Hz（20 kHz）以上の音をいう。超音波の使用は人が聞くことを目的としていない。超音波は水中での伝播特性，例えば 1 MHz のときの吸収係数が 0.22 dB/m と非常に小さく，音速が一定で 1 500 m と速いことなどから，水中の通信的応用が試みられている。1912 年イギリスのタイタニック号の氷山衝突事故という悲劇が起こってから，超音波を用いて氷山を発見しようと試みたのが始まりといわれている。その後は潜水艦発見などの軍事目的に研究が進められてきたが，第 2 次大戦後になり，技術も急速に進歩し超音波探傷器，測深器，魚群探知器などが脚光を浴びる時代になった。特に魚群探知器は民間に広く普及し，さらなる技術の進歩と相まって現在では漁業には不可欠な装置となっている。

　さて，超音波を医学に応用したのが，1949 年に超音波透過法で頭部脳質の投影像を描写することに成功した K.T. Dussik である。その後，1950 年の J.J. Wild のパルス反射法による A スコープ（反射信号の振幅の大きさの時間的変化）の組織構造分析と脳標本を用いた脳腫瘍エコーの検出である。同様な研究は日本でも東北大の菊池喜充を中心とした研究チームが，脳標本を水浸法により脳腫瘍エコー，脳室エコー，脳出血エコーを検出し，正常脳組織と脳腫瘍組織の音響インピーダンスの差異を検出している。パルス反射法については，1952 年に J.J. Wild が，**B モード**（brightness-mode）**水浸法**による手持ちチャンバ式装置での乳房断面像の描写に成功している。また 1956 年，菊池らも B モード水浸法を用いた乳房断面像描写に成功した。

　臨床的には，開頭前に頭蓋骨を透して診断することがある。この難問に挑戦したのが菊池（喜）チームの電気工学関係共同研究者による超音波探傷器の改良，すなわち研究開発されたチタン酸バリウムの振動子と 1 MHz を用いた検出素子（プローブ）である。この成果は，1957 年，1 個のプローブを利用し，頭皮上より周波数 2.25 MHz のパルス反射法を適用することにより，A モード信号を検出する際に応用された。これが頭蓋内疾患診断の基

礎になった。

　頭蓋内診断用の**Aモード**（amplitude-mode）**法**とは，側頭部の耳介直上部からプローブより超音波パルスを脳内に投射し，頭内からの反射波をブラウン管上に表現する。耳介直上部は頭蓋冠のうち最も骨が薄く，骨による音波の減衰が少ないので脳内への超音波入射に好都合であるとともに，第3脳室の位置計測に適している。一つのプローブを右あるいは左の耳介上に当て，パルス反射を測定する方法を単側法（1素子法）という。1955年 L. Leksell は両耳介上に同時にプローブを当てる両側法（2素子法）を考案した。2素子法による反射波パターンの模式図を**図1.1**に示す。第3脳室エコーが左右いずれかに偏位して現れた場合は，頭蓋内の占拠性病変の存在が予想されるので，側頭部からの第3脳室エコーの検査は大切なことと評価されていた。

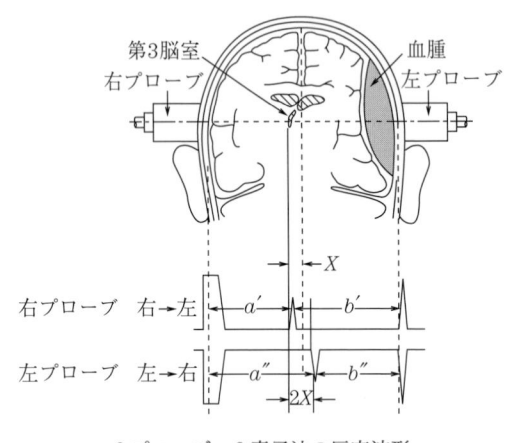

図1.1　2素子法による反射波パターンの模式図

　頭蓋上から超音波で脳内を測定する努力はその後も続けられたが，頭蓋骨という超音波にとっては通過しにくい障害があることから，十分な情報が得られる測定方法とはならなかった。後に発展するX線CT，MRIなども最初に頭部断層画像を対象にしたように，1950年代では脳診断において脳の状態がどのようであるかの情報が得にくく，その情報がいかに重要であるかを認識しつつも，測定の困難さのために，診断と治療の確定にいかに難儀していたかが伺われる。脳の断層画像による診断は後のX線CTやMRIの開発，普及に委ねられることになる。

　1956年，里村（茂）らによって，いっそう小型化された**プローブ**（probe，**探触子**）で胸壁上から心臓方向に放射させ，ドップラ現象により血流を検出することに成功している。この血流ドップラ法は，後に広く利用されることになるパルスドップラ法による画像撮像の基礎になったばかりでなく，連続波法測定法と共にこの方法でも胎児心拍計を実現化し，1973年の時代にすでに小型の装置が実用化されている。

一般にある対象にAモード法を応用した場合，その内部の各反射面からの反射波のブラウン管上における距離は各反射面間の実際の距離に比例する。そこで，各反射面が動くと，ブラウン管上でそれらの反射波も掃引線に沿って動く。この反射波の動きは対象の動きに比例する。掃引線に沿ってこの動きを時間的に記録すると，対象の運動曲線（時間-遍位曲線）が得られる。この方式は **Mモード**（moving-mode）**法**と呼ばれ，1954年にI. Edler, C.H. Hertzによって開発されている。これを心臓の動きの測定に利用すると心臓弁（僧帽弁，大動脈弁などの）の時間的動きが観察できる。これはあくまでもAモードの時間的変化を表現している現象である。実際の測定は小型のプローブにより肋間部より超音波を心臓に入射し，ブラウン管上に，例えば**図1.2**に示すような僧帽弁前尖の拍動ごとの動作が示される。これは通称 **UCG**（ultrasound cardiogram）といわれ，心臓の断層画像と同時に観察される情報となる。

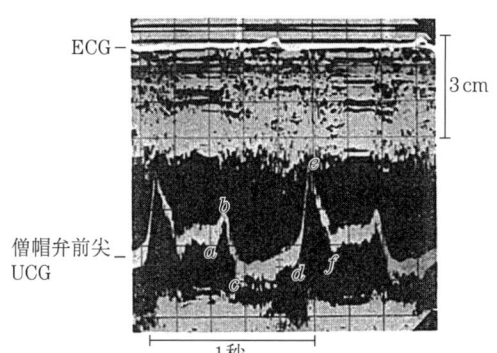

図1.2 僧帽弁前尖UCGの正常波形[1]†

AモードやMモードはプローブを固定して生体に時間的変化を測定していたが，1950年代初頭よりプローブを移動させて2次元画像を得ようとする努力が続けられた。先に紹介した1952年 J.J. WildのBモードによる乳房検査では，**図1.3**に示すようにビニール嚢を乳

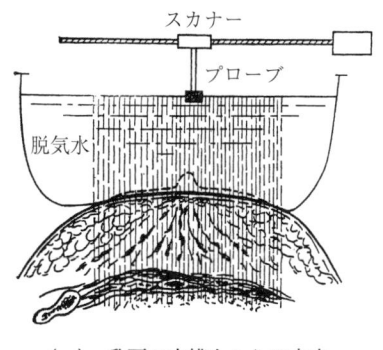

（a） 乳房の水槽上からの走査

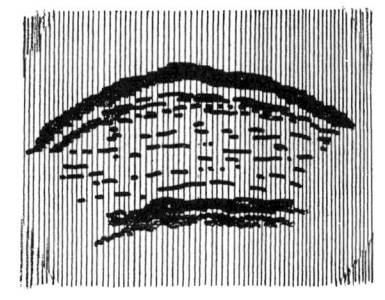

（b） ブラウン管上のBモード表示

図1.3 機械式リニア走査方式

---

† 肩付番号は巻末の引用・参考文献番号を示す。

房皮膚上に密着させ脱気水を満たし，水中で機械的にプローブを直線的に移動させる。このプローブの移動方式は**リニア走査方式（直線走査方式）**と呼ばれる。そのとき得られる反射信号を振幅の大きさに比例した輝度でブラウン管上に表示する。同様な手法で甲状腺疾患診断も行われた。このブラウン管上での反射信号振幅を輝度に変えて表現する方法（輝度変調）を**Bモード法**という。Bモード法はすでに1952年に開発されていたが，1960年代中期になって図1.3に示すような断層画像として臨床的に実用化されるようになった。同時代に欧米ではバスタブのような水槽に全身を浸してプローブを同様に機械的に直線移動させて腹部の測定が行われた。ただし，この方法は装置が大きいことや全身を水槽に入れるとう不便さが伴った。

いままでのBモード法はすべて水浸法を応用したものであったが，1958年I. Donaldらは，初めて人体皮膚面に直接プローブを当てて走査を行い，下腹部腫瘍や胎児の断面像を描写し，産婦人科領域への応用の途を開いた。これが初めての接触走査方式である。日本では1966年に，パルス反射波を使用する画像診断装置として腹部断面の像をブラウン管上に描き出すプローブを手動で走査する**複合走査法（コンパクトコンパウンド法）**装置が開発され，広く臨床の分野で利用されることになる。この装置の動作原理は**図1.4**に見られるように支柱ないし支点に対して3箇所の回転軸の回転角度をポテンショメータで測定し，アームの長さと合わせてプローブの位置情報を機械的に求めている。プローブは曲面である腹部表面につねに直角に接触するように手動で走査することになる。したがって，同一腹壁断面を手動で繰り返し走査するには熟練を必要とする。また，位置を決めるポテンショメータの精度が十分に高いとはいい難い点があった。

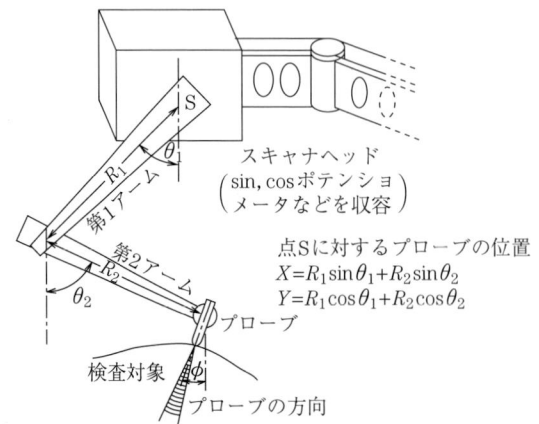

図1.4 接触複合走査法装置の動作原理

固定したプローブのAモードやMモードから，断層画像を表現しようとするためにプローブを移動させるBモード（輝度変調画像）が開発され，情報量が飛躍的に増大し，腹部

臓器や胎児などへの応用が拡大した。プローブを直線的に移動させるリニア走査法と，先のコンパクトコンパウンド法装置のプローブの移動は単純なリニア走査法と異なるやや複雑な走査方式へと変遷した。そこで，プローブの位置を変えないで超音波の伝播方向を機械的あるいは電子的に変えるリニア走査法と複合操作法が開発され，そのためのプローブの開発と走査方式の技術的な研究の成果が，腹部にのみならず心臓の動的現象の撮像，胎児の活動する撮像に発展する今日の超音波断層画像診断の飛躍的な向上に貢献することにつながっている。

1.2 超音波の性質

　音波は媒質がないと伝播しない。電磁波（電波を含む）は真空でも伝播し，その速度は媒質の有無にあまり影響されず，光の速度（約 3×10^8 m/s）に大略等しい。これに対して音波の伝播速度は媒質の特性と温度に左右される。音波の伝播様式には横波と縦波および表面波があるが，媒質内部への伝播は縦波と横波が主体である。横波の性質は，媒質の内部で媒質が一定の場所で上下運動のみをし，波のみが水平に移動する。このような伝播をする横波はやわらかい媒質内での減衰がきわめて大きく，したがって軟媒質では事実上存在し得ないといえる。他方，縦波は波の進行方向と媒質の振動方向が同一である。図 1.5 のように媒質が音圧によって圧縮，伸展することによって音波が伝達される。伸縮方向と波の伝播方向は一致する。このように超音波は圧力の変化が進行方向に伝播する縦波である。そこで，縦波を粗密波あるいは圧縮波ともいう。縦波は伝播速度が周波数によらずほぼ一定で，かつ横波に比べて減衰がはるかに小さい。音波と超音波は物理的には同一の性質を示す波として扱える。音速は空気中（気温 T）で $331+0.6\,T$ 〔m/s〕，超音波は生体軟組織で水とほぼ同じで 1 500 m/s 程度である。

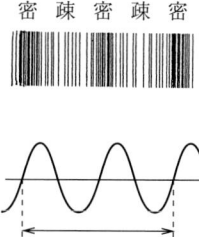

図 1.5　縦波の伝播

　超音波の伝播する物質内では，伝播していくにつれて振動のエネルギーは不可逆的に熱エネルギーに変換されて振幅は減少し，音の吸収が起こって次式に示すように音の強さは減少していく。

$$A = A_0 e^{-\alpha \chi} \tag{1.1}$$

ここで，α は減衰定数，χ は伝播距離，A_0 は $\chi = 0$ での振幅である。

　上式に示す振幅は指数関数的に減少するが，熱エネルギーの変換損失ばかりでなく，散乱により超音波の一部が本来の方向から外れて伝播することによる振幅の減少の効果も含んでいる。波の減衰の原因は，従来粘性によるものと考えられていたが，実際には波動エネルギーが水分子の吸着，電荷の移動，巨大分子の構造変化などの化学反応を介して熱エネルギーに変換されるためであると考えられている。

　水のように，超音波の吸収が粘性に依存する場合には，減衰定数は周波数の2乗に比例して増大するが，生体軟組織の場合のように，なんらかの化学反応が関係すると考えられる場合には，減衰定数がほぼ周波数の1乗に比例して周波数と共に増大する。超音波の減衰には吸収，散乱の他に反射がある。反射は媒質が一様の場合には発生しないが，異なる媒質の境界面では反射が生じる。この反射は超音波画像を構成するのに大切な信号源となる。

1.3　超音波と生体物性

　生体は軟組織と硬組織が混在して構成されているので，超音波の伝播減衰は，先に述べたように周波数の2乗に比例する部分と1乗に比例する部分とその中間部分とで構成される。**図1.6** に生体組織での実測値の概略を示す。α/f は軟組織においては周波数 f にほとんど依存せずに一定であるが，骨のように硬組織は f に比例して増大していることがわかる。

　縦波は圧縮と膨張がある速度で伝播する現象であるから，音圧と媒質粒子速度の関係を求

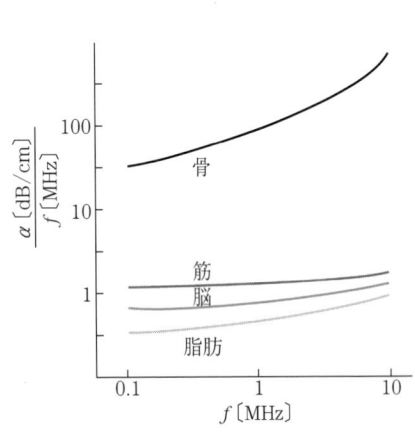

図1.6　生体組織の超音波減衰定数測定例
（小野哲章 ほか編集：臨床工学技士標準テキスト，金原出版（2003）図13より転載）

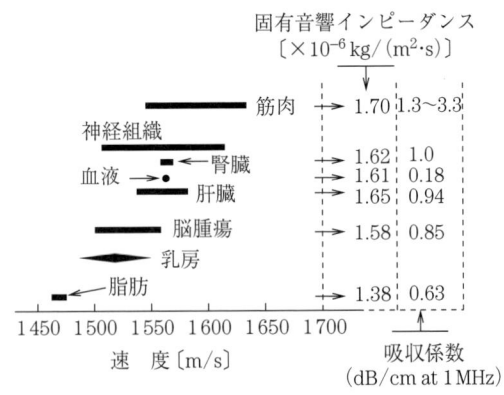

骨の音響インピーダンスは7.8，空気は0.0004と極端に異なる

図1.7　いろいろな生体組織の音響特性

めようとすると，まずは次式のように速度ポテンシャル Φ を求める。

$$\Phi = f(x - ct) \tag{1.2}$$

この式は $+x$ 方向に伝播速度 c で移動する波を表している。すると音圧 p と粒子速度 v は次式となる。

$$v = \frac{\partial \Phi}{\partial x} = f'(x - ct), \quad p = -\rho \frac{\partial \Phi}{\partial t} = \rho c f'(x - ct) \tag{1.3}$$

ここで f' は f の微分である。式(1.3)から超音波の音圧と粒子速度の比は

$$Z = \frac{p}{v} = \rho c$$

となり，媒質の密度 ρ と音速 c の積で与えられる媒質固有の値となる。この値を**固有音響抵抗**あるいは**固有音響インピーダンス**（specific acoustic impedance）という。この値は電圧と電流の関係に似ている。また，超音波伝播に伴う状態変化は高速で起きるので，断熱過程とも見なされてポアソンの法則が適用され，体積弾性率 K と伝播速度 c の関係は次式で表せる。

$$c = \sqrt{\frac{K}{\rho}} \tag{1.4}$$

その結果，固有音響インピーダンスは

$$Z = \rho c = \sqrt{\rho K} \tag{1.5}$$

となる。いろいろな生体組織の音響特性（伝播速度，固有音響インピーダンス，吸収係数）を**図1.7**に示す。この図に表現できないほどに差異が大きいのは骨（頭蓋骨）と空気（肺胞内の空気も該当）である。骨および空気の伝播速度〔m/s〕，固有音響インピーダンス〔×10^6 kg/(m²·s)〕，吸収係数〔dB/cm〕はそれぞれ4 080，7.80，13，および331（0 ℃，1気圧で），0.000 4，12である。

これは固有音響インピーダンスの異なる組織境界面 Z_1, Z_2 での反射や透過を考えるとき，電気伝送経路の特性と同様に扱うことができて，振幅で表した反射係数 S は

$$S = \frac{Z_1 - Z_2}{Z_1 + Z_2} \tag{1.6}$$

となる。入射した波の一部は反射し，一部は透過する。骨や空気を除く生体内の軟組織では，一般に組織による固有音響インピーダンスの差があまり大きくなく，せいぜい数%である。しかし超音波画像診断装置は，これほどわずかな音響インピーダンスの差により反射される組織境界面からの信号を，組織内部の微細構造からの反射信号として発生する雑音成分から分離し，境界面像を画像化する。なお，骨や空気が存在する境界面では周辺の組織との固有音響インピーダンスの差異が大きいので，超音波エネルギーのほとんどが全反射し，透過する成分が非常に少ない。

一般に測定のために生体に加えられる超音波エネルギーは，粘性や化学反応などによる減衰に見合った熱発生があるが，その熱は循環系などによって運び去られ，組織が非可逆的な変化を受けることはない．しかし，過大なエネルギーが加わると**キャビテーション** (cavitation) といわれる現象を起こし，強力な超音波の陰圧により生じた泡がその直後の陽圧期に急膨張，爆発して組織に大きな衝撃力を与え，組織を破壊することになる．超音波画像診断装置ではキャビテーションを発生するような過大エネルギーの使用は絶対に禁忌であるばかりでなく，安全性に配慮した低エネルギーの音圧で良質な画像を得ることが大切である．超音波画像診断装置は他の画像診断装置と比べて安全性が非常に優れている装置である．それは生体に与える測定のためのエネルギーが極端に少ないことによる．この安全性に関しては最後に検討することにする．

1.4　超音波の発生と受信

超音波画像診断装置は，鋭いパルス信号を超音波プローブに与え，プローブはこれを超音波信号に変換して人体中に放射する．超音波信号は弾性波であるから人体中の組織境界で反射されて反射信号（エコー）として戻ってくる．プローブはこれを再び電気信号に変換する．この電気と超音波間の変換器がプローブである．プローブの電気音響変換素子には一般に圧電材料を用いる．ある種の結晶あるいは弾性体に力を加えてひずみを与えると電気分極を発生する．また，その結晶あるいは弾性体に電界をかけるとひずみが発生する．このような現象を**圧電現象**あるいは**圧電効果** (piezoelectric effect) という．この圧電現象を有する結晶や弾性体を**圧電体** (piezoelectric substance) あるいは**圧電材料**という．

圧電体の弾性定数と，加えた電気変位とそれによって生じた応力との関係を示す定数とで決まる圧電基本式によって，圧電材料中の機械的エネルギーと電気的エネルギーとの関係を表す**電気機械基本式**が求められる．具体的には，圧電体に機械エネルギーを加えたときどれだけの電気エネルギーに変換できるか，あるいは逆に電気エネルギーを加えたときどれだけ機械エネルギーに変換できるかという比率を電気機械結合係数 k として表す．振動子として使用する場合にはその共振，反共振周波数から k は次式で得られる．

$$k = \sqrt{\frac{\pi}{2}\frac{f_m}{f_n}\cot\left(\frac{\pi}{2}\frac{f_m}{f_n}\right)} \tag{1.7}$$

この**電気機械結合係数** k は，圧電材料の両面に電極を装着して振動子のアドミタンス Y（インピーダンス Z の逆数）を測定し，そのときの Y の極大，極小を与える周波数 f_m, f_n を求めて，上式から求めることができる．

圧電材料は現在まで 7 種類開発されているが，水晶と圧電セラミックスが代表的である．

先の電気機械結合整数 k は，水晶が 11 % であるのに対して圧電セラミックスは 45〜70 % と大きいので，圧電セラミックスの使用が圧倒的に多くなっている。圧電材料を選定する条件として，この結合係数の他に誘電率，音響インピーダンス，周波数定数が適切であることが要求される。誘電率は，プローブの電気的なインピーダンスに関係するので，プローブと装置の電気的インピーダンス整合の点で大事な要因である。音響インピーダンスは超音波を媒質中に放出するときの音響整合に関係し，プローブと触媒との間の超音波授受の良し悪しを決めるプローブの電気音響変換効率を左右する要因である。周波数定数が大きければ大きいほど高い周波数のプローブが作りやすいと考えてよい。それらの要因を総合的に評価すると，圧電セラミックスに属するチタン酸バリウム，PZT（ジルコン酸チタン酸鉛），チタン酸鉛の中で，PZT がそれぞれの要件を多分に満たしているため広く使用されている。

プローブの構造を**図 1.8** のモデルで考えてみる。圧電振動子の一つの面（プローブ面 1）から超音波を放射する。その放射面は音響整合層を介して音響媒質（人体）に接しているとする。もう一つの面（プローブ面 2）は，パッキング材という超音波の授受を行わない超音波吸収体が取り付けられている。このパッキング材は不要な超音波を吸収し，プローブが短いパルス信号を送受できるように周波数帯域を広げる役目をする。

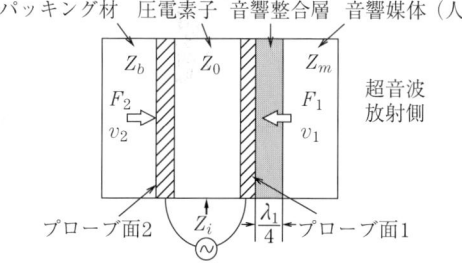

図 1.8 プローブモデル

一般に圧電振動子材料の音響インピーダンスは人体や水の音響インピーダンスに比べて非常に高い。例えば，PZT の音響インピーダンスは約 34×10^6 kg/(m^4・s) である。これに対し，人体や液体の場合には約 1.5×10^6 kg/(m^4・s)，すなわち約 1/23 である。したがって，この音響インピーダンスの不整合を埋めて効率よく超音波を伝達するには，電気回路での整合と同じように音響的な整合をとる必要がある。音響整合法には，一般に用いられている 1/4 波長音響整合法を採用する。大きな音響インピーダンスの差異がある場合には，1 層の整合層で整合するのでなく，例えば 1 層から 5 層までの各整合層の最適インピーダンスの値を求め，つぎにその整合層の厚みを $\lambda/4$ にすることにより，徐々にインピーダンスの差を狭め，圧電振動子と音響媒質間の音響的な整合をとる。この整合によって超音波は生体内に効率よく伝達される。

プローブから放射される弾性波（縦波で圧縮波）は空間的な広がりをもち，方位分解能す

なわち空間的な細かさに大きく関係する．例えば，半径 a の円形プローブの音場の模式的断面図と音軸上の音圧分布を**図 1.9** に示す．図(b)はプローブ表面から距離 $x = a^2/\lambda$ までは激しい音圧の強弱があるが，それ以降はなだらかに減衰している．この x の点は，例えば，水中の音速 1 500 m/s，超音波周波数 1 MHz で半径 5 mm の振動子とすると $x = 16.7$ mm であり，5 MHz では 83.3 mm となる．点 x は**近距離音場**（near sound field）**限界点**と呼ばれ，音軸上の相対音圧は媒質中の音速，媒質の粒子速度，媒質の密度などによって決まる．

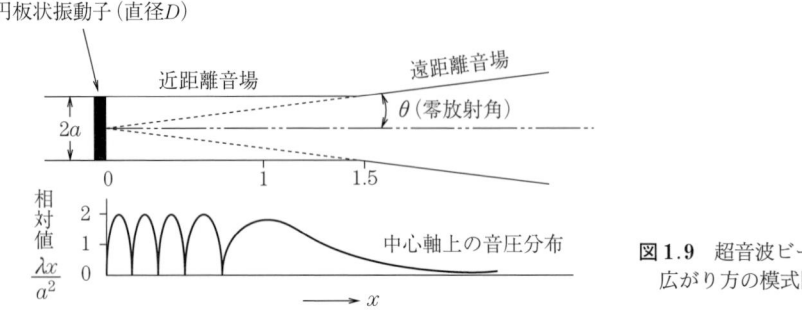

図 1.9 超音波ビームの広がり方の模式図

広い媒質内に超音波の波長よりも小さな音源がある場合は，その音源から発する波面は球状に伝播し，無指向性である．一方，波長より大きな音源では図 1.9(a)に見るように，遠距離音場では波長 λ と振動子半径 a との関係で決まる一定のある角度 θ で拡散していく．このビームの広がりは**図 1.10** に示すように，主極と呼ばれるメインビームと副極と呼ばれるサイドローブとからなり，主極が 0 となる角度 θ を指向角という．ちなみに，円形プローブの場合，近似的に次式で表される．

$$\theta = \sin^{-1}\frac{0.6\lambda}{a} \tag{1.8}$$

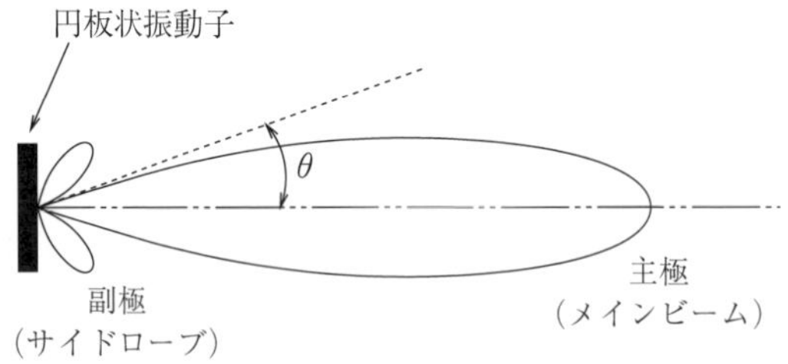

図 1.10 超音波の指向特性

具体的に円形のプローブを使用するのは連続波による血流計測や胎児心拍計測の場合であり，画像を撮像する際には短冊形振動子によるパルス波が主体となる．画像撮像では直線的に多数の短冊形振動子を配列する使い方とか，やや円弧状に多数の短冊形振動子を配列する使い方をする．

初めに，一つの短冊形振動子単体の振動現象を考えてみよう．図 1.11 (a) に示すような座標に配置した短冊の長さ方向（y 軸方向）は波長に比べて十分に大きく，その幅 w，厚み t に対しても十分大きいとすると，厚み t 方向と幅 w 方向の振動だけを考慮すればよい．この振動子の厚み方向の共振周波数 f_t，幅方向の共振周波数 f_w は次式となる．

$$f_t = \frac{1}{2t}\sqrt{\frac{C_z}{\rho}}, \quad f_w = \frac{1}{2w}\sqrt{\frac{C_x}{\rho}} \tag{1.9}$$

なお，この式で C_z, C_x は z 方向，x 方向それぞれの**スティフネス**（stiffness）を，ρ は密度を示す．

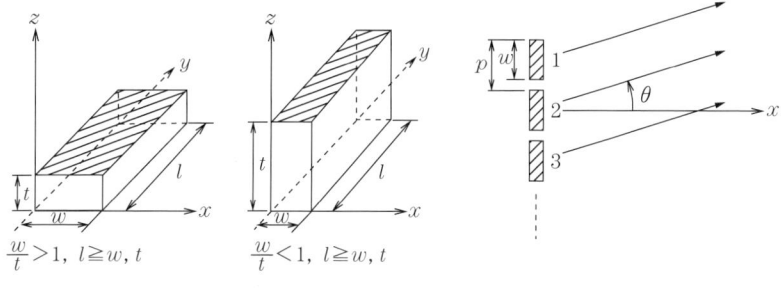

（a）短冊形振動子　　（b）個々に指向性をもったエレメントが配列された場合

図 1.11　短冊形振動子の振動と振動子配列

つぎに，この短冊振動子を図（b）のように個々に指向性をもった素子を複数配列して構成する．このように複数配列された場合，合成の指向性は素子数，素子幅，配列間隔ピッチなどによって決まる．実際の指向性については，後に触れる種々のプローブの構成と性質で考察することにする．

1.5　連続波の利用

超音波の連続波は，主に血流測定や胎児心拍計測に使用される．連続波の場合は，送受信を一つの圧電素子で同時使用することができないから，二つの素子を送信用，受信用として使う．送信用振動子は周波数を大きくして近距離音場限界点を長くし，直進性の強いビーム状の超音波を血流に向けて投射する．血流に放射されたビームは血球により全方向に向けて散乱し，受信用振動子に向かう成分のみが受信される．受信波は増幅，周波数分析〔**高速フーリエ変換**（fast Fourier trasform，**FFT**）〕されて，血流の速度に比例した情報を得る．すなわち，受信波は反射体の速度により周波数偏移が発生しているので，この周波数偏移を検出して血流信号としている．この周波数偏移現象は**ドップラ効果**（Doppler effect）と呼ばれるもので，偏移周波数 f_d と，それによる血流速度 v はそれぞれ次式のように求められ

る。

$$f_d = \frac{2vf_0}{C}\cos\theta, \quad v = \frac{C}{2f_0\cos\theta}f_d \tag{1.10}$$

なお，C は音速，θ は血流に対する入射角度である。

　ドップラ効果はすべての波動（電磁波，音波，水面波など）に観察され，波動の発生源または観測体の運動により，発生周波数と観測周波数とが異なってくる現象である。ドップラ効果は身近には，パトカーのサイレンがすれ違いざま急に高音から低音に変化する現象（発音体の移動によるドップラ効果）や，踏切の警報器の音が電車に乗って通り過ぎる瞬間に変化する現象（観測体の移動によるドップラ効果）として認識されている。周波数 f_1 の発音体が v_1 の速度で，また観測体が v_2 の速度でたがいに近づき合っているときの観測周波数 f_2 は，音速を C とすると

$$f_2 = f_1\frac{C+v_2}{C-v_1} \tag{1.11}$$

となる。

　血流測定の場合は，**図 1.12** に示すように，まず第1段階として超音波プローブが発音体（速度 $v_1 = 0$ で発信周波数 f_1）で血球が観測体（速度 v_2 で受信周波数 f_2）となるので，式 (1.11) は

$$f_2 = f_1\frac{C+v_2}{C} \tag{1.12}$$

となり，第2段階として血球は受信周波数 f_2 と同じ発音体として移動し超音波プローブは観測体（速度 $v_3 = 0$ で受信周波数 f_3）となるので，式 (1.11) は次式となる。

$$f_3 = f_2\frac{C}{C-v_2} \tag{1.13}$$

式 (1.11) と式 (1.12) から

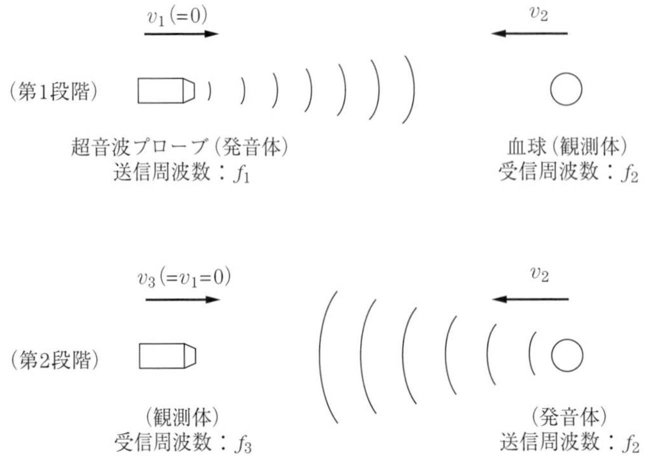

図 1.12　血流（移動物体）のドップラ効果

$$f_3 = f_1 \frac{C + v_2}{C - v_2} = f_1 \frac{C^2 + 2Cv_2 + v_2^2}{C^2 - v_2^2} \cong f_1\left(1 + \frac{2v_2}{C}\right) \tag{1.14}$$

であり，ドップラ遍移周波数 f_d は

$$f_d = f_3 - f_1 \cong \frac{2f_1 v_2}{C} \tag{1.15}$$

となる．すなわち，ドップラ偏移周波数 f_d は血流速度 v_2 の 2 倍に比例する．血流方向に対する入射角を考慮すれば，式(1.10)と式(1.15)は同じことを意味している．

連続波ドップラ法（continuous wave Doppler method）では超音波の送受信はたがいに近接して配置した二つの振動子であり，通常は半月形の振動子 2 枚を円形に配置するプローブを形成している．連続波であるために受信波が超音波ビーム上のどこの深度からの散乱（反射）によるものか判別が付かず，距離分解能をもたない．したがって，連続波ドップラ法は流線形態の複雑な心腔内で使用する場合には検出信号が超音波ビーム上のいずれの部位からのものか判定が難しい．胎児心拍検出の場合でも，心腔内の血流によるのか弁の動きの信号なのか明確ではない．ただし，ビームの方向を指定するだけで個々の点の血流速度ではなく，血流の最高速度を簡単に検出できる．このような性質の連続波であるが，以前から使用されていたマイクロフォンに比べれば格段に検出性能が向上している胎児ドップラ心拍検出装置が，連続波ドップラ法として現在も十分に使用されている．

1.6 パルス波法と画像構成

先に述べたように連続波ドップラ法には位置情報が含まれていないことから，利用場面も非常に狭くなり，**パルス波法**ないしは**パルスドップラ法**（pulse Doppler method）に計測の主体が移ってきている．超音波画像の撮像にパルス波法，画像上での血流分布はパルスドップラ法を使用している．

パルス波は断続的に音を繰り返し出す超音波で，連続波と対比して**図1.13**にその関連を示す．1秒間当りのパルス数を**繰返し周波数**（repeating frequency），1個のパルスの長さを**パルス幅**（pulse width）という．超音波装置では，音を出して反射してくるまでの時間を測定して反射位置の距離を決めている．反射距離は単位時間当りの音の伝播速度により，伝播速度は図1.7に示すように生体組織によって広範囲に分布しているが，超音波画像では37℃で1530 m/sとJIS規格で音速基準を定めている．反射位置は伝播速度と伝播時間を掛けた1/2で決定し，画像上に表示している（**図1.14**）．これは送出した音と返ってきた音が1：1に対応していなければならず，断続的な音（パルス波）を出し，パルスとパルスの間に反射波のデータが収集されなければならない．したがって，診断可能（撮像可能）な深度

14   1. 超音波診断装置

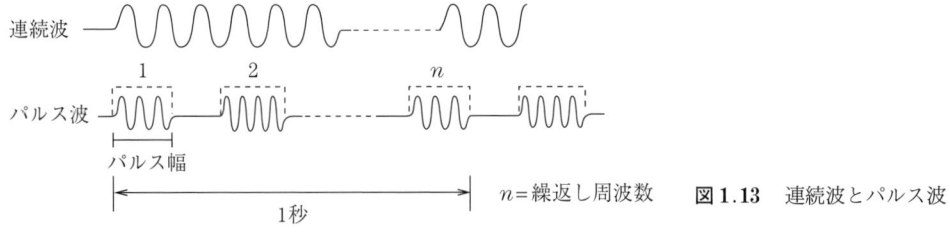

図1.13　連続波とパルス波

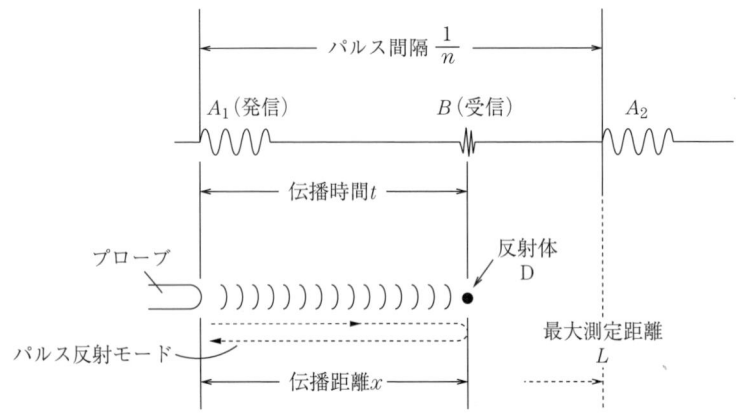

プローブより発信した超音波 A_1 が，x の位置にある反射体 D で反射し，t 時間後に反射信号 B として受信すると

$$x = \frac{t}{2}v$$

の関係となる。伝播速度 v は 1 530 m/s を基準値として規定されているので，プローブによる伝搬時間 t の測定により x が決まる。なお，測定可能な最大距離 L（＝体表面からの深さ）は

$$L = \frac{1}{n}\frac{v}{2}$$

となるから，繰返し周波数 n によって決まる

図1.14　パルス波による位置表示

はパルスの繰返し周波数により決まる。また，パルス振幅を大きくすると，鮮明な画像が得られる。ただし，パルス振幅は入射するエネルギーに関係する。

　超音波画像撮像は通常 1～10 MHz の範囲の周波数が使用されている。これらの周波数の波長は 1.53～0.153 mm，1波長の時間は 1～0.1 μs である。使用するパルス幅は主に 1～5 μs の範囲であり，このパルス幅に含まれる振動正弦波数は数個から数十個である。パルスの繰返し周波数は大略 0.5～2 kHz を使用する。この繰返し周波数でのパルス間に反射可能な距離は 1.53～0.382 m であるから，組織による伝搬速度が多少分散していても，生体内のほとんどの位置からの反射波受信は十分可能である。骨のように特別に伝搬速度が 4 080 m/s と速い場合には，周囲との固有音響インピーダンスの大きな差による全反射現象を起こすので，パルス間隔時間内の受信に不都合はない。

1.6 パルス波法と画像構成

断続的に超音波を発生するパルス波間隔と反射波のデータ収集は図 1.14 に見られるが，超音波の周波数は測定にどのような影響を与えるかを考えてみよう。周波数が低いと組織の細部の点の反射波が得られないが，周波数が高いと細部での反射波が得られる。これは周波数が高いと距離分解能がよいことを意味している。一方，周波数が高くなると周波数に比例して伝播エネルギーが減衰していくので，深部での反射波は得にくい。距離方向の分解能すなわち画質をよくすることと，深部まで撮像しようとすることは相反することになる。そこで，使用する超音波周波数とパルス繰返し周波数は撮影したい臓器やプローブの装着可能な部位によって決まる。

圧電素子の可逆性を利用して，パルス波を放射し，その反射波を受信する方式を**パルス反射法**あるいは**パルスエコー法**という。パルス状に放射してその反射波が帰ってくる時間と強度（振幅）を測定すれば，反射の位置と組織の性質の差の程度がわかる。発信と受信の機能をもつプローブを直線的に平行移動すると，**図 1.15** のように画像が構成できる。反射信号の振幅の時系列が A モードとなり，この振幅の大きさを輝度の変化としてブラウン管上に表現した像は B モードとなる。B モードの画像を作るときに，プローブの直線移動を手動で行うか図 1.3 のように機械的に行うかという方法（リニア走査）が初期には採用されたが，これらの方法は超音波ビームの移動速度が遅く，一様な速度が保障されないという不便さがあった。しかも描出される画像は静止画像なので，動く臓器または組織には不都合である。1970 年代初頭に，これらの欠点を解決する方法として電子式リニア走査法の実用化が始められている。

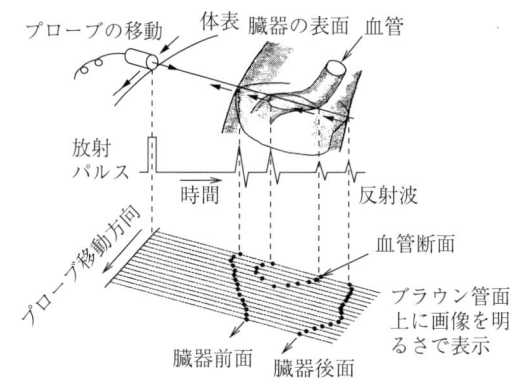

超音波をパルス状に放射し，それぞれの境界面で反射してくる反射時間と振幅を測定する。時間は境界面の位置を示し，振幅は境界面の音響インピーダンスの差の大きさを表す。これを輝度に変換してブラウン管上に表現すると，超音波画像が得られる

図 1.15　パルス反射法による超音波画像の構成

図 1.4 のようなプローブの曲面皮膚上の接着や胸壁上での固定装着法では，プローブの角度を手動で任意に変えられるので，超音波ビームを扇状（セクタ）に走査すれば**図 1.16** に示すような A モード信号と B モード画像が得られる。かつビームを一定方向に固定すれば，そのときの輝度信号の時間的変化は M モードを表す。しかし，手動では対象が動くの

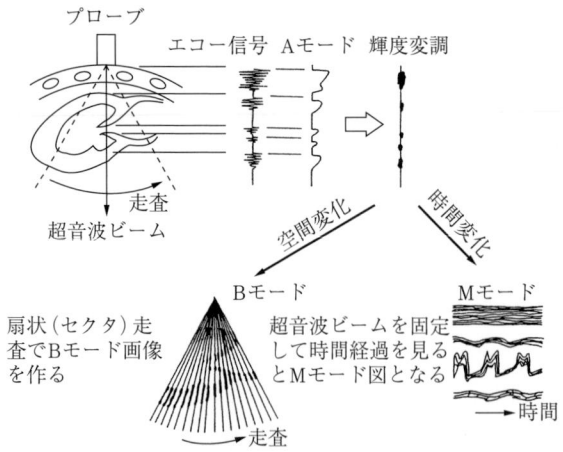

図 1.16　超音波ビームを扇状に走査することによる画像の構成

で瞬時に最適な画像は得られない。心臓のように速い動きの臓器ではリニア走査よりさらに高速のセクタ（扇状ビーム）走査を必要とする。1960 年代後半より米国では機械的な高速走査方式が考案されてリアルタイムで心臓の動きを観察していた。胎児の活動も動画として観察されている。同時期に日本では，リニア電子走査法とセクタ電子走査法の実用化が始まっている

1.7　パルス波の走査法と分解能

パルス反射法によるリニア走査超音波画像（図 1.15），セクタ走査超音波画像（図 1.16）のいずれも現在では**電子走査法**（electronic scanning，**電子スキャニング法**）が主流である。

1.7.1　リニア電子走査法（linear electronic scanning）

プローブ素子を数多く直線状に並べ 1 個ずつ順次電子的に切り換えていけば，一つの断層像を非常に短い時間で作ることができる。さらに，数個の素子列を同時に振動させ，かつ構成する素子列を 1 個ずつ移動させて振動させれば，超音波ビームは高速で移動（走査）することになる。当然走査の移動速度は超音波送信から反射波を受信するまでの時間を待たなければならない。100 個の素子（幅 1 mm）を 10 個ずつまとめて振動させたときの反射までに要する時間は音速 1 530 m/s，観測深度 15 cm として 1 回当り約 0.19 ms となるので，100 個全部を走査するのに要する時間は 91 ×（0.19 + 0.1*）= 26.4 ms である。この走査時間で 1 秒間に 30 枚以上の画像が得られることになる。なお，0.1* は 1 回ごとの走査切換時

間〔ms〕であるが，高速化によって極端に短縮しなければならない対象となる。画像上では走査本数は 128 本を標準としているので，1 画面に要する時間は 128×0.29 ms＝37.12 ms で，1 秒間に 27 枚の画像を得ることになる。これでは，1 秒間 30 枚の画像による動画とはならない。走査時間の 0.1 ms は大き過ぎることになる。さらに，振動素子数を増やして分解能を向上しようとすれば，走査切換時間の短縮は当然のこととなる。また，図面では走査の方向の間隔は振動素子幅 1 mm 以下となる方向にあるので，ビームの幅は同時振動素子数 10 個の合計幅 10 mm は大き過ぎるといえる。

一方，走査線が 128 本で 30 画面が構成できれば，走査速度は速くなって動画として観察できるように思えるが，単純に直線状に並列に配置しただけでは画質は粗くかつぼやけた状態である。その原因は，ビームの放出位置は高速に移動しているが，ビームはそれぞれ独立して，単に並列に放出されているだけである。これを解決するためには，**図 1.17** に示す空間分解能を向上させることが必要である。すなわち，超音波診断装置の画像の優劣の判断の基準としては，対象をいかに細かく分解して画像化（画素面の極小化）できるかが重要である。その評価基準として空間分解能が用いられる。空間的にどのくらい接近した 2 点を分離表示できるかを示すパラメータである。図示のように空間分解能は方位分解能，スライス分解能，距離分解能の三つがある。

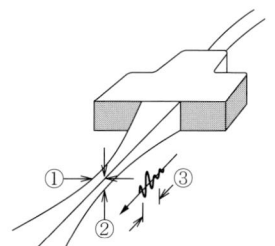

① 方位分解能
② スライス方向分解能
③ 距離分解能

図 1.17 空間分解能の模式図

まず，電子フォーカス方式の方位分解能に着目しよう。短冊形振動子の配列方向に対して，**図 1.18**（a）に示すように，同時に駆動される振動子群の各振動素子に加えられる駆動の電気信号にわずかずつ遅延をかけ，あたかも凹面の振動子から超音波が放出されたように駆動することで，ある程度任意な点に焦点（フォーカス点）を形成することが可能である。これを**電子フォーカス**（electron focus）と呼んでいる。この現象は，超音波進行波が各微小振動素子から放出された超音波の波頭をつなぎ合わせた形で進行し，フォーカス点ですべての振動子からの波形の位相がそろうことによる。これによって走査方向のビームの幅を小さくする。すなわち，方位分解能をよくする。

均質媒質中での振動子列方向の送受信総合の指向性関数から，焦点距離 F は，振動口径 D，波長 λ とすると焦点でのビームの幅 Δx_0 は次式で表せる。

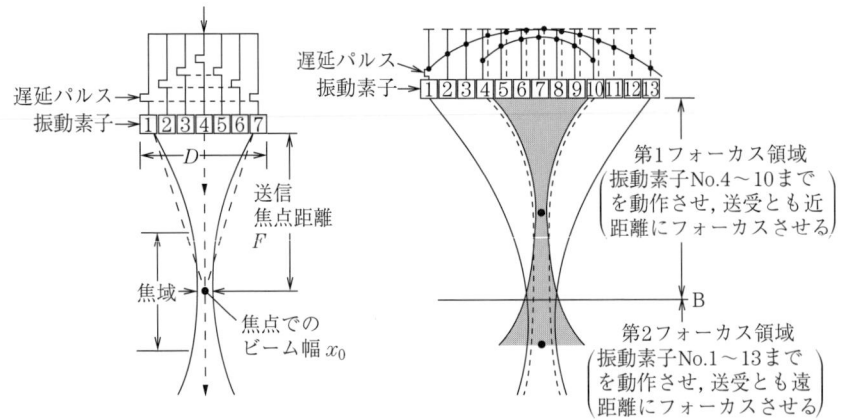

(a) 電子フォーカスによる音場の形成　　(b) 可変口径による焦点域の移動

図 1.18　電子フォーカスの形成法

$$\Delta x_0(-6\,\mathrm{dB}) = 0.885\lambda \frac{F}{D} \tag{1.16}$$

なお，ここで $-6\,\mathrm{dB}$ とは焦点での x_0 が D の $1/2$ となることを意味している．また，振動口径 D は振動素子間ピッチ w と同時駆動素子数 N の積 wN である．

同様に，振動口径 D の $1/10$ となる場合のビーム幅 $\Delta x_0(-20\,\mathrm{dB})$ はつぎのようになる．

$$\Delta x_0(-20\,\mathrm{dB}) = 1.48\lambda \frac{F}{D} \tag{1.17}$$

このフォーカス技術は，当初の単一フォーカスから，数点でのフォーカス画像を組み合わせて表示する多段フォーカス法，あるいはダイナミックフォーカス法へと急速に進歩した〔図 1.18(b)〕．そして，配列振動子の微細化および同時駆動素子数の増大という技術進歩がいっそう方位分解能を大幅に改善させることになる．式(1.16)，(1.17)は口径が大きいほど，周波数が高いほど，つまり波長が短いほど，さらに焦点距離が短いほど焦点での音場が細くなることを示している．図 1.19 に $f = 3.5\,\mathrm{MHz}$（$\lambda = 0.437\,\mathrm{mm}$）での方位分解能を示すビーム幅 $\Delta x_0(-6\,\mathrm{dB})$ および $\Delta x_0(-20\,\mathrm{dB})$ と，焦点距離 F と口径 D の関係を示す．

この電子フォーカスの制御は，多数焦点を設定してこれらを時間的に合成する多段フォーカス法や，近距離と遠距離で使用する微小振動素子の数を変える口径可変のダイナミックフォーカス法において，送信波のみでなく受信波にも適用される．フォーカス点からの反射波を各微小振動素子が受信した際に，各素子に備わった遅延線によって位相を等しく加算して再生する方式を採用している．

以上から，ビームを細くして方位分解能を向上させるためには，振動子の構造や構成にお

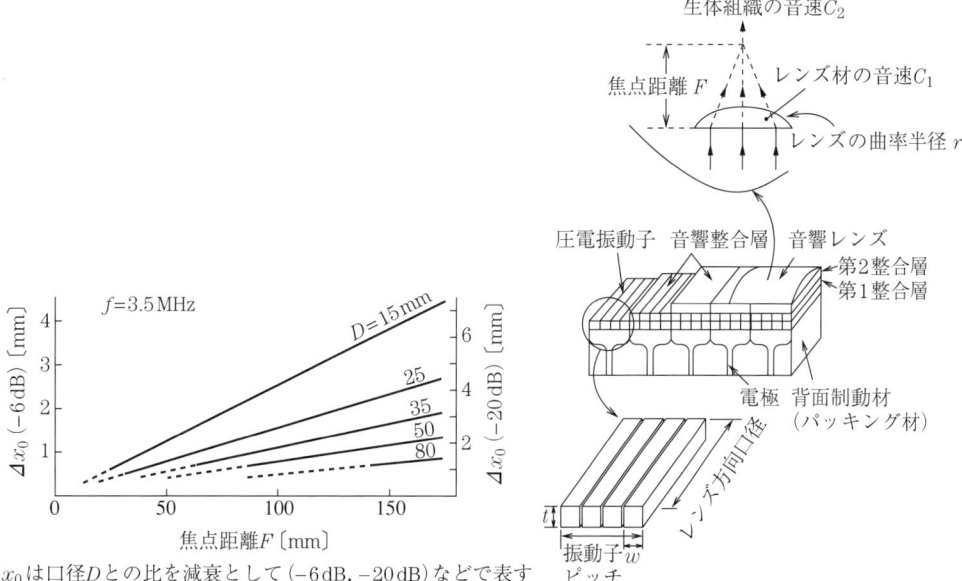

図1.19　口径に対する焦点距離とビーム幅[14]　　図1.20　電子走査形プローブの基本構造

いて，振動子の開口径を大きくする，周波数を高くする，近距離に焦点を設定する，振動素子幅を小さくして開口径内の素子数を増加させるなどの配慮が有効である。リニア電子走査法では開口径は5〜10 cmの範囲であり，振動素子数は100から数百までと広範囲となるので，実際のプローブはこれらの組合せにより多くの種類が提供されている。

つぎに，スライス方向分解能を検討してみよう。超音波を放射する電子走査形プローブの基本構造を図1.20に示す。この図の構造は，図1.8で述べたように，振動子の音響インピーダンスと生体の音響インピーダンスの整合をとるために装着した整合層の上層に，音響レンズを取り付けている。この音響レンズは振動子長さ方向に対しては，光学レンズとまったく同じ考え方で媒体の音波に対する屈折によるレンズ作用が利用できる。レンズ材料の屈折率 n は，後部の伝播媒質（具体的には生体組織）の音速を C_2 とし，レンズ材料の音速を C_1 とすると，つぎのようになる。

$$n = \frac{C_1}{C_2} \tag{1.18}$$

この材料によるレンズの曲率半径 r は，レンズ面を球面とし，焦点距離を F とすると

$$r = F\left(\frac{n-1}{n}\right) \tag{1.19}$$

で求められる。

例えば，現実的に使用されているシリコーンゴムRTV系で音速1 000 m/s程度の材料を使用し，焦点位置を人体で最も多用される60 mm近辺に選定したとすると，C_2 はJIS規格

の 1530 m/s であるから，n は約 0.65，曲率半径 $r = -32.3$ mm と負の値となり，結果として曲率半径約 32 mm の凸レンズとなる。このレンズは振動子上に固定されているので，一般的には振動子の長さ方向のフォーカス位置は，設計時の曲率半径 r で決まる固定点である。レンズの形状は生体に適用する場合は凸形が適切であり，生体とのインピーダンス整合のうえからもシリコーンゴム系統は適合する材料である。スライス方向の分解能，すなわちレンズ方向の分解能を改善するには，レンズ方向の口径（振動子の長さ）を大きくすることが必要である（図 1.21）。

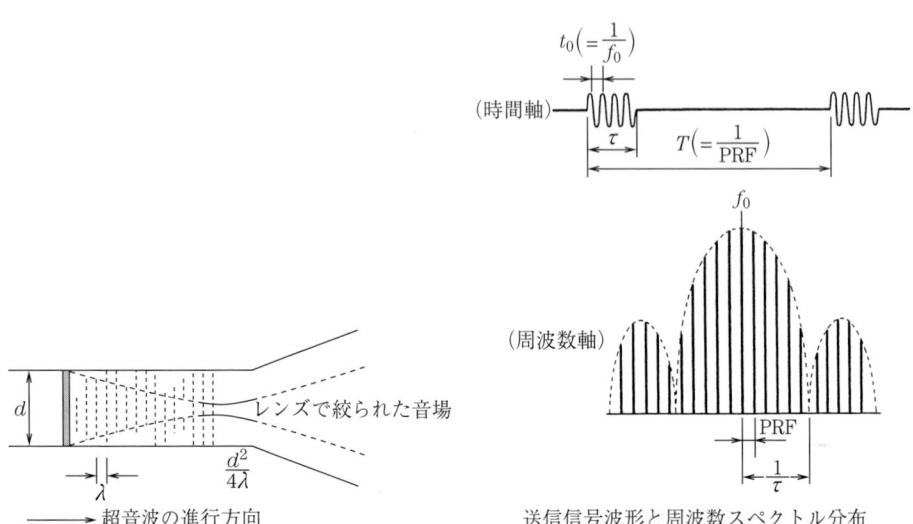

図 1.21　振動子の口径，波長と音場の関係　　図 1.22　パルス波による送受信波のスペクトル分布

画像分解能を左右する三つ目の要因である距離分解能は，周波数の高低による反射点の細かさに依存する。しかし，パルス波のスペクトルは，連続波のような f_0 の単一スペクトルではなく，図 1.22 に示すように複雑になる。パルス繰返し周期 T〔または**パルス繰返し周波数**（pulse repeating frequency，**PRF**）〕によりスペクトル間隔が，パルス持続時間 τ によりエンベロープ（スペクトルの広がり方：バンド幅）が決定される。受信信号は，送信信号スペクトルまわりに存在するため，受信信号の周波数スペクトルは f_0 を中心とした PRF の高調波成分を含んだ（$f_0 + n\mathrm{PRF}$）が付加される。したがって，当然ながら移動物体の速度によるドップラ偏移周波数は PRF の高調波スペクトル成分を含むことになる。

そこで距離分解能はバンド幅によって決まる。バンド幅を決定するのがプローブの周波数応答特性である。プローブの音響整合層およびパッキング材の構成方法，あるいは電気的整合回路の構成方法などによってバンド幅がかなり変化する。

図 1.23 に高性能の電子リニア走査形プローブの例を示す。図（a）は腹部用で，周波数が

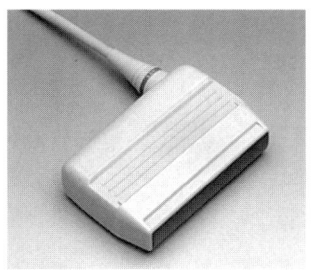 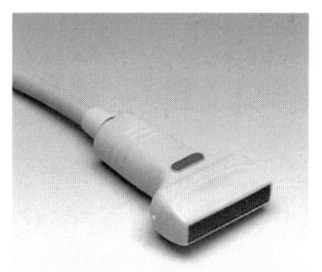

（a） 腹部用（開口径 96 mm，周波数 2〜6 MHz）　　（b） 浅部表在用（開口径 42 mm，周波数 4〜10 MHz）

図 1.23　電子リニアプローブ[16]

2〜6 MHz，開口径は 96 mm と広幅である。図(b)は浅部表在用で，使用周波数は 4〜10 MHz と高周波数である。開口径は 42 mm である。対称臓器によってプローブの性能，形状が異なることがわかる。**図 1.24** にリニア走査形プローブによる消化管の超音波断層画像を示す。この撮像法は 2 周波数成分を送信し，反射波の差波成分の処理法などにより **PS-THI**（pulse subtraction-tissue harmonic imaging），**Diff-THI**（differential-THI）の高画質画像を得ている。

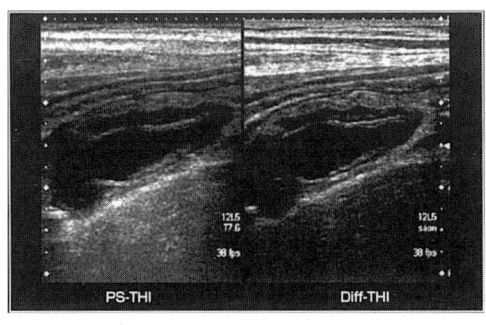

図 1.24　リニア走査形プローブによる超音波断層画像（消化管）[17]

1.7.2　セクタ電子走査法（sector electronic scanning）

心臓を超音波信号で観察するには，先の固有音響インピーダンスのところで述べたように骨が高インピーダンスで超音波を通過させないので，肋骨の間から生体内部をのぞき込むようにしなければならない。走査方向に長いリニア走査形プローブでは心臓部位の診断は不都合である。

そこで考えられたのが，開口面での音場が小さく絞り込まれ，生体の奥で超音波ビームが広がる**セクタ走査法**（sector scanning）である。セクタ走査法には**機械走査法**（mechanical scanning）と**電子走査法**（electronic scanning）があり，1970 年代では米国を中心に機械走査法が先行していた。**図 1.25** に心臓用の小形機械走査法の構造例を示す。この機構は，

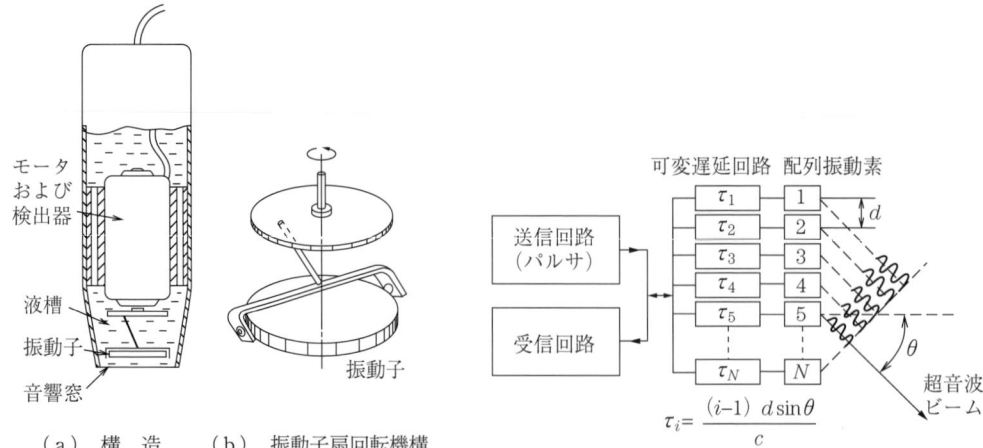

(a) 構造　(b) 振動子扇回転機構

図 1.25　小形機械走査法の構造例[3]

図 1.26　遅延と超音波放射角度の偏向

回転する円盤に固定されたアームで振動子（円盤状）を広角（80°程度）で首振り動作をさせる。後述するアーチファクトの主因となるサイドローブが少なく，小形で高周波化されたプローブとして先行していたが，モータ音，プローブ自体の振動強度，機械的な耐久性などの点で，その後に開発・発展していく電子走査技術に徐々に置き換えられていくという経過をたどってきた。

　セクタ電子走査を行うプローブは，**図 1.26**に示すように，例えば長さが 16 mm で幅 w が 0.5 mm という微細な振動素子を 32 本並べると開口面が 16 mm 角となり，肋骨間からの走査が可能になる。この場合の走査は，リニア走査法とは異なり，図のように各振動素子にある傾斜をもって遅延を与える駆動方法にすると，超音波の進行方向 θ は，各振動素子からの波の波頭をつないだ方向を目指して進行する。進行する方向と各振動子に与えるべき遅延時間 τ_i の関係は，c を生体中の音速として

$$\tau_i = \frac{(i-1)w\sin\theta}{c} \tag{1.20}$$

で求める。例えば，45°方向へ超音波を進行させるとすれば，0.23 μs から 7.2 μs までの遅延時間を順次等分して振動子に加える。これによって一つの超音波パルスが 45°方向へ進行する。

　いま，1 画面の角度を 90°として，例えば 128 本の走査線で構成すると（**図 1.27**），0.7°ごとにこの遅延時間の設定を行い，合計 128×32＝4 096 の設定によって 1 画面が構成される。すなわち，1 画面当り 7.2 μs×128＝0.921 ms の遅延時間がかかる送波である。例えば，観測深度を 15 cm として，そこまでの送受信号伝播時間を 0.19 ms，走査切換時間を 0.03 ms とすると，1 画面を描画するのに約 29 ms を要する。したがって，理論的には 1 秒間に約 35 枚の画像が得られることになり，動きの速い心臓を撮像するのに適している。

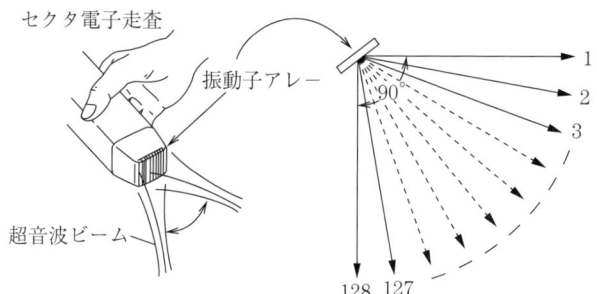

図1.27 セクタ電子走査の放射模型

図1.26に示す超音波放射偏向は各素子が一様に放射角度 θ だけ偏向しただけなので，ビームを偏向させると同時に円弧状に遅延させて焦点を形成させ，リニア電子走査と同様な音場を形成する。**図1.28**は放射された超音波音場にそれぞれ電子的に焦点を形成するために個々の振動子への円弧状の遅延時間が付加された模式図である。この場合の遅延時間 τ_i は

$$\tau_i = \frac{(i-1)w\sin\theta}{c} + \frac{(i-1)^2 w^2}{8cF\cos\theta} \tag{1.21}$$

となる。なお，F は曲率半径である。

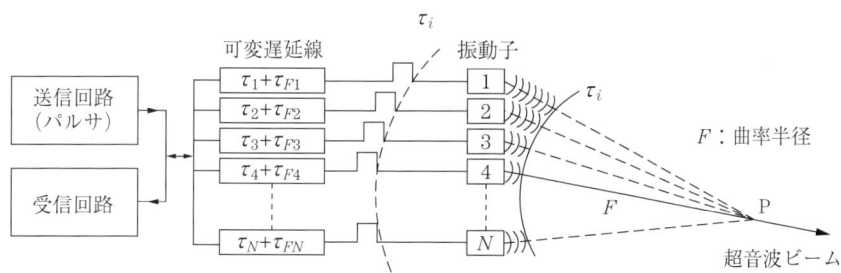

図1.28 送波回路に遅延時間を設定して焦点を形成する方法

曲率半径 F を適切に選定すれば，焦点 P の延長上にある反射源からの信号が得られる。受信波に対しても，同様に遅延を与えた位相を等価して加算すれば分解能のよい画質となる。セクタ電子走査法でもリニア走査法で検討した空間分解能の性質がそのまま適応できる。振動素子幅を狭くし，素子間ピッチを小さくすれば方位分解能は向上する。スライス分解能は音響レンズで向上させるとか，距離分解能は周波数に依存するとかいったことなどはリニア走査法での手法とまったく同じである。

図1.29に高速度性能のセクタプローブを示す。図(a)は成人用の心臓適応プローブで，周波数が 2.5 MHz を中心に 2.0, 3.0, 3.7 MHz と切換可能，図(b)は小児心臓用プローブで，5.0 MHz を中心に 3.7, 4.5, 6.0 MHz と切換可能で，口径は成人より小さい。走査線は，100〜200本の範囲で多く設定されている。**図1.30**に，成人用セクタプローブで傍胸骨左室長軸から撮像した左室肥大心の大動脈二尖弁の拡張期（左側）および収縮期

24　　1. 超音波診断装置

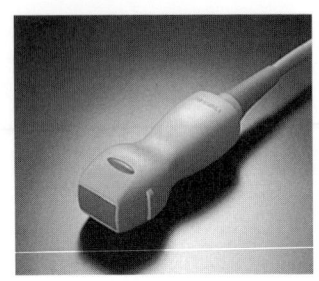
（a）成人用（周波数2.5 MHz，周波数切換2.0, 3.0, 3.7 MHz）

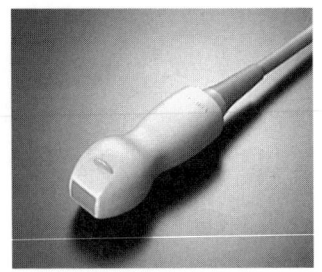
（b）小児用（周波数5.0 MHz，周波数切換3.7, 4.5, 6.0 MHz）

図 1.29　心臓用セクタプローブ[17]

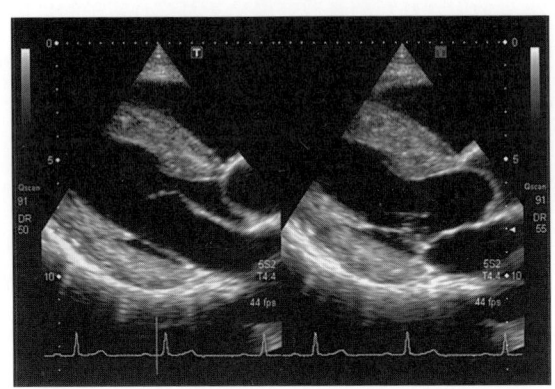
（a）拡張期　　（b）収縮期
図 1.30　セクタプローブによる傍胸骨左室長軸断層像[17]

（右側）画像を示す。

　電子走査で欠点として問題視されるのが，サイドローブやグレーティングローブの影響である。リニア走査法ではサイドローブが，セクタ走査法ではグレーティングローブがアーチファクト（虚像の一種）の要因になる。これらのアーチファクトについては後で取り扱うこととする。

1.7.3　コンベックス電子走査法（convex electronic scanning）

　腹部診断に適しているとされたリニア走査法も，腹部の深い部分の観察では視野が限定されて死角が生じるので，臨床の立場からより広い視野の観察が要求される。この求めに応じて開発されたのが**コンベックス走査法**（convex scanning）である。

　深部での広い視野を得る方法としてはセクタ走査法が考えられるが，その場合精密な位相制御が必要になるのでリニア走査法に比べて高価となり，高周波化が困難なことやグレーティングローブが発生しやすいことなどの点から腹部用には適していない。かつ深部に行くに

従って走査線の密度が粗くなる欠点もある。

そこで，リニア法やセクタ法の欠点を補い，腹部臓器に対しても広い視野を実現する方法として，基本的な走査はリニアであるが，プローブの振動素子面に凸状の曲率をもたせ，放射状に超音波を放出する方式であるコンベックス走査法が開発された。リニア法とセクタ法のよい点を取り入れた走査法でもある。したがって，コンベックス走査形プローブをカーブドリニアアレー（曲線的直線振動素子配列）プローブといわれる所以である。種々の曲線的配列（曲率半径）を形成するコンベックス走査形プローブは適用診断部位に応じて使い分けすることができる。空間分解能もリニア走査法に準じていると評価できる。

コンベックス走査形プローブの模式的な構造を図 1.31 に示す。振動素子配列（開口径）は 2〜7 cm の範囲で，リニア走査形プローブより開口径はやや短い。振動素子の数はリニア走査形プローブと比べてやや少ないが，どの程度の振動素子数を同時に駆動するかとか振動素子配列の長さや曲率をどの程度の曲線にするかとかいったことによってさまざまな大きさと形状（曲線の模様）が作られる。例えば，図 1.32 に示すように，曲率半径 60 mm で視野角 60°，同じく 14 mm で 74°，12 mm で 86°などその種類は多彩である。これらのプローブで撮像した画像例を図 1.33 に示す。コンベックス走査法の臨床的利点は，一つは深部での視野が広くなるため，骨やガスによる死角を避け，例えば肋骨弓内での肝右葉，恥骨結合直下部，鼠けい靱帯直下部などの観察が容易にできること，もう一つは凸状の振動子面を利用して圧迫走査，例えば圧迫による胃や十二指腸のガスの排除が可能であることである。

コンベックス走査法は，基本はリニア走査法であるのでフォーカス点の設定などはリニア走査法に順ずる，高周波化はセクタ走査法より容易である，などの大きな利点がある。しかし，コンベックス走査法はつぎのような点に注意しなければならない。その第 1 点は，リニア走査法に比べてグレーティングローブが画像上に現れやすい。それは走査角度をもたせて

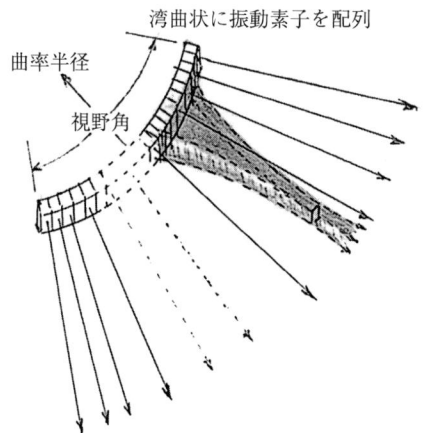

図 1.31 コンベックス走査形プローブの模式的な構造

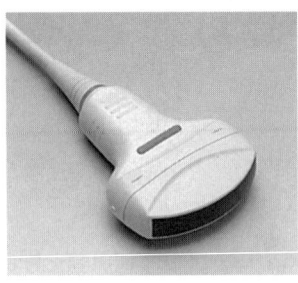 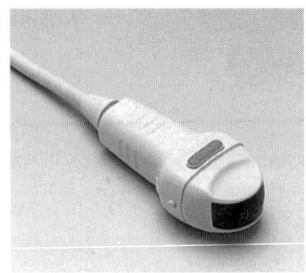 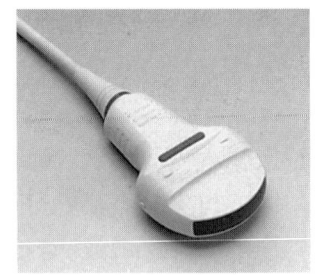

（a）腹部用（周波数2〜6 MHz，視野角60°，曲率半径60 mm）　　（b）腹部用（周波数3〜8 MHz，視野角90°，曲率半径14 mm）　　（c）浅部用（周波数4〜10 MHz，視野角60°，曲率半径40 mm）

視野角・曲率半径・周波数の異なる代表例を示す。3要素の組合せにより20種類以上のプローブが作られる

図1.32 コンベックス走査形プローブの例[16]

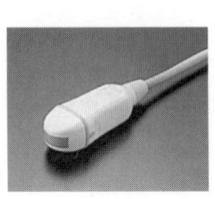 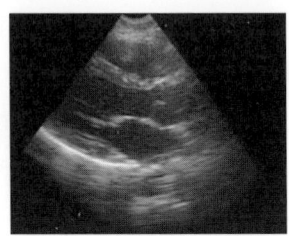

（a）肋間より小曲率半径のマイクロプローブで撮像した心臓の断面像

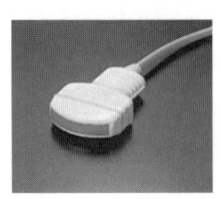 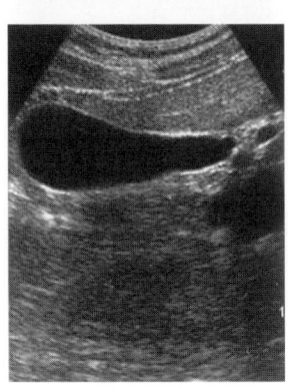

（b）大口径，大曲率半径のプローブで撮像した胆嚢像

図1.33 コンベックス走査形プローブの開口径の大小による画像例[17]

走査するためで，これを防ぐには振動素子ピッチをより細かくすることである。ただし，振動素子ピッチを狭くすると開口面積が小さくなるので，必然的に音場収束度が低下する。これを改善するために開口面積を大きくすることが注意の第2点である。第3点は，深部画像においては当然のことながら走査線密度が粗くなるので，走査線数を大きくする工夫が必要となることである。

1.7.4 プローブの種類

プローブの基本走査法は先に触れたリニア走査法，セクタ走査法，コンベックス走査法であるが，開口径の大きさ，曲率半径，使用周波数などの組合せによってプローブの種類は20種以上にもなる。しかも，この数は体表面からの成人から小児を対象としている。

プローブには体腔内用もある。食道，直腸，膣，尿道などを経由して目標の臓器に近い部位にプローブを導入し，その際には測定深度は小さくなるので高周波数を使用して高分解能画像を撮像するプローブである。その代表的な例を列記する。

経食道用プローブは，心臓およびその周辺臓器をよりよく観察するために作られた方法である。**図1.34**に経食道用セクタプローブとそれによる直交断面画像の写真を示す。二つの電子セクタを組み合わせた小型なプローブで縦断面と横断面を同時に実時間で観察できる。成人用プローブと小児用に小型化したプローブがある。**図1.35**に消化管用バイプレーン方式のコンベックス走査形プローブを示す。このプローブは小径コンベックス電子走査プローブを先端に装着して，直交する横断面と縦断面の超音波画像が同時に撮像できる。

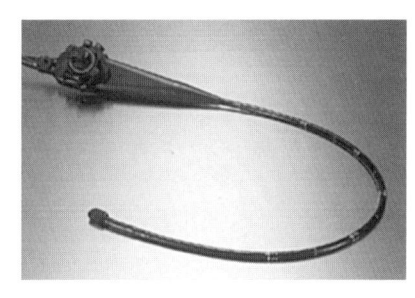

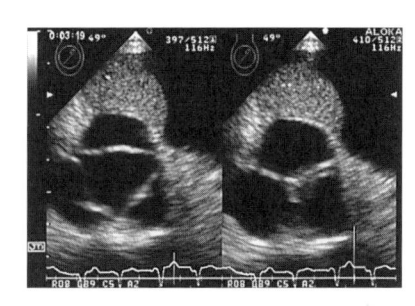

（a）経食道用セクタ走査形プローブ　　　　（b）直交断面画像

プローブ先端に内蔵したモータのスイッチ操作による振動子の2段階の回転速度変換と，90°回転スイッチにより，瞬時の直交断面画像を描出することができる

図1.34　経食道用セクタ走査形プローブとそれによる直交断面画像[16]

経直腸用プローブは，例えば**図1.36(a)**に示すように直径が12 mmと細く被検者の負担軽減に努め，観察視野が360°の全角野である。プローブの位置（挿入距離）はプローブに付けられている目盛によって決められる。この方式で撮像した画像を図(b)に示す。前立腺肥大，前立腺がんなどの早期病巣の低エコー領域が描出できる。さらに細小径にした超音波プローブを経尿道的に尿管に誘導して，尿管の粘膜，筋層，漿膜と腫瘍の関係が明りょうに描出されて腫瘍を撮像することができる。

体腔内プローブとして有用なものの一つに**経膣プローブ**（colpoprobe）がある。分解能をよくするために周波数は5 MHz以上と高く，画像表示角は120〜160°と広角で，妊娠初期に特に必要な画像診断法である。プローブの形状と広角の撮像模様（子宮内断層像）を**図**

28   1. 超音波診断装置

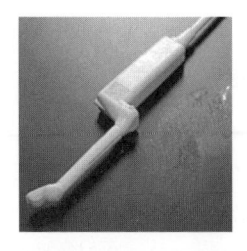

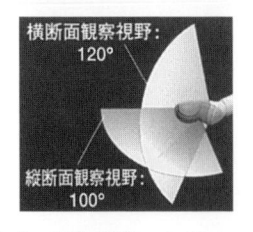

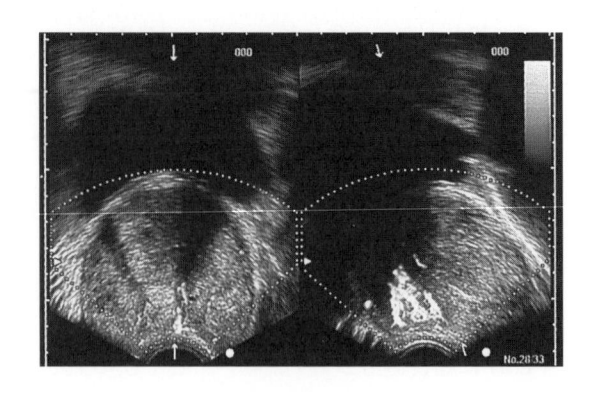

（a） 消化管用バイプレーン方式のコンベックスプローブ（直交広角式）

横断面観察視野： 120°
縦断面観察視野： 100°

（b） 直交断面画像（同時撮像）

リアルタイムバイプレーンプローブは横断面，縦断面表示がリアルタイムで可能
体積計測も一度の操作で可能，病変部も立体としての把はくが容易にできる

図1.35 消化管用バイプレーン方式のコンベックス走査形プローブとそれによる直交断面画像[18]

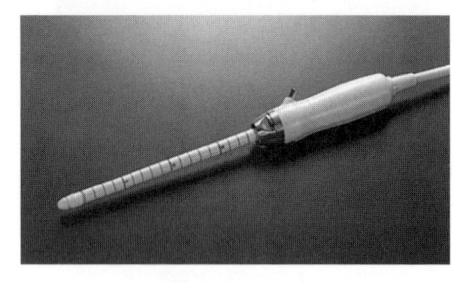

（a） 360°電子ラジアルプローブ

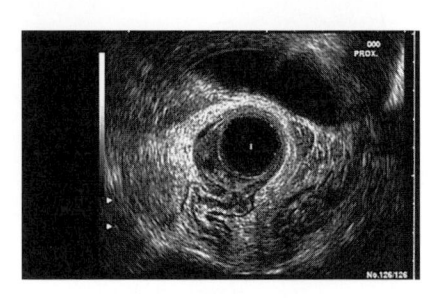

（b） 直腸の断層像

360°電子ラジアルプローブで，泌尿器や下部消化器検査に新しい診断領域を提供している。
挿入長は2種類あり，近傍から電子フォーカスの効いた高精密な画像が表示できる

図1.36 経直腸用プローブ（360°全角視野）[18]

1.37 に示す。

　これらの**体腔内プローブ**（intraluminal probe）は無侵襲で被験者への負担がほとんどないというのが特徴である。**体表面プローブ**（body surface probe）とまったく遜色のない使用が可能である。これらの体腔内プローブでは，特に経腟プローブは使用頻度が高く，通常の診断の一つとして利用されている。臨床的な活用法については後で触れることにする。

　これらの方式のプローブは，**表1.1**に示すように対象臓器に適した使い分けをしている。超音波は，周波数が大きくなると組織内の減衰が大きくなるので深部の測定には適していないが，逆に浅い部位で解像度のよい画像が得られる。表在性臓器への適用周波数が高いの

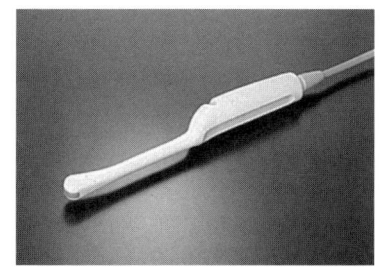

(a) 経腟プローブ（視野角160°，周波数12.0 MHz，8.0, 10.0, 15.0 MHz 切換可能）

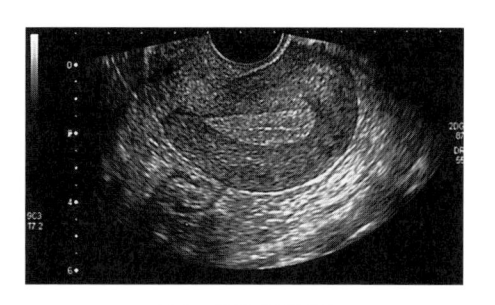

(b) 子宮内断層像

図 1.37 経腟プローブと子宮内断層像[17]

表 1.1 各種臓器に適合したプローブの性能

適用部位		適応周波数〔MHz〕	リニア	コンベックス	セクタ（電子/機械）	その他
腹部	肝臓	3〜5 （コンベックス深部用 3〜6）	○	◎	○（肋間走査）	
	胆嚢		○	◎	○	
	膵臓		○	◎	○	
	脾臓		○	◎	○	
	消化管		○	◎	○	
泌尿器	腎臓	3〜7	○	◎	○	経直腸走査
	前立腺	3〜9		◎	○	
産婦人科		3〜9	○	◎	○	経腟走査（胎児）
心臓		1〜5			◎	経食道用 2〜8 MHz 術中・浅部用 4〜10 MHz
表在性臓器（乳腺，甲状腺）		7.5〜10 （浅部・表在用 4〜13 MHz）	◎	○	◎	整形外科
小児（心臓，頭部）		5〜7.5		△	◎	
脳（術中）		5〜10		△	◎	
眼科		5〜20		△	◎	

〔注〕 ◎，○，△印は，臓器への使用が最適，普通，不適当であることを表す。

は，そのためである．さらに，体腔内プローブは対象臓器に最接近する方法であるから，周波数をより高くして使用することになる．

1.8 電子走査法のアーチファクト

アーチファクト（artifact，人工的な産物）には電子走査法に特有の性質がある．**サイドローブ**あるいは**グレーティングローブ**といわれる虚像を発生する要因がある．アーチファクトの要因は多重反射，鏡面現象，レンズ効果，音響陰影など電子走査法に限定したものばか

りではないが，走査法の主流が電子走査であるので，これらのアーチファクトもこの項で考えることにする。

1.8.1 サイドローブとグレーティングローブ

図 1.38 に示す幅 w の線状の振動子の指向性関数は次式のようになるが，音場波形は図中に見られるように複雑ではない。この波形は時間経過と共に伝播していく。

$$D_w(\theta) = \frac{\sin \Phi_w}{\Phi_w}, \quad \Phi_w = \frac{w}{\lambda}\pi \sin\theta \tag{1.22}$$

ここで，λ は媒質中の波長である。

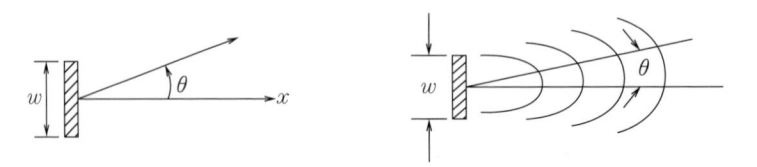

（a）振動子エレメントの指向性 　　　（b）振動子の振動波伝播

図 1.38　単一振動子の伝播指向

　この微小振動素子を複数並列にして電子フォーカスを行った場合，ビーム走査角度によってサイドローブのパターンが大きく異なる（**図 1.39**）。すなわち，並列に配置（フェーズドアレーシステム）した振動素子を大きく偏向させると，グレーティングローブが大きくなる。この原因は，フェーズドアレーを構成する各振動子からの波面が，メインローブ以外にも特定の方向に同位相で干渉し合うことによって強調される合成波面を生じるためである。セクタ走査では，グレーティングローブが放出される方向がセクタの偏向角以内にあると同一画面に虚像を作るので，グレーティングローブを偏向角の外へ出してやることが必要である。

　この条件は $-\pi/2 \leqq \theta \leqq \pi/2$ として，プローブの幅 d は

$$d < \frac{\lambda}{1 + |\sin\theta|} \tag{1.23}$$

である。いま，$\theta_{\max} \pm 45^0$ として周波数を 3.5 MHz とすると $d < 0.26$ mm となる。このことは，セクタ走査において周波数を上げるためには各振動素子の幅をそれに応じて細くしなければならないこと，あるいは同じ振動素子数とすれば細くするほど全体の開口面積が小さくなり遠距離分解能が劣化すること，を表している。

　サイドローブによる虚像の例を**図 1.40** に示す。この図はメインビームと 10 分の 1 程度の音圧をもつ斜め方向に向かうサイドローブよりなり，メインビームが垂直に当たるときに最も強くなるために，サイドローブ方向にこのビームと直交する強い反射源があるとこれをメ

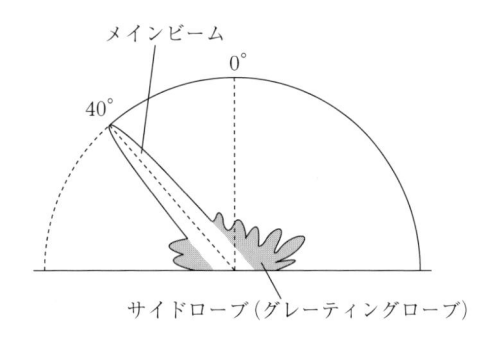

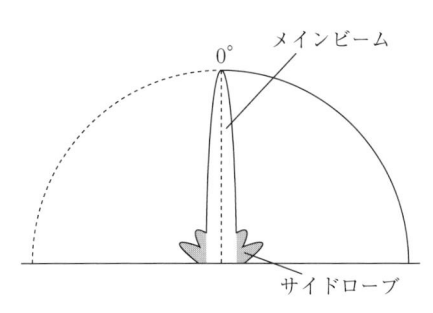

（a）メインビームのシフトがない場合　　（b）メインビームを広角に走査したときの
　　　　　　　　　　　　　　　　　　　　　　　サイドローブは大きくなる

サイドローブの大きさはプローブの構造設計に依存する

図1.39 サイドローブの発生状況

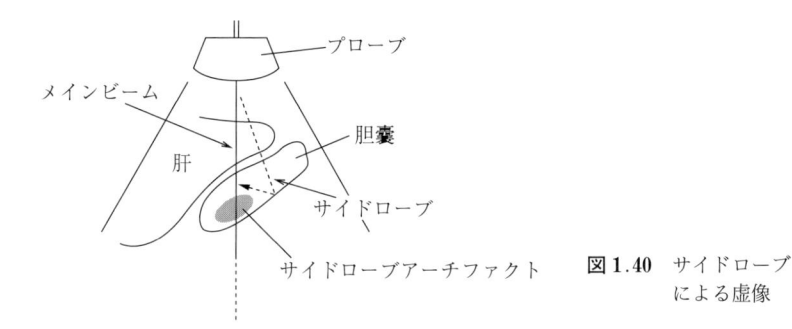

図1.40 サイドローブによる虚像

インビーム方向からの反射と誤認して表示している。胆嚢内や肝臓膜直下に見られることがあり，このような場合には超音波の入射方向を変えるとか体位変換をするとかいったことで再現性を確認する必要がある。

1.8.2　多 重 反 射

プローブから発射された超音波は生体内から反射波として戻ってくるが，強い反射源からの反射波の一部はプローブで反射し，また生体内に入りその反射源でまた反射する。これを繰り返すことにより実際の反射源までの距離の整数倍の位置に線状の虚像が現れる。これを**多重反射**（multiple reflection）という。しかし，最も特徴的なのは，**図1.41**のように，断層心エコー法やMモード法において多重反射が生じることはよく知られている。反射体の構造物，例えば心室中郭，右室自由壁，体表部などでの心臓内構造物間での反射の繰返し方によっていくつかの出現パターンを示す。この現象は後に述べるパルスドップラ法による血流測定において顕著である。

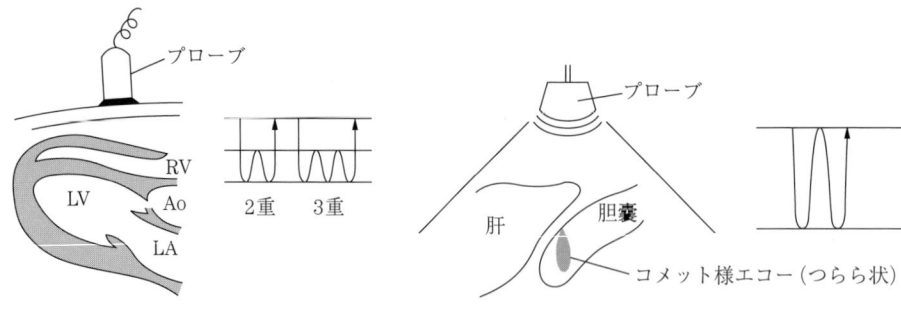

心室中隔・右室自由壁間での2重，3重の反射によって心室中隔の多重反射像が出る

胆嚢壁内結石と腹壁あるいはプローブ間の多重反射によるつらら状の像

（a） 心室構造壁による多重反射　　　　（b） 胆嚢壁と腹壁間の多重反射

図1.41　多重反射によるアーチファクト

1.8.3　鏡面現象（ミラーイメージ）

例えば，横隔膜近傍に病変があるとき，横隔膜で反射して病変に向かった超音波は同様の経路でプローブに戻る。**図1.42**のように，横隔膜を挟んで反対側のこのビーム上に，あたかも病変があるように描出されることがある。これを**鏡面現象**（mirror image，**ミラーイメージ**）という。

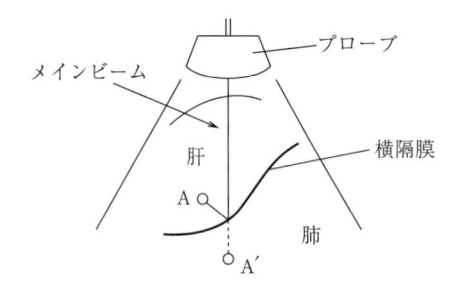

横隔膜でメインビームが反射し肝内にある構造物Aを抽出するが，メインビームの延長線上に表示されるので肺内A′に存在するかのように画像化される

図1.42　鏡面現象

1.8.4　レンズ効果

腹部検査で正中横断走査の際，腹直筋で超音波の屈折が起こる。これにより腹部大動脈が重複して見えることがある。これを**レンズ効果**という。これは**図1.43**のように，筋内の音速が周囲の脂肪組織の音速よりも速いため，超音波が内側に屈折することにより起こる。この場合には，ビーム方向から腹直筋を外すことにより容易に消失する。

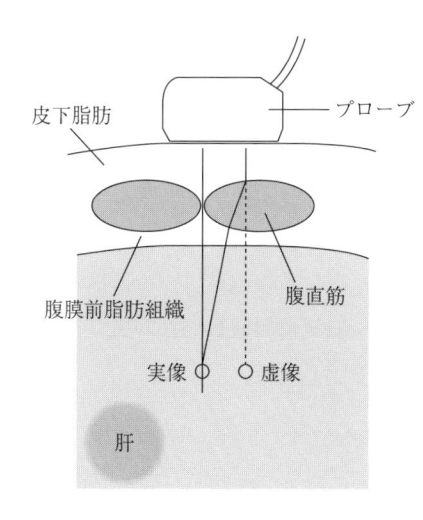

腹直筋と脂肪組織の組合せで音響レンズを形成する。音響レンズ下にある腹腔内（例えば肝静脈など）脈管構造物は実像と虚像の2本描出（2重に）される

図1.43 レンズ効果

1.8.5 後方エコー増強

　超音波装置では深度による明るさを一定にするために，STCによる深度感度補正を行っている。すなわち，深くなるほど感度が上がるようになっている。超音波が囊胞などの液体部を通過するとき，周囲の組織と比べて減衰が非常に少ないので，その後方は周囲と比べて明るく表示される（**図1.44**）。これを**後方エコー増強**という。

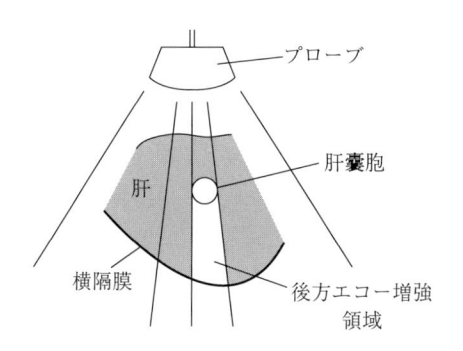

肝囊胞のような組織は超音波の減衰がほとんど起こらない。したがってその後方は音響増強となり，周囲より明るくなる。肝膿瘍，肝血管腫，肝細胞がんなども音響増強となる

図1.44 後方エコー増強

1.9　超音波ドップラ画像

　連続波の超音波が移動物体から反射すると，その反射波はドップラ効果で移動速度の2倍に比例した周波数偏移が発生することを式(1.17)で示した。連続波の反射がどの部位からの信号かの表示が特定できないが，そのビーム上のすべてのドップラ偏移（周波数偏移）が測定できるので，最大測定可能流速が大きい高速血流の測定には適している。これに対してパルス波による走査法は，画像位置情報を加えた反射波信号で断層像を描出するが，反射信号には移動物体によるドップラ効果と本来の位置情報が含まれる。これがパルスドップラ法で

ある。一方，断層面上に移動物体である血流流速分布が存在する場合に，ドップラ効果によって偏移した周波数で得られる流速の方向と大きさの情報をカラーで表示する，カラードップラ法もある。

1.9.1 パルスドップラ法

パルスドップラ法はパルス法の一種で，超音波パルスの放射はパルス法と同様である。異なっているのは，移動物体からの速度によって反射波に周波数偏移が生じることである。**図1.45** にパルスドップラ法による血流分布測定の概念図を示す。

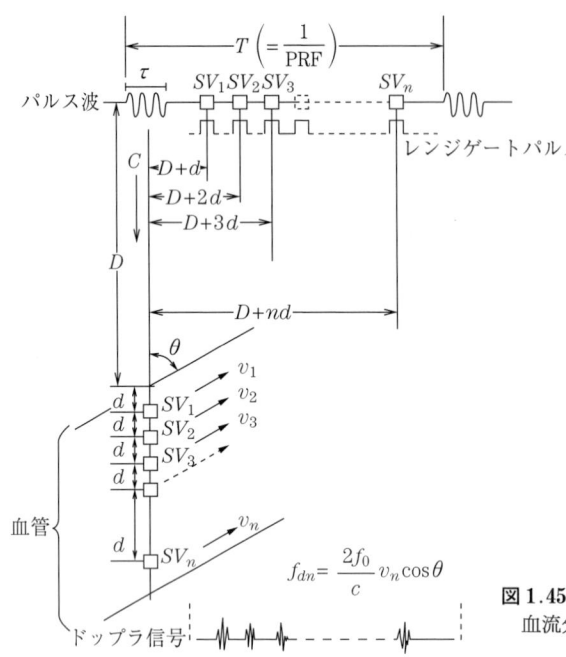

図1.45 パルスドップラ法による血流分布測定の概念図

ある幅をもった血管の流速を血管内の速度分布として管径の位置によって表現することができる。その原理はパルス波による反射波が，超音波ビームが通過する血流の各流体細部〔**サンプリングボリューム**（sampling volume, **SV**）〕で流速による周波数偏移 f_d がどのように分布するかを測定する。すなわち血管を透過する際の超音波ビームが各サンプリングボリューム SV_1 から SV_n（レンジゲートパルスによって決まる）までおのおのの部位の速度によって周波数がどの程度偏移しているかを知ることである。この周波数偏移は反射波のFFTによって求められる。ドップラ効果による周波数偏移は式(1.17)のとおりであるが，血管への放射角が θ とすればこの式は次式となる。

$$f_{dn} = \frac{2f_0}{C} v_n \cos\theta \tag{1.24}$$

n を1から n までのサンプリングボリューム SV の周波数偏移 f_{dn} を求めれば，それぞれ

の位置の流速が表示できる．この速度分布は，血管内のそれぞれの位置での速度情報を表す．ただし，受信信号は，送信信号周波数スペクトルのまわりに存在するため，受信信号の周波数スペクトルも分散して，移動物体（血流速度 v）とドップラ偏移周波数 f_{dn} の関係は式(1.15)が次式となる．

$$f_{dn} = \frac{2v\cos\theta}{C}(f_0 + n\text{PRF}) \tag{1.25}$$

ここで，$n\text{PRF}$ はパルス波の繰返し周波数 $1/T$ の整数倍を表し，f_{dn} は実際には高周波成分を含んでいることになる．連続波では送信信号が単一周波数 f_0 なので参照波信号の周波数は同一の f_0 であるが，パルス波の場合は周波数 f_0 を中心にして PRF の間隔で送信信号の周波数スペクトルが存在する．それが受信信号のスペクトルに反映する．

パルスドップラ法では，繰返し周波数 PRF ごとにドップラビート成分を検出することになるため，最高検出周波数 $f_{\max}$ は PRF に依存し，次式の関係がある．

$$f_{\max} = \frac{1}{2}\text{PRF} \tag{1.26}$$

この式は C.E. Shannon（1916-2001）の**サンプリング定理**（sampling theorem）である"A-D 変換しようとするアナログ波形を再現するにはその成分の 2 倍以上のサンプリング周波数を必要とする"ことを意味している．したがって $f_{\max}$ を超える周波数成分は**折返し現象**（folding phenomenon，**エイリアシング**）が出現する．

最高検出周波数 $f_R (= f_0 + n\text{PRF})$ が PRF の制限を受けることは最大検出速度 $V_{\max}$ にも当然反映して

$$V_{\max} = \frac{c}{2f_R\cos\theta}\frac{\text{PRF}}{2} \tag{1.27}$$

となり，PRF は最大検出深度 $D_{\max} = c/2\text{PRF}$ の関係にあるから，上式と $D_{\max}$ の関係は

$$V_{\max}D_{\max} = \frac{c^2}{8f_R\cos\theta} \tag{1.28}$$

で与えられる．すなわち，$V_{\max}$ と $D_{\max}$ はたがいに反比例しているので，両者の積を大きくするには f_R を小さくするか，θ を大きくするかのいずれかである．

1.9.2 カラードップラ法

カラードップラ法（color Doppler method）は図 1.45 で得られたビーム上の流速をその大きさと方向をカラーで表現することで断層画像内に描画する方法である．したがって，1本のビーム上の速度のみではカラー画像にならないから，セクタ走査で走査されるビーム上の速度情報を連続で検出しなければならない．反射信号の周波数を偏移させる移動体は生体内では血流が主体になるから，ドップラ信号は血流信号と同一である．そこで，カラードップ

ラ画像は血流分布画像といえるから，それに相応した速さでカラー変化表示が要求される。

パルスドップラ法でも同様であるが，一定の繰返し周期でパルス状の超音波を生体内に放射し，レンジゲートで設定した一定の深さのエコー信号をパルス繰返し周期で多数点をサンプリングして画像化する。カラードップラ画像装置が実用化された初期では，パルス繰返し周期で64～128点程度のサンプリングとし，これをブロックデータとして周波数分析していた。この周波数分析には数10 ms程度と長く，測定点を増やすためにビーム軸上に多数のレンジゲートを設定したマルチゲート法が試みられた。しかし，この方法では，多数のレンジゲートの並列処理による装置規模の拡大とビーム上の速度プロファイル情報のみしか得られないという短所があり，血流速度の2次元分布を動画像として実時間で表示するには困難があった。この難点は，近年ではFFTの高性能化とハードウエアの小型化，自己相関関数分析法の実現化により，実用器に普遍的に使用される性能となった。

カラードップラ装置として有効な血流情報は流れの方向，平均周波数，分散がある。パルスドップラ法では，血流からのドップラ信号を周波数分析すると，式(1.15)と同様にスペクトル分布は図1.46に示すようになる。図中の平均周波数 $\bar{f}$ はまわりにある幅 σ のスペクトルをもって観測される。平均周波数 $\bar{f}$ と，レンジゲート内の血流速度の平均値 $\bar{v}$ との関係は次式となる。

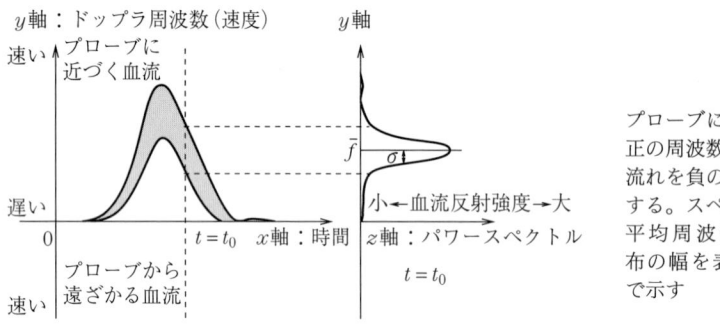

図1.46 血流からのドップラ信号のスペクトル分布

$$\bar{f} = \frac{2f_0 \bar{v} \cos\theta}{c} \tag{1.29}$$

f_0 は送信波の中心周波数，c は生体中の音速，θ は超音波ビームと血流とのなす角度である。この式で角度がわかれば平均周波数から平均流速を求めることができる。

カラードップラ装置では，このようなパルス波法の周波数分析法によるドップラ信号のスペクトルを直接表示するのでなく，スペクトル分布を特徴づける平均周波数と分散，および流れの方向をマクロな血流情報として映像化している。その方法を簡潔に表現すると，パワースペクトル分布から平均周波数と分散 σ を求め，これらをパルス波幅 τ の変数としたパ

ワースペクトル自己相関関数に導入して複素自己相関関数を求める。この関数の偏角から血流の速さと流れの向きが決まる。

カラードップラ装置の観測時間，すなわち同一超音波ビーム方向への送信回数はパルスドップラ装置の場合の約 1/10 である。これは，短い観察時間と自己相関法による時間処理で計測時間が大幅に短縮されたことによる。その結果，一つの超音波ビーム上の約 500 点のサンプル点における各点でのドップラ平均周波数と分散が数 ms で算出できるようになった。上述の自己相関演算によって，血流速度の 2 次元分布を実時間で表示している。

1.9.3 血流情報のカラー表示法

カラードップラの血流情報を組織形態を表す組織断層像と同一画面上に表示すると，両画面はたがいに補い合い，共に理解しやすくなる。プローブに近づく血流には赤色を，遠ざかる血流には青色を付与し，流速に比例した輝度で表示する。これに分散する緑色を加えて，流速と同時に乱れの程度がわかるようにカラー表示する。この血流情報（速度，分散の程度）のカラー表示法を**図 1.47** に示す。

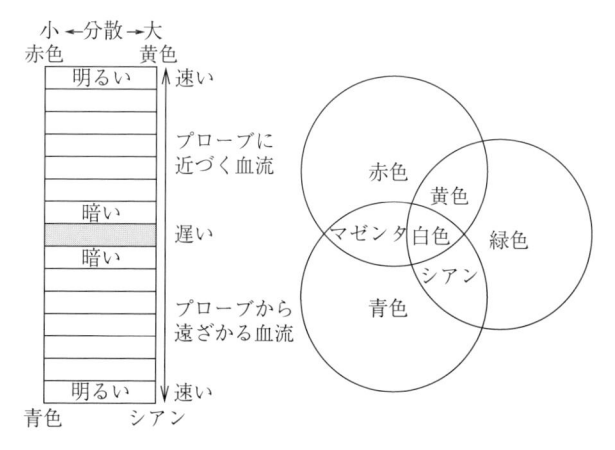

図 1.47 血流情報のカラー表示法（速度・分散表示モード）

循環器分野での異常血流は，高速で乱れが大きい場合が多く，このとき緑色が加わるので，視覚上明るく表示され，疾患部の検出が容易になる。このようなカラー表示は，心臓のように空間的にも時間的にも速度変化の激しい血流を，動画として直観的に判断することができて好都合である。

1.10 超音波画像診断装置と臨床応用

現在のように動画としてブラウン管上で容易に観察できるようになったのは，半導体の**デ**

ィジタルスキャンコンバータ (digital scan converter, **DSC**) が発達したことによる。ブラウン管上に超音波画像を描かせるのに，初期のころはブラウン管の電子銃で超音波走査線を描いたが，ほんのわずかの残光時間の後に消失するので，室内を暗くして観察するような苦労があった。

テレビジョンの普及で画像表示周辺機器の発展が見られたが，初期の段階では超音波画像をテレビ画像に変換するスキャンコンバータがアナログ式であったために，以前と同様に電子銃によって書込み，読取りをしていた。1980年ころになってDSCが安価で入手可能となり，併せてテレビ関係の装置を超音波画像表示の主要な周辺装置として採用することになった。安価でリアルタイムの高速信号処理が可能な半導体装置の普及により，現在のような使いやすい超音波装置が発展した。

現在の超音波画像診断装置は，DSCによる高質の画像表示ばかりでなく，コンピュータの信号制御，信号処理の高速化でプローブの走査線の高密度化および微細化，カラードップラ表示の広域化，画質の高解調度化などに大きく貢献している。高速制御および高速度信号処理は画質の向上のみならず，例えばBモードのフレーム数で表現すると最大60フレーム/秒と画面数を大幅に増加している。1970年代の30フレーム/秒を目標にしていた時代から見ると高速度化に隔世の観がある。最新の装置例を**図1.48**に，主な装置仕様と信号処理ソフト仕様の概要を**表1.2**に示す。

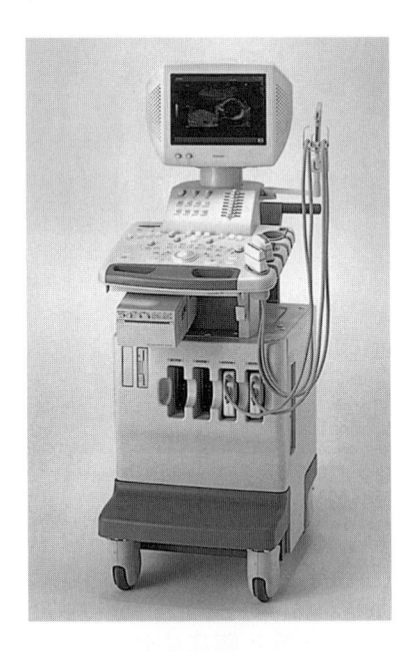

図1.48 多機能な最新の超音波画像診断装置[17]

多くの装置が採用しているが，ディジタルビームフォーマで浅部から深部までシャープに焦点を作る技術を利用している〔**図1.49**(a)〕。これは超高速処理で実現できる高分解能画像で，Tera（$=10^{-12}$）単位まで高速化した演算で連続的に鋭くビームを絞り込み，鮮明な

表 1.2 超音波画像診断装置の主な仕様と信号処理ソフト仕様の概要[17]

走査方法	コンベックス電子走査			
	セクタ電子走査			
	リニア電子走査(プローブオプション)			
	オブリーク電子走査(プローブオプション)(独立スキャン可能)			
表示モード	Bモード			
	Mモード(B/Mモード含む)			
	Dモード(FFTドップラ)			
	BDFモード(Bモード表示の血流イメージ)			
	MDFモード(Mモード表示の血流イメージ)			
Bモード	診断視野深度	最大24 cm		
	フレーム数	最大60フレーム/秒		
	表示サイズ	8段階切換		
	画面表示	パン・ズーム可(最大8倍)		
		上下・左右反転可		
Mモード	表示法	スクロール表示		
	スイープ速度	4段切換		
カラードップラ イメージ	視野幅	可変(30〜90°)		
	ステアリング	可能		
	視野深度	最大23 cm		
	カラー表示方式	(1) 速度表示	血流方向	色相(赤・青)
			平均流速	色相(緑)または明度
		(2) 速度分散表示	血流方向	色相(赤・青)
			平均流速	輝度
			流速分散度	色相(緑)
		(3) パワー表示	血流方向	色相(赤・青)
			反射エコー強度	輝度
		(4) 分散表示	流速分散度	輝度
Dモード	〈パルスドップラ〉	プローブ周波数	2.5, 3.75, 5, 7.5 HMz	
		繰返し周波数	3〜12 kHz 500 Hzステップ	
		フィルタ	13段切換	
	〈連続波ドップラ〉	プローブ周波数	1.9, 2.5, 3.75, 5 MHz	
		ステアリング	可能	
		測定可能流速	最大±10.3 m/s	
	ゼロレベルシフト	可能		
信号処理	階調度12ビット			
	高速ディジタルプロセッサ内蔵			
	送信波整形機能			
	高フォーカス精度機能(フォーカス位置自動可変)			
	スキャン角度による感度補正機能			
	11段階のSTC調整機能			
	ABC(自動輝度調節)機能			
	IPS(コントラスト,フレーム相関などの画像調整)機能			

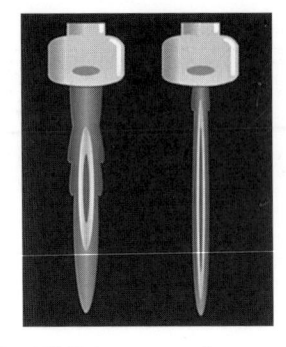

（a） 距離分解能の向上法　　　（b） 自動スライス方法分解能方式

浅部から深部までシャープにフォーカシングする技術を開発・進化させて，高速演算により連続的に鋭くビームを絞り込み，新鮮な画像を描出する

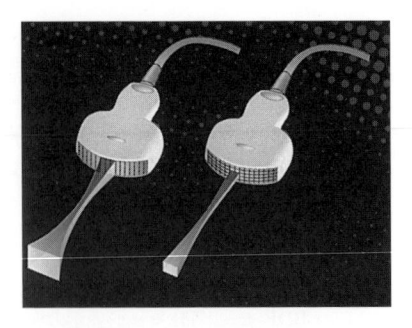

分解能を向上させた Dynamic Micro Slice プローブは振動子をマトリックス状に分割する。スライス方向に対してビームを緻密で微細に制御し，近距離での分解能がいっそう向上している

図 1.49　解像度向上の方法[17]

画像を描出していることから Tera Processing Beam Former とも呼称している。また，図 (b) に見るように，スライス方向の分解能を向上せるために振動子をマトリックス状に分割して (dynamic micro slice)，ビームを緻密で微細なコントロールで絞り込む。この方法により，特に近距離部位での分解能をいっそう高めている。

サイドローブの影響を避けるためには，式 (1.25) で説明したように，振動子幅を小さくすることである。高速度化が可能になったことで，振動子幅の微小化を図り，多素子化を進めることでサイドローブによる虚像を低減させている。

プローブの性能に依存する画質以外の画面調整には STC とゲイン調整の 2 点がある。第 1 の **STC** (sensitive time control) は，超音波の生体内伝播時の減衰のために必要な機能である。均一媒質の伝播であっても伝播時間が大きくなると伝播距離に沿って超音波は減衰し，その反射波も当然減衰する。伝播距離，すなわち伝播時間によって反射波は反射体のインピーダンスが同一であっても減衰する。深部ほど信号が小さくなるので，画面上では暗くなる。そこで，標準伝播速度が 1 530 m/s と定めているので，伝播時間による反射波の振幅の補正をする必要がある。この調整機能を STC といい，一定の媒質であれば一定の明るさとして表示できる。すなわち，浅い部分の感度を抑え，深い部分の感度を上げるような機能である。この機能は自動的に作動するように設定されている。

第 2 の**ゲイン調整**は，生体からの反射波のエネルギーが小さければ，画面表示のための電圧を大きくなるように感度（電圧）調節することである。ゲインを大きくすると全体に画面は明るくなり，小さくすると暗くなる。通常は撮像対称によりその都度感度を調整する必要が生じるが，この調整頻度の高いゲイン調整を，画面上で輝度分布のピークを一定の輝度値

1.10 超音波画像診断装置と臨床応用

になるよう自動調節する **ABC**（auto brightness-gain control）**回路**で行う。例えば，肋弓下から肋間への走査変更やプローブを 3.5 MHz から 5.0 MHz に切り換えた際に，あるいは周波数切換時に必要となるゲイン調整を自動化に調節する。

　最新の装置では 3 次元画像表示も可能である。この場合の 3 次元は立体角から 2 次元 B モード画像をテレビ画面のような立体感で表現することになる。胎児のように動きの少ない画像はプローブの角度を 360°自由に回転させて 3 断面を同時にマルチプレーン表示できる。これを立体的な画像にするには，輝度値を設定する境界作像法，入射角と反射角とで物体表面の角度とするモデル法などのさまざまな処理技法を駆使している。腹部用 3D プローブと，テレビ画面と同様な立体感のある胎児の表情像を**図 1.50** に示す。

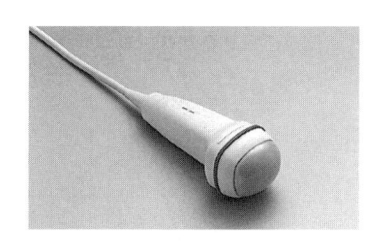

（a）腹部用 3D プローブ 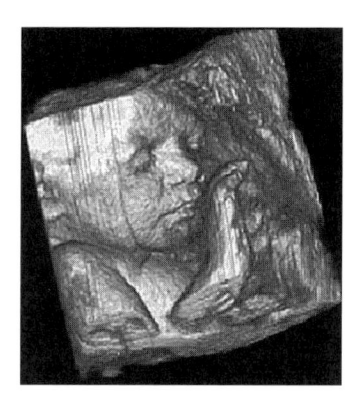　　　　　（b）胎児の 3 次元の様子

図 1.50　2 次元画像から 3 次元画像を構成[16]

　心臓の形状を計測する一例として，**図 1.51** に心内膜の輪郭の自動トレースを示す。心内膜の尖部，左右僧帽弁弁輪部の 3 点を指定すれば自動トレースが可能である。このような演算は比較的容易に行われるようになった。この手法で，例えば左室長軸断面，左室短軸断面図を使って**拡張末期左室容積（EDV），収縮末期左室容積（ESV），1 回拍出量（SV），駆出率（EF），内径短縮率（FS），心拍出量（CO）**などを算出することができる。

　装置の操作は，従来はゲイン調整，画像の明るさ調整，STC・ダイナミックレンジ調整などを事前に行う必要があったが，これらは現在では自動的に設定される。特別な目的がなければここを調整することはない。プローブは数種類接続されているので，どれを使用するかをスイッチで選択すればよいだけである。スイッチの切換で新たに接続されたプローブに必要な条件は，上記のように自動的に行われる。このように機器の操作は非常に簡単である。後は，実際に撮影する際にプローブをどこに当てて希望する画像を得るかである。いくつかの例について画像を測定してみよう。

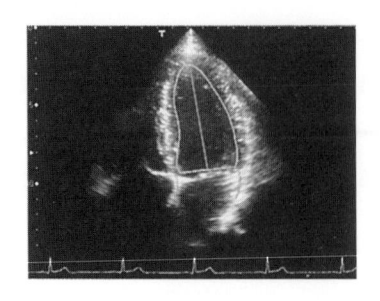

部分形状拘束輪郭モデル手法を用いて，理想的な左室内膜の自動トレースを行う．心尖部，左右僧帽弁弁輪部の3点を指定するだけで容量，面積，駆出率などの値を算出する

図1.51　心内膜の自動トレース

1.10.1　心臓の撮像

　心臓の撮像には通常セクタプローブを使用する．プローブを当てる部位は大略決められており，図1.52に示すように，4箇所を中心として撮像する．中でも，胸骨左縁第3-4肋骨間が多く撮像される．心基部中央から心尖部にかけて観察される．すなわち，傍胸骨左室長軸断面像〔図1.53（a）〕，傍胸骨左室短軸像〔図（b）〕，僧帽弁レベル短軸像〔図（c）〕な

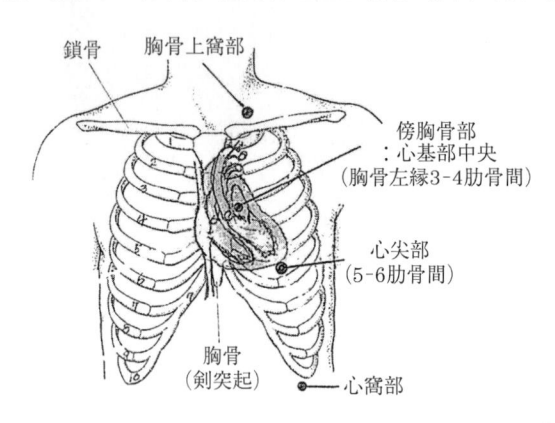

図1.52　心臓の超音波画像撮像部位

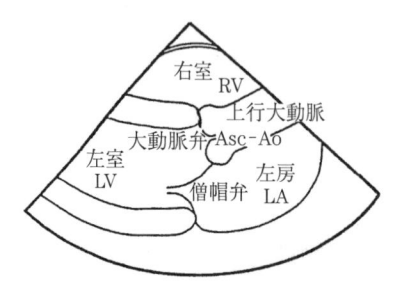

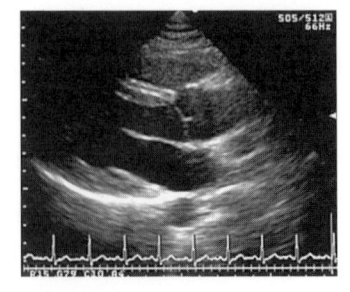

第3ないし第4肋間胸骨左縁で胸骨に対して約60°の方向でプローブを置くと得られる．左室の長軸に沿って心臓を縦断する断面であり，この断面から心エコー検査が始まる

（a）　傍胸骨左室長軸断面像

図1.53　傍胸骨断面像（心基部中央・左縁第3-4肋骨間）〔超音波検査法フォーラム企画編集：心エコーをマスターしよう，ラボ企画（2005）より転載〕

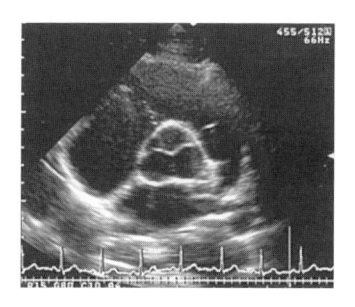

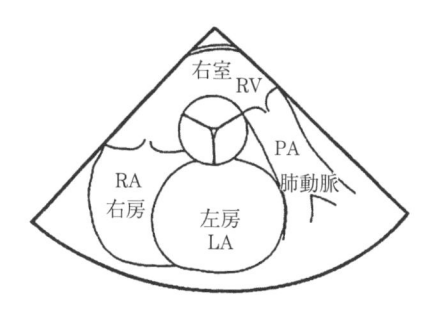

1.10 超音波画像診断装置と臨床応用

僧帽弁レベルの短軸断面よりプローブをわずかに頭側に傾けると得られる。大動脈弁は通常 3 尖からなる。この断面では肺動脈弁や三尖弁，主肺動脈，右室流出路も描出される

(b) 傍胸骨左室短軸像（大動脈弁レベル）

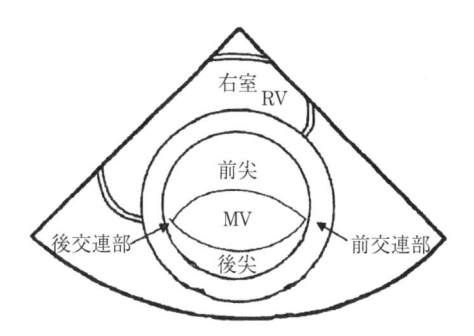

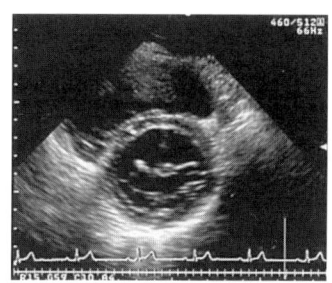

長軸断面からプローブを 90°時計方向に回転すると得られる。僧帽弁は前尖と三つの scallop からなる後尖で構成される。僧帽弁疾患の診断には欠かせない断面である

(c) 僧帽弁レベル短軸像

図 1.53 （つづき）

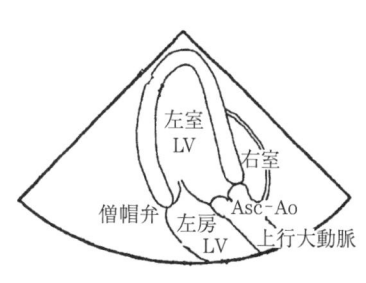

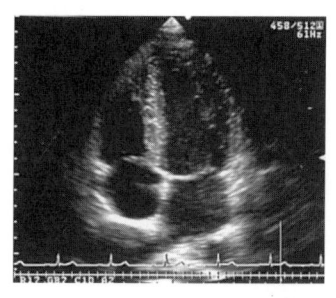

心尖部左室長軸断面から時計方向に約 120°回転し，心尖部から心基部を見上げることを意識する。各腔の大きさがわかり，特に左房の大きさはこの断面で評価するとよい

図 1.54 心尖部左室長軸断面像〔超音波検査法フォーラム企画編集：心エコーをマスターしよう，ラボ企画（2005）より転載〕

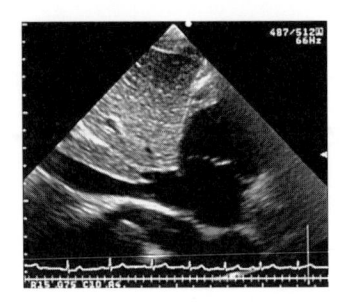

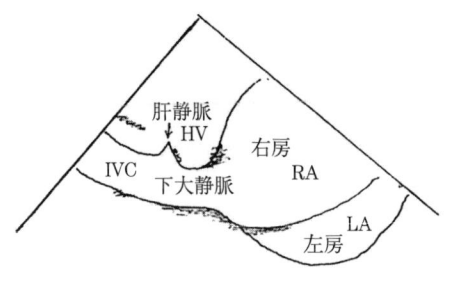

プローブを縦方向に剣状突起の真下に置き，被検者の右側へスライドさせると得られる．右房から下大静脈が描出され，右房圧は下大静脈径や呼吸性変動の有無から推定される

(a) 心窩部矢状断面像

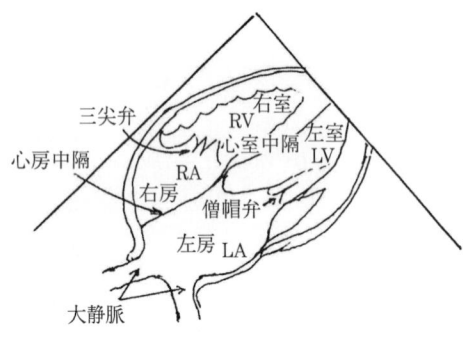

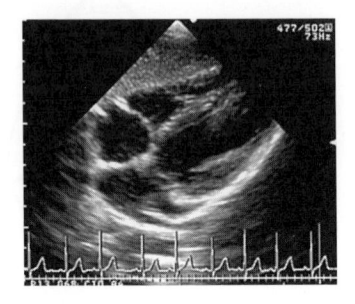

プローブの目印を左脇腹に向けるように心窩部に置き，被検者の左肩を向けるように傾けると得られる．心嚢液貯留量の判定や心膜の癒着，心房中隔欠損症の観察に適する

(b) 心窩部四腔断面像

図1.55　心窩部断面像〔超音波検査法フォーラム企画編集：心エコーをマスターしよう，ラボ企画（2005）より転載〕

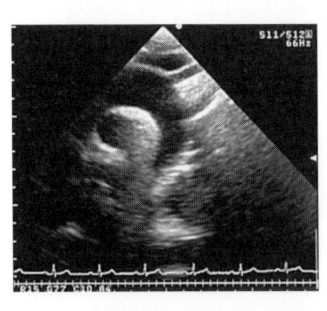

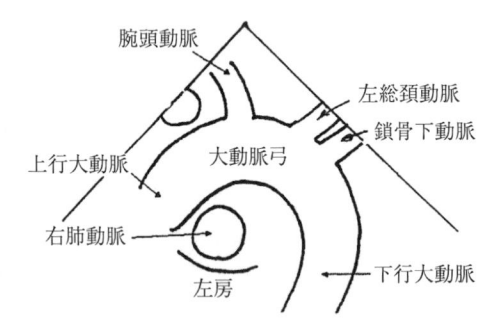

胸骨上窩にプローブを置き，短軸断面と同じ向きで被検者の左足方向に傾けると得られる．この断面は大動脈弓部から下行大動脈が描出され，大動脈解離の診断に有用である

図1.56　胸骨上窩部長軸断面像〔超音波検査法フォーラム企画編集：心エコーをマスターしよう，ラボ企画（2005）より転載〕

どがその代表的な画像例である．つぎに心尖部第5-6肋骨間では心尖部左室長軸断面像**図 1.54**がある．また，心窩部からの心窩部矢状断面像〔**図 1.55(a)**〕や心窩部四腔断面像〔**図(b)**〕，胸骨上窩部から胸骨上窩部長軸断面像（**図 1.56**）が得られる．

1.10.2 腹部の撮像

腹部には肝臓を中心に腎臓，胆嚢，膵臓，脾臓などが左右，後方に位置しており，これらの臓器が容易に撮像できるとは限らない．**図 1.57**のように観測部位が標準的に定められているが，体位や呼吸などによって腎臓や胆嚢などは肝臓の間に見え隠れする．さらに肺は肝臓の上部に位置しているので，**図 1.58**に見られるように，最大呼息時と最大吸息時では横隔膜による肝臓の圧迫は大きくなるので，それにしたがって他の臓器の位置も影響される．呼吸は対称臓器の物理的な位置関係に影響するばかりでなく，深呼吸で息をこらえると静脈圧が上昇して次第に肝静脈径が開いて描出しやすくなるなどの生理的な現象も発生する（図

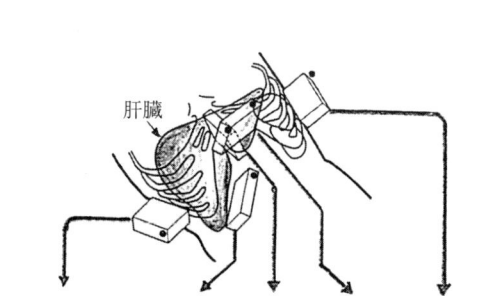

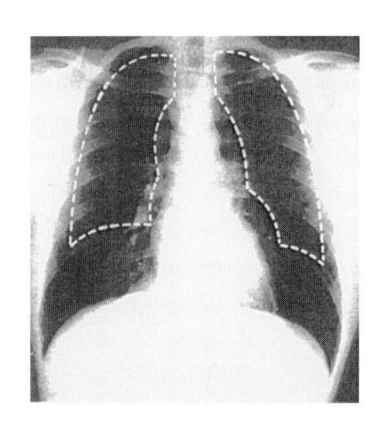

最大呼息の肺横隔膜位置（点線）は，正常呼吸時の横隔膜の約 1.5 cm 上昇，最大吸息時は約 7.0 cm 下降する

図 1.57　腹部走査法

図 1.58　呼吸による横隔膜の変動

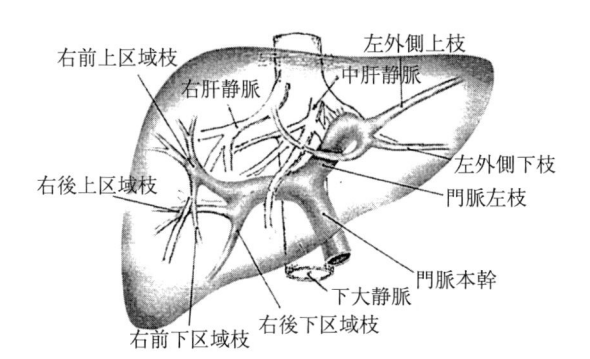

図 1.59　肝臓の血管分布

1.59)。また，胆嚢を撮像する際は胆嚢が十分伸展していることが必要で，そのために検査直前の絶飲食は特に必須事項である。呼吸の制御とか絶飲食とかは一種の負荷条件である。

腹部用プローブの種類は初期の段階ではリニア走査形のプローブが主体であったが，コンベックス走査形プローブが普及するようになってくると，これの使用が主流になってきている。それは深部を広く観察したいという要望に応えられるばかりでなく，胃や腸内部にたまりやすいガスを排除するためにコンベックス走査形プローブを圧着して使用できるという利点があるからである。一方，腹部のガス貯留を少なくするために脱気水の充満などの工夫がなされている。

肝臓を中心に配置されている腹部臓器の撮像を行う方法は，図1.57の腹部超音波画像を得るために走査する部位としてつぎのように大略決められている。

① 右肋間走査：肝右葉，胆嚢，右腎の観察
② 右肋弓下走査：肝右葉，胆嚢，右腎の観察
③ 心窩部横断走査・心窩部縦断走査：肝左葉の観察
④ 左肋間走査：膵臓，左腎の観察

これらの走査から得られる画像の例を挙げてみる。まず，肝臓は，図1.60(a)に肋弓下縦走査像，図(b)に右肋間走査像，図(c)に心窩部横走査像を示す。肝臓の働きは消化器からの門脈を通して送られてくる栄養素の調合を行い，消費に見合った血流量の供給・調節を行う機能をもっている。大静脈が心臓に供給する血液は肝臓が貯蔵していることになる。このために門脈や肝静脈が肝臓内に密集して分布している。それに加えて胆管が右葉，左葉に縦横に分布している。したがって，肝臓の画像は血管の分布像としてもよいくらいである（図1.59)。

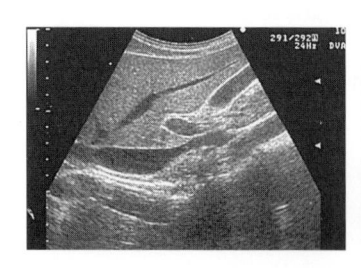

胆嚢の画像は，図1.61に右肋弓下走査〔図(a)〕と右肋間走査〔図(b)〕での撮像を示

(a) 肋弓下縦走査による断層像（中肝静脈，下大動脈，胆嚢を長軸で描出できる）

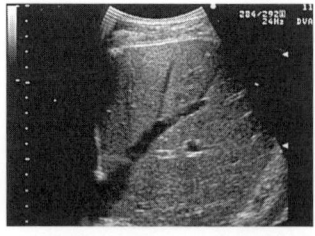

(b) 右肋間走査（中腋下線上）による断層像（右肝静脈の走行はこの近傍の肋間方向にほぼ一致する）

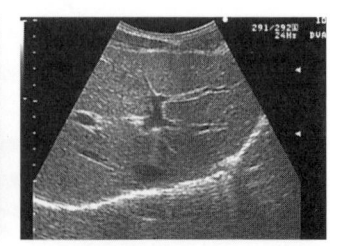

(c) 心窩部横走査による断層像（門脈左枝周囲の内側区域，外側区域，尾状葉が観察できる）

図1.60 肝臓の走査部位による画像の変化〔超音波検査法フォーラム企画編集：腹部エコー検査技術テキスト，ラボ企画より転載〕

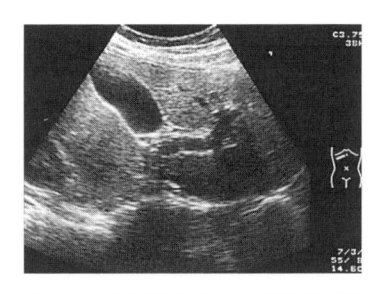

1.10 超音波画像診断装置と臨床応用

（a）右肋弓下走査での胆嚢像（胆嚢は右肋弓下走査を用いて門脈左枝水平部や中肝静脈を指標として胆嚢頸部を同定すると見つけやすい）

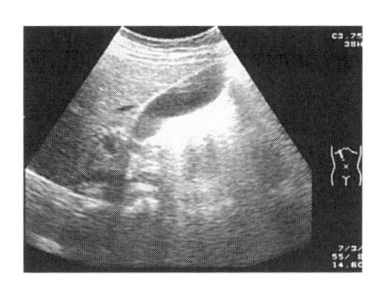

（b）右肋間縦走査での胆嚢長軸断層像（胆嚢の長軸像が描出でき，胆嚢全体像の把握がしやすい）

図 1.61 胆嚢の描出〔超音波検査法フォーラム企画編集：腹部エコー検査技術テキスト，ラボ企画より転載〕

す。胆嚢の位置はなかば肝臓の裏側に位置しているので，これらの走査法が適している。右肋弓下部近傍でプローブを縦（右季肋部縦走査）にしたり，横（右季肋部横走査）にしたりして，胆嚢の長軸断層像や短軸断層像が得られる。胆嚢は，長径 7～10 cm，短径 2.5～3.5 cm，容積 30～50 ml の胆汁を貯蔵する西洋梨形をした袋である。胆嚢壁上面は肝下面に接し，胆嚢遊離面は腹膜で覆われている。胆嚢管は胆嚢頸部から総胆管までのらせん状の細い管であり，超音波検査での描出は困難である。

膵臓は心窩部近傍の上腹部左斜走査で膵頭部長軸像が得られる（**図 1.62**）。下大静脈の腹壁に接して縦長の膵頭部が描出される。長径は意外に長く，頭足方向に 7～8 cm で正常範囲である。

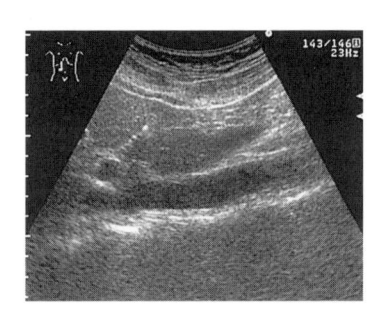

長軸に描出した下大静脈の腹側に接して，縦長の膵頭部が描出される。長径は長く頭足方向に 7～8 cm でも正常

図 1.62 膵頭部長軸像〔超音波検査法フォーラム企画編集：腹部エコー検査技術テキスト，ラボ企画より転載〕

腎臓の位置は肝臓や膵臓の後部にあり，呼吸や体位によって移動する（**図 1.63**）。そこで前腋窩線から後腋窩線，すなわち側腹部のアプローチを変えることで腎臓全体をほぼ観察できる。この際にも体位変換と呼吸の指示を組み合わせて腎臓を動かしながら描写する。右腎横断像は肝を音響窓として撮像している〔図（b）〕。腎臓は 4 cm 程度の範囲で移動する。

膀胱周辺の臓器は，膀胱充満法によって周辺のガスを排除すると同時に子宮や卵巣を描出しやすくしている。**図 1.64**（a）は尿を充満した膀胱周辺の解剖模式図を，図（b）に膀胱後

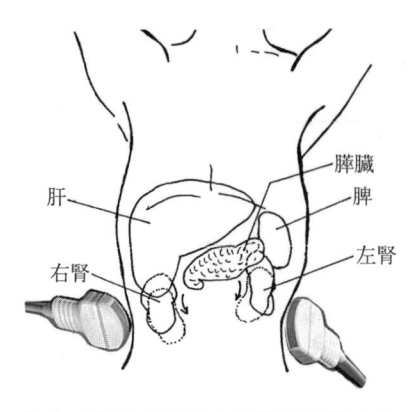

(a) 腎臓と他臓器の位置関係（腎は体位変換で下・内側に移動する） 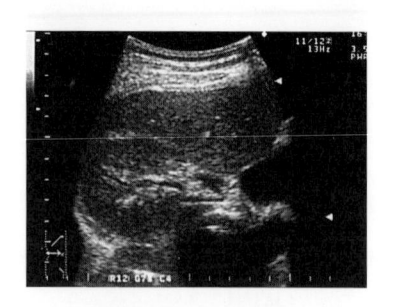　(b) 右腎横断像は肝を音響窓としている

図1.63 腎臓の左右側腹下部での描出法〔超音波検査法フォーラム企画編集：腹部エコー検査技術テキスト，ラボ企画より転載〕

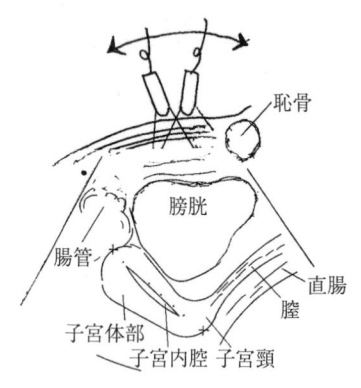

(a) スライド走査と傾け走査（経腹壁走査による膀胱とその周囲臓器の観察は，上下左右に，プローブのスライド・傾け走査を組み合わせて観察する。特に，尿道側は恥骨丘直上に押し当てて，圧迫しながら傾け走査をする）　(b) 膀胱充満法による子宮周辺の画像（長時間の圧迫は被験者に苦痛を与えるので，必要なときにすばやく測定して被験者の苦痛を軽減することが大切である）

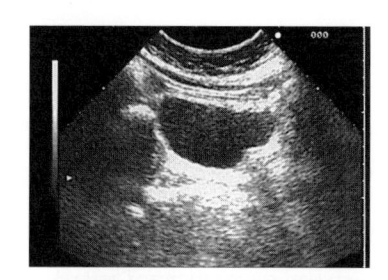

図1.64 膀胱と子宮の断層像〔超音波検査法フォーラム企画編集：腹部エコー検査技術テキスト，ラボ企画より転載〕

壁部の子宮周辺部を撮像している。経腹壁走査による膀胱とその周辺臓器の観察は，上下左右にプローブをスライドさせる走査と傾け走査を組み合わせて観察する。特に，尿道側は恥骨丘直上にプローブを押し当てて，圧迫しながら傾け走査で観察する。ただし，長時間の圧迫は被験者に苦痛を与える。必要なときだけプローブを当てるようにして被験者の苦痛を軽減することも大切である。

1.10.3 産科領域の撮像

産婦人科領域で活用されているのは胎児の着床から出産までの発育状態を監視することである。その過程を**図 1.65**（a）〜（e）に示す。初期の段階は経腟プローブで 220°の広角度で走査をし，第 5 週（5 W）で卵黄嚢 10.6 mm の形状を描写している〔図（a）〕。6 W では心拍の拍動が M モードに見られる〔図（b）〕。心拍数は 132 である。11 W では頭殿長（頭のてっぺんからお尻までの長さ：座高を示す値）43.5 mm の計測ができる。週数が経過していくに従って胎児の輪郭が明りょうになり，11 W では経腟プローブを使用しているが 15

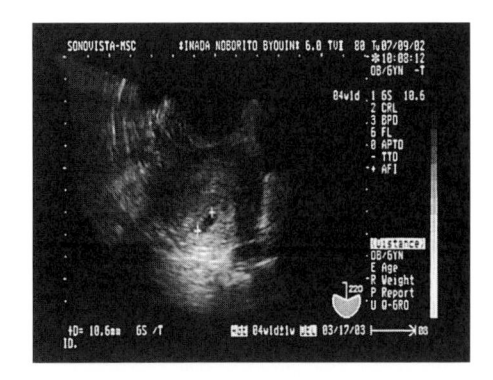

黒っぽい袋の中に小さく見えるのが「卵黄嚢」である。この脇に胎児が成育して，心臓の拍動が始まると妊娠経過と診断される
　卵黄嚢の大きさ（GS）：10.6 mm

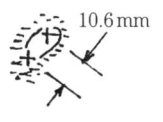

（a）妊娠第 5 週（5 W）の卵黄嚢〔経腟プローブ（視野角 220°）を使用〕

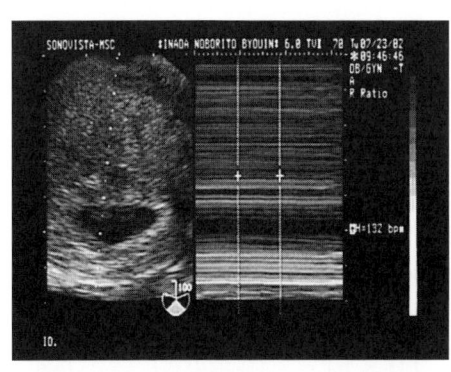

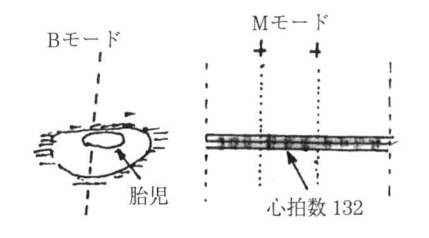

（b）第 6 週（6 W）の胎児〔経腟プローブ（視野角 100°）〕

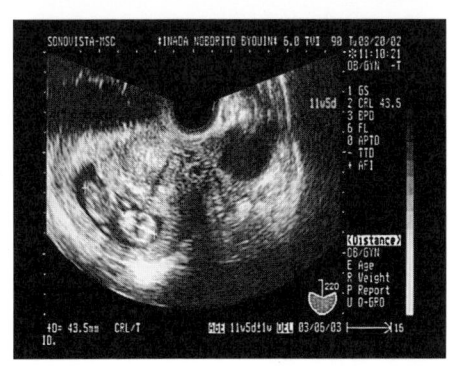

頭殿長（頭の先端からお尻までの長さ：CRL）

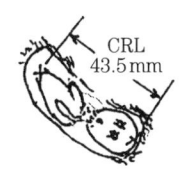

（c）11 W の初期〔経腟プローブ（視野角 200°）〕

図 1.65 妊娠から胎児発育過程の画像

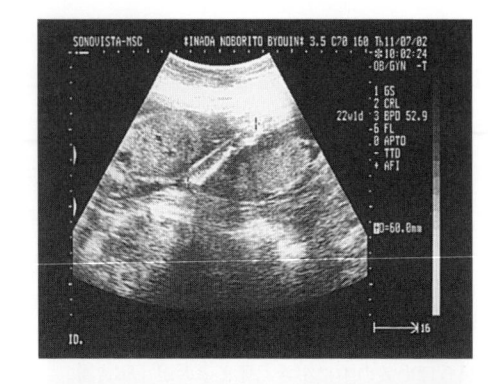

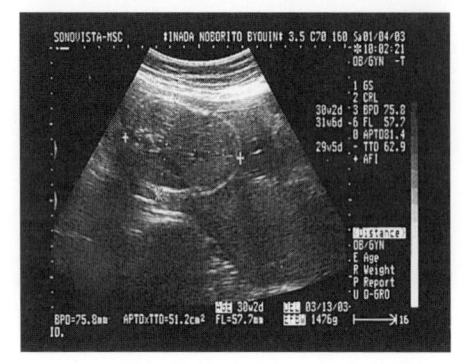

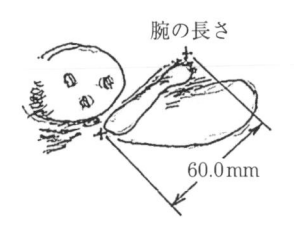

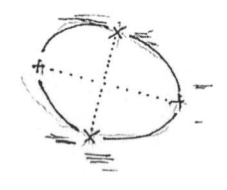

児頭大横径：75.8 mm　　大腿骨長：57.7 mm
腹部前後径：81.4 mm　　腹部横径：62.9 mm
予測児体重：1 476 g

（e）30 W の胎児

図 1.65　（つづき）

W になると腹壁上からコンベックス走査形プローブで頭殿長が測定され，児頭大横径が測定される．また腕の長さも測定される．26 W 以降になると測定項目が増加し，体重も計測する．胎児体重推定のための計算式はいくつも報告されているが，わが国で利用されている計算式の例を紹介する[3]．これらの計算式で得られる体重は±10％程度の誤差を見込む必要があるとされる．

$$BW = 1.07 \times BPD^3 + 3.42 \times APTD \times TTD \times FL \quad (篠塚の式) \quad (1.30)$$

ここで，BW：推定体重，BPD：大横径，APTD：上腹部前後径，TTD：上腹部横径，FL：大腿骨長である．

このような胎児の成長過程は非常に大切な情報である．正常発育状態，形態異常の有無，大横径と骨盤産道径の関係，羊水過多・過小など多くの情報を提供してくれる．未熟児・超極小未熟児（1 000 グラム以下）の出産時の治療計画に欠かせない情報も提供してくれる．現在，世界で最小の超極小未熟児は米イリノイ州の妊娠 26 週で帝王切開出産した 243.8 グラムの赤ちゃんである．このような超極小未熟児が発育できるのは，超音波画像検査などによって事前に胎児情報が得られて育児計画（治療計画）が立案され，そのうえに超極小新生児の治療・保育医療技術が向上しているからである．

1.11 超音波の安全性（超音波出力の定義と安全限界）

　超音波という物理的な振動エネルギーを生体に加え，その減衰や反射の程度を測定して得られるのが超音波画像である。この際，生体内での振動エネルギーの一部が吸収されて熱エネルギーに変換される。この熱エネルギーに変換された生体組織の局所部位は温度を上昇させる。

　超音波の安全を考える際，熱的要因だけでなく非熱的な要素も検討する必要がある。非熱的な要因は，過大なエネルギーが加わるとキャビテーションという細胞破壊を起こす現象である。超音波は縦波といわれる圧縮波であるから，圧縮圧サイクルと希薄圧サイクルが繰り返される。希薄圧サイクルが十分大きいと，生体組織や体液中に溶解しているガスが小さな気泡に成長したり，生体組織内の水分が気化して小さな気泡を発生させたりする。この気泡の発生，成長，振動，圧壊が非熱的作用の主要な現象である。ある程度強い超音波が生体組織を伝播する際，生体組織に損傷を引き起こすことがわかってきている。しかし，この現象は超音波診断装置に通常使用されている超音波出力より数百倍以上高いレベルでなければ発生しないことが，さまざまな動物実験からわかってきた。

　そこで，超音波の安全性は温度上昇に注目すればよいと考えられる。温度上昇の要因は，第1に送波超音波波形と送波時間間隔に関することで，どの程度エネルギーを与えたかである。それはパルス振幅，パルス幅，超音波周波数，パルス繰返し周波数などに依存する。第2は超音波ビームの集束度とビーム走査に関することで，ビーム幅，集束点距離，走査モードなどによる。第3は超音波の伝播媒質の特性で，超音波吸収，伝播経路，血液循環，検査時間などがある。通常，この熱的な要因は，粘性や化学反応などによる減衰に見合った熱発生であり，その熱は循環系などによって運び去られ，組織が非可逆的な変化を受けることはない。

　送波パルス幅は，パルス幅が長いほど1送波当りの超音波出力は大きくなり，生体組織内の温度を上げることになる。パルスドップラ法ではサンプルボリュームが大きくなるとパルス幅が大きくなる。パルス繰返し周波数が高いほど超音波出力は増加する。この要因は，走査線を狭くするためにパルス繰返し周波数を高くし，高密度な画像を構成するなどの手法を採用するからである。超音波ビームの集束は，関心領域における方位分解能が改善されてよりよい画質が得られるが，集束点距離が短くなるほど集束効果，すなわち集束点での超音波ビーム幅は細くなり，超音波の相対的強度は大きくなる。

　超音波診断装置の走査モードによっても，生体組織内の温度上昇は変わる。Mモードやパルスドップラ法のように超音波ビームを同一線上に送波して特定部位に集中することで温

度上昇の要因となったり，BモードやカラーÂ流分布モードのように超音波ビーム焦点領域の円すい形状での走査ビームが重複する範囲に起因したりする。また，生体の減衰特性により，温度上昇の最高点は送波面と幾何学的な集束点との間に生じると考えられる。

このように，熱的要因の多様性を考えると超音波出力は一義的に決まらない。そこで，熱的作用による出力基準がつぎのようにさまざまな形態で定義されている。

Isata (intensity of spatial average-temporal average, **空間平均時間平均強度**)

超音波ビームの断面積にわたって平均した音の強さの時間平均値（単位：mW/cm^2）。

Ispta (intensity of spatial peak-temporal average, **空間ピーク時間平均強度**)

音の強さが音場中で最大値，あるいは指定した領域中で極大値をとる点での音の強さの時間的平均値（単位：mW/cm^2）。

Isptp (intensity of spatial peak-temporal peak, **空間ピーク時間ピーク強度**)

音の強さが音場中で最大値，あるいは指定した領域中で極大値をとる点での音の強さの時間ピーク値（単位：mW/cm^2）。

Isatp (intensity of spatial average-temporal peak, **空間平均時間ピーク強度**)

超音波ビームの断面積にわたって平均した音の強さの時間ピーク値（単位：mW/cm^2）

これらの定義が実際に超音波出力基準として利用する際に，音場の減衰を考慮せずに基準値とするか，減衰をモデル的に決める基準値とするか，音圧の測定方法（ファントムをどのように構成し利用するか）などの難問があり，国際的に共通した出力基準が形成されていない。

例えば，日本では，日本超音波医学会超音波医用機器に関する委員会（1984年）で示された出力基準はつぎのような内容である。

① 連続波超音波照射の場合　　　$1\,W/cm^2$ (Ispta)
② パルス超音波照射の場合　　$240\,mW/cm^2$ (Ispta)

としている。これらの値は音場の減衰を考慮していない。

米国の食品薬品管理局（FDA）の基準は

① 末梢血管　　Ispta 720〔mW/cm^2〕　Isptp 190〔mW/cm^2〕
② 心　臓　　　　　　430　　　　　　　　190
③ 胎児またはその他　94　　　　　　　　190
④ 眼科領域　　　　　17　　　　　　　　28

としている。これらの値は生体の減衰を考慮している。

国際電気標準会議（IEC）の規格は

① 空間平均時間平均音圧〔Iob (intensity of beam, 単位：mW/cm^2)〕は $20\,mW/cm^2$

以下

② Ispta は 100 mW/cm²以下

を満足することを IEC-1157 で求めている。

このように，機関によって超音波出力の取扱いはまちまちであるが，機器に対して超音波出力を数値として規定しているのは，日本工業規格（JIS）のみで

① JIS T 1503「A モード超音波診断装置」：100 mW/cm²
② JIS T 1504「手動走査 B モード超音波診断装置」：10 mW/cm²
③ JIS T 1505「M モード超音波診断装置」：40 mW/cm²
④ JIS T 1506「超音波ドプラ胎児診断装置」および
　　JIS T 1303「分娩監視装置」：10 mW/cm²

がそれぞれの上限値として定められている。

この規格は日本工業規格に適合するとした装置に対して厳守を求めている。ただし，それ以外の機器には規格値を強制していない。しかし，このような規格を定めたということは，世界的に見ても大きな指標を示したものといえる。当然，技術の進歩と時代の要求から超音波出力の低減化の方向にあるといえる。

1.12　超音波画像診断装置の特徴

超音波画像診断装置は治療に不可欠で有効な診断装置である。応用範囲は材料，電子技術，情報処理の進歩により，ますます拡大している。その長所をつぎに列記する。この長所は他の画像診断装置と比較しても大きな利点である。

① いつでも，どこでも手軽に使用できる。装置自体が可搬形で，検査室，診察室，病室のベッドサイドなど任意の場所で観察，画像記録ができる。生体への装着部である各種のプローブが電気的に絶縁されている構造になっているので，被験者，操作者両者に対して安全である。装置の操作が容易なことから操作にあたっての特殊な技能を必要としない。

② 任意の断面の撮像が可能である。例えば，心臓や腹部臓器などはプローブの当て方をさまざまに変え，必要とする断面の画像を描出できる。また，呼吸方法，節食・絶飲食，膀胱充満法など比較的容易な負荷法や体位変換によって，観察しにくい臓器の描出や臓器変形の状態を見ることができる。

③ 動画としての情報が得られる唯一の画像診断装置である。最近では１秒間に最大 60 フレームという高速画像が得られるので，解像度のよい心臓の動きやカラー表示による血行動態が実時間で観察できる。胎児の体全体の動きのみならず児の心臓の動きも見え

る。
④ 産科領域に使用できる唯一の画像診断装置といえる。それは前述のように超音波出力が 10 mW/cm² 以下と非常に小さいエネルギーなので，生殖細胞にまったく影響を与えないことから可能である。妊娠，胎児発育の確認ばかりでなく，周辺の病変部位の検出にも欠かすことのできない装置である。
⑤ 体腔内にプローブを挿入して目的臓器に接近し，高分解能画像を描出できる。経食道法による心臓の撮像，経直腸法による直腸近傍の病変検出，経尿道法による膀胱・前立腺病変描出，経腟法による子宮内検診など多分野で活用されている。この方式は，使用する超音波周波数を大きくして分解能を向上させることで近距離部位の画質をよくする方法である。この撮像法による利点は非常に大きいといえる。

超音波診断画像は以上のような利点が強調されるが，つぎのような欠点がある。
① 深部の測定に限界がある。超音波は周波数が高くなるほど生体組織内の減衰が大きく，体表面からの到達距離が小さくなる。周波数を小さくしても最大深度が 20 cm 程度である。
② 分解能と測定深度は相反する。これは上項の逆を表現したものである。このことを解決するために，体腔内プローブが有用視されているともいえる。
③ 骨や空気で画像が乱れる。骨は周辺組織に比べて音響インピーダンスが極端に大きいことから超音波をほとんど反射してしまい，骨の裏側は描画できない。また，空気は音響インピーダンスが極端に小さいので，周辺部組織との差が大きく超音波を透過させない。したがって，骨と同様に背後や周辺は画像化できない。

2 X線画像診断装置

2.1 X線の発見とX線装置発展の歴史

1895年，ドイツのWuerzburg大学の物理学教授であり，学長を兼務していたレントゲン（W.K. Röentgen, 1845-1923）が陰極線管の実験中に，蛍光が漏れないように黒いボール紙で陰極線管を遮へいし，かつ暗闇の部屋の中で陰極線を発生させると，遮へいした位置から離れた蛍光板（白金シアン化バリウム塗布）が光る現象を発見した。蛍光板を遠ざけても発光は続いた。この現象は，まだ知られていない放射線が陰極線管から発して遠くの蛍光板を光らせているにちがいないと考え，この放射線を未知の線という意味でX線と呼んだ。1985年末，レントゲンはX線の性質をまとめて論文を発表した。この発明を証明するために博士の夫人の手のX線写真が添えられていたのは有名な話である。

その後，1912年ドイツのラウエ（Max von Laue, 1879-1960）によるX線の回折現象の研究，1923年米国のコンプトン（A.H. Compton, 1892-1962）による散乱X線の研究（コンプトン効果）などから，X線は電磁波であり，粒子性と波動性という二重性をもっていることが明らかになった。

レントゲンは，夫人の手のX線写真の撮影には30分を要したと語っているが，これはX線出力が微弱であったからである。このような微弱なX線にもかかわらず，レントゲンが論文を発表した翌年には，すでに「骨折をX線写真によって診断する」医学的応用が始まっている。胸部X線検査も試みられている。この微弱なX線出力の条件下で，以後毎年新しい医学的応用への挑戦が続くこととなる。

この間に技術革新が同時に進行していく。第一の技術革新は1913年，クーリッジ（W.D. Coolidge）による**クーリッジ管**である。このX線管は熱陰極X線管で，実用性のうえから現在の熱電子X線管の範疇に入るものである。その後，X線管の高容量・小焦点化の要求から生まれたのは，1929年オランダのフィリップス社のボウアース（A. Bouwers）による**回転陽極X線管**で，現在使われているX線管の主流をなす方式である。クーリッジ管出現と同時に高出力化の研究が進み，その結果，回転陽極X線管と三相高電圧発生装置の組合

せで，高出力で短時間撮影・連続撮影が可能になり，さらに写真フィルムに蛍光増感紙を重ねる方式が確立して初期に比べ感度と鮮鋭度が飛躍的に向上したことで，画質と写真濃度の再現性が大きく向上した．

その後も技術革新は続けられていく．1948年，ウェスティングハウス社のコルトマン（J. W. Coltman）による**X線蛍光倍増管**が開発される．これは優れたX線センサで，被爆線量低減，画像のディジタル化に貢献し，X線テレビが開発されて透視画像が遠隔のブラウン管上で容易に行えるというX線診断システムにとって不可欠の検出素子となった．透視技術はさらに進歩した．

1952年にフィリップス社により商品化された**X線イメージインテンシファイヤ**（X-ray image intensifier，**X線I.I.**）はX線を可視光に変換する輝度倍増機能をもつ大型電子管である．後に，このX線I.I.に高感度結晶蛍光面が開発・使用されて飛躍的に性能向上をもたらし，さらにテレビカメラ〔**電荷結合素子**（charge coupled device，**CCD**）〕と結合して，テレビ画面上で観察できる透視装置となった．

高電圧と高感度フィルムによる短時間の直接撮影，回転陽極X線管とX線I.I.による透視画像モニタによる間接撮影の技術的発展を得てきたが，医学的な活用法から評価してみると，その有効性が打診・聴診と肩を並べて評価されるようになったのはレントゲンのX線発見から20年近い年月を経た1910年代末になってからである．

X線検査が独自の診断評価を認められるようになったのは，さらに10年ほど経た1920年代末のことである．X線像と生体物性，X線と解剖所見との突合せという根気の要る仕事に多くの医師・技術者が興味をもったのは，「身体の中を透かして見たい」という欲求があったからであろう．

その欲求がつぎの新たな展開をもたらしてくれた．1917年オーストラリアの数学者ラドン（J. Radon）により異なった角度方向から多くの投影データを用いてより鮮明な断層像を再構成できることを証明した．1963年に米国のコーマック（A.M. Cormack）はX線の投影データから画像を再構成するX線CT（Computer Tomogram，コンピュータによる断層画像）の数学的基礎理論を発表したが，実用には至らなかった．1971年に英国のハウンズフィールド（G. Hounsfield）がこの理論による最初の実用装置を完成した．X線CTの実用化には高速度信号処理のコンピュータ技術の急速な進歩に負うところが多大であった．医学的に最も手の届きにくい頭部の断層像が得られるという点で画期的であったが，当初は頭部の断層像を撮影するのに4～10分もかかった．その後，撮像速度が向上して，X線CTは他の臓器の断層像撮影にも有用な装置となった．現在では診断・治療に不可欠な重要な情報を提供してくれる装置である．

2.2 X線の発生

レントゲンが陰極線管から放射されたX線は，真空中の管球の中で電子線が金属板に当たって発生したが，その後の研究でX線の発生の仕方が解明された。陰極を加熱して熱電子を放出し，陰極と陽極間に高電圧を加えてその熱電子を加速して陽極に衝突させる。この衝突の際に陽極の原子との相互作用で熱電子の運動エネルギーが失われるときに，そのエネルギーの一部が電磁波として放出される。X線には発生の過程によって連続X線と特性X線がある。

2.2.1 連続X線

連続X線（continuous X-ray）は，図2.1に示すように，電子が陽極中の原子の原子核に衝突するか，原子核のクーロン力によって軌道を曲げられ，エネルギーを失って発生するかの二つがある。原子核に衝突する加速電子は，もっているエネルギーを損失することなく一定の振動波のX線として反射するが，原子核の近くを通る加速電子は正電荷をもった原子核と負電荷の電子がクーロンの法則によって引き合って電子の軌道が曲げられる。

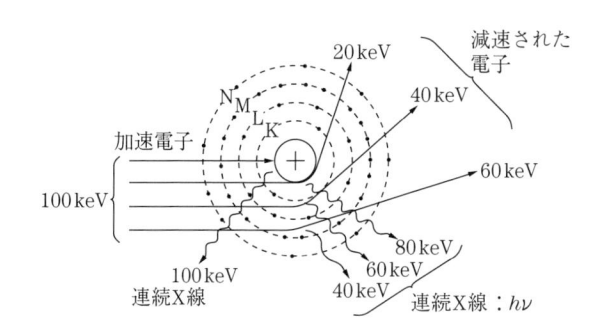

加速電子が原子核に衝突する場合と核クーロン力で曲げられる場合

図2.1 連続X線の発生原理

電子1個を電位差 V〔V〕で加速したとき，電子のもっている運動エネルギー E_e は次式で与えられる。

$$E_e = eV = \frac{1}{2}mv^2 \quad \text{〔J〕} \tag{2.1}$$

ここで，e：電子の電荷$=1.602\times10^{-19}$ C，m：電子の質量$=9.10\times10^{-31}$ kg，v：電子の速度である。なお，この式は $E_e = V$〔eV〕とも書ける。〔eV〕は電子ボルト，あるいはエレクトロンボルトと読み，1 eV$=1.602\times10^{-19}$ J であることは容易にわかる。これ以降は，エネルギーを〔eV〕で表記することにする。

核クーロン力で曲げられる場合，高電圧で加速した電子が陽極であるターゲットの原子核の近傍を通過する際に強いクーロン力（陽極の電荷 $Q = +ne$：n は量子数）によって吸引され，電子の進行方向は円弧状に徐々に曲げられて減速し，エネルギーを失う。この場合，核の正電荷 Q は運動エネルギーをもった電子の負電荷より相当に大きくなければならない。すなわち，重い核のほうが軽い核より偏向が強いので，放射線を作るにははるかに効率的である。電子線に大きな向心力 mv^2/r が作用して連続的に制動が加わり，そのことで連続スペクトルをもった制動 X 線が発生する。なお，r は円弧の曲率半径である。したがって，陽極となる原子は原子番号（陽子の数）の大きい物質でなければならない。

X 線は電磁波の一種であるために波動で空間を伝播し，その速度は一定である。その波長を λ〔m〕，振動数を ν〔1/s〕とすると，次式の関係がある。

$$\lambda = \frac{c}{\nu} \quad [\text{m}] \tag{2.2}$$

ここで，c：光の速度 $= 3 \times 10^8$ m/s である。

X 線は波動としての性質と共に粒子としての性質をもっている。このような粒子を**光子** (photon) といい，光子エネルギー E_p は次式で表せる。

$$E_p = h\nu = h\frac{c}{\lambda} \quad [\text{eV}] \tag{2.3}$$

ここで，h：プランク定数 $= 4.136 \times 10^{-15}$ eV·s である。

高速電子が原子核に通過する位置により，発生する X 線のエネルギーも種々の値をとるため，連続 X 線と呼ばれている。高速電子が 1 回の衝突で全エネルギー E_e を失ったとき，連続 X 線は最大光子エネルギー E_p となり，次式となる。

$$E_e = E_p = h\nu \quad [\text{eV}] \tag{2.4}$$

このとき波長 λ_0〔m〕は最短となるが，加速電圧の最大値 V〔kV〕との関係は**デュエヌ・ハントの法則** (Duane-Hunt law) から

$$\lambda_0 = \frac{12.42}{V} \times 10^{-10} \quad [\text{m}] \tag{2.5}$$

あるいは，最大加速電圧値 V_{max}〔kV〕をもった X 線光子の最短波長 λ_{min}〔$\times 10^{-10}$ m〕とすると

$$V_{\text{max}} \times \lambda_{\text{min}} = 12.42 \tag{2.6}$$

となる。

タングステンをターゲットとした陽極から発生する X 線の光子エネルギー分布を**図 2.2**に示す。発生する X 線の 1 秒当りの総エネルギー W_E は，電子の加速電圧 V〔kV〕，衝突した電子によって流れる電流 I〔mA〕，衝突物質（陽極金属）の原子番号 Z とすると，次式となる。

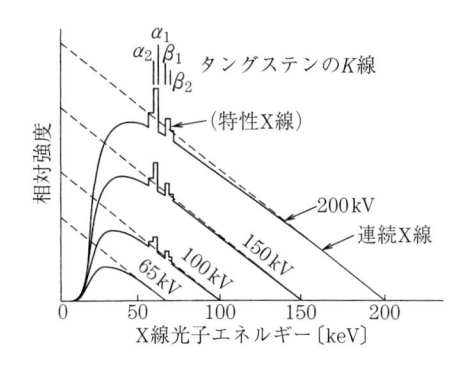

図2.2 タングステンターゲットから発生するX線光子エネルギー分布

$$W_E = KV^2IZ \tag{2.7}$$

なお，K：定数である。

また，1秒当りに発生するX線の総エネルギー W_E と消費される電子エネルギー VI との比をX線の発生率 η とすれば

$$\eta = \frac{\text{X線エネルギー}}{\text{電子エネルギー}} = \frac{W_E}{VI} = KVZ \tag{2.8}$$

となる。なお，K は単位加速電圧 V 当りおよそ 10^{-9} であり，Z は原子番号（陽子の数）である。

X線の発生率は上式より原子番号 Z（陽子の数）が大きいほどよいことになる。**図2.3**に見るようにX線の発生は，高電圧電源の−を陰極に，+を陽極につなぐと，陰極のフィラメントから出た熱電子は加速されて陽極のターゲットに衝突し，電子の運動エネルギーの一部がX線となる。残りの大部分は熱に変換される。X線管は 300 kV 以下の電圧で使用されるが，有用なX線に変換されるのは熱電子エネルギーのわずか1％前後で，99％は熱に変わって陽極を高温にする。したがって，ターゲットになる陽極は原子番号が大きく，かつ融解点の高いタングステンが広く用いられる。

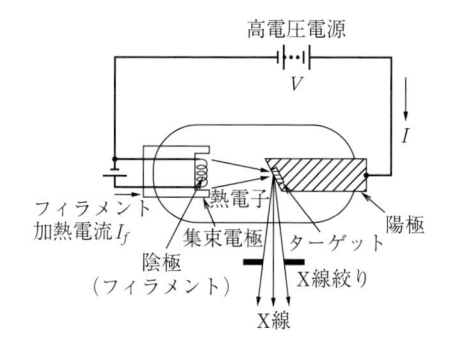

図2.3 X線管によるX線の発生原理

2.2.2 特 性 X 線

加速電子がターゲット物質原子の軌道電子を軌道外にはじき飛ばし，その空席に周囲の軌

道電子が落ち込んだときに発生する X 線を**特性 X 線** (characteristic X-ray)，あるいは**固有 X 線**という。すなわち，図 2.4 に示すように，電子が陽極中の原子の K 殻，L 殻などの軌道電子と衝突し，その軌道電子を原子の外に放出する。タングステンの K 殻の束縛エネルギー W_0 は約 69.5 keV（キロエレクトロンボルト，あるいはケブと読む）であるから，X 線光子エネルギーはこれ以上が必要である。放出された軌道のエネルギー準位 W_0 は空位になるので，すぐ上のエネルギー準位 W_1 (L 殻，M 殻などの) の軌道電子が空位を満たす。このときに両軌道間の束縛エネルギー差 E 〔eV〕は

$$E = W_0 - W_1 = h\nu \quad \text{〔eV〕} \tag{2.9}$$

となる。

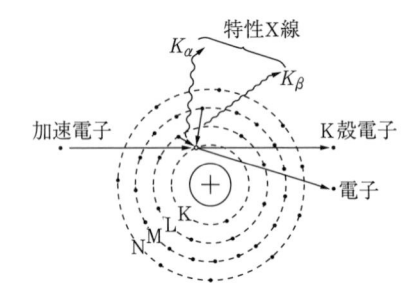

図 2.4 特性 X 線の発生原理

L 殻を構成する小殻 L_{11}, L_{111} の束縛エネルギー W_1 はそれぞれ約 11.5 keV，10.2 keV であるから，上式から求まる E が X 線 K_α を放出する。同様に M 殻からも X 線 K_β が放出される。L 殻，M 殻の空位の場合の L_α, L_β, … などの X 線は低エネルギーなので通常は管内で吸収される。したがって，特性 X 線は K 殻の空位による X 線が主体となる。この特性 X 線が図 2.2 の連続 X 線上に重畳される。タングステン陽極において管電圧に対する連続 X 線と特性 X 線の発生割合は，低電圧から高電圧になるに従って 10 %～40 % と増加するが，X 線撮影では主として連続 X 線を利用している。

2.3　X 線管の構造

X 線の発生は 2 極管が使用される（図 2.3）。まず，陰極をフィラメント電流で加熱して陰極物質中の自由電子を空間に放出する。自由電子といえども物質内で一定のエネルギーで束縛されているから，それ以上のエネルギーを金属中の自由電子に与えて熱電子を発生させる。フィラメントに使用される物質は束縛エネルギーが小さく，加熱に対する融点が高く，機械的に堅牢であることからタングステンが用いられる。実用的には 2 500 ℃以上に加熱する。つぎに，陰極から空間（真空）に放出された自由電子は陽極電圧（陰極に対して正電位：V_p）によって加速され，熱電子流（管電流：I_p）として陽極に直接衝突する。2 極管

2.3 X線管の構造

の V_p-I_p 特性は陰極の温度によって供給できる熱電子量が決められる温度制限領域と，管電圧（陽極電圧）によって陽極電流が制限される空間電荷制限領域があり，X線管の陰極温度，V_p, I_p の組合せによって特性が大幅に変化する。現実のX線写真撮影での I_p の制御は管電圧の"オン・オフ"によって行われるから，陰極温度はフィラメント電流によってあらかじめ必要な値を確保しておかなければならない。

固定陽極X線管の構造を**図2.5**に示す。先に述べたように，X線に変換される熱電子流のエネルギーはほんの1％程度に過ぎないから，X線発生部であるターゲット（陽極）は高速電子の衝突によって高温となるので，融点が高く内部からガス発生の少ない金属，すなわち融点が3 400℃のタングステンが用いられる。

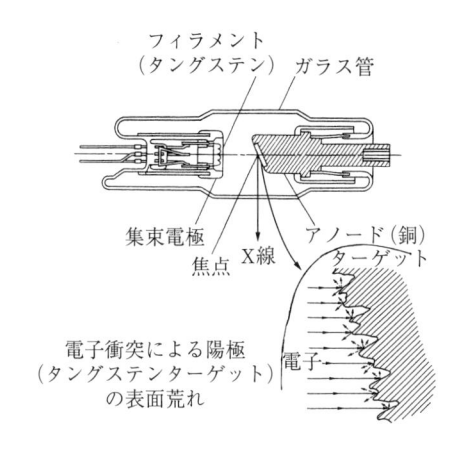

図2.5 固定陽極X線管の構造

X線管に短時間許容負荷以上の過大負荷が加わった場合，焦点温度はタングステンの融点以上に達し，焦点面は溶解する。また，1回の負荷が過大でなくても，電子衝突が高頻度で繰り返されると，焦点面はしだいに亀裂が入り，荒れてくる。荒れた面での撮影に利用する方向のX線出力は減少し，正常の50％にも低下する。この問題に対する対策としてタングステンに異種の金属を添加した合金が用いられるが，それでも負荷回数に限界がある。

細かいところをはっきり見るためには，電子線源は小さいほうがよく，一般的には1 mmほどの焦点（線源）とする。このような小さい面積に強大なエネルギーを入れると，タングステンといえども融点を越え，X線発生能力が低下して固定陽極X線管で述べたように，X線管装置として作用しなくなる。そこで，ターゲットを回転して焦点を移動させ冷却する回転陽極X線管が誕生した（**図2.6**）。ターゲットは，図示のごとくグラファイト張合せ円形状で，焦点面積が大きく，直径は75〜100 mm程度で陽極熱容量が著しく増大されている。陽極の回転数は普通速度で3 000回/分，高速で9 000回/分であり，実際にはその回転数の10％以下で使用する。回転陽極X線管は透視監視のように長時間使用に好都合であり，管電圧の瞬間的制御で直接撮影も同時併用が可能である。

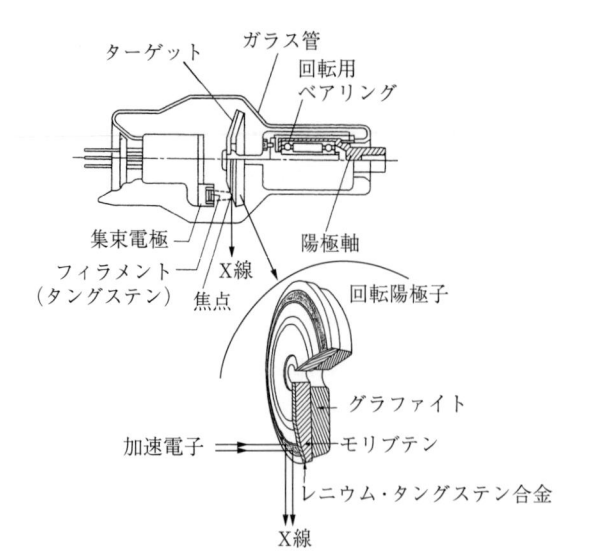

図 2.6 回転陽極 X 線管の構造

2.4 X線の生体作用

　電磁波は，その波長によって物質との相互作用が異なるが，波長のごく短い電磁波であるX線と物質の相互作用とはどんなものであろうか。診断において，X線と人体がどのように相互作用して造影にかかわっているのかを知るのは大切なことである。
　フィルム上に被写体のX線透過像を撮影する原理を図2.7に示す。X線感光フィルムは，感度を増強するためにフィルムの前後に増感剤を使用するが，結果的には被写体を透過したX線量に応じた像が得られる。ここでは，被写体の厚さによる影響が当然考えられるが，実際には生体の単純な厚さの差異によるばかりでなく，生体を構成する組織の性質によって画質は大いに異なる。代表的な胸部X線写真を図2.8に示す。このX線写真はX線がどの

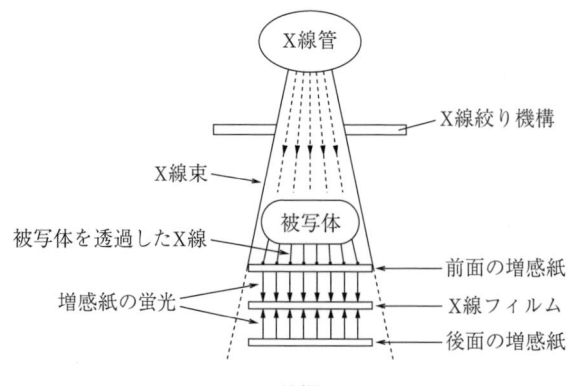

図 2.7　X線撮影の原理

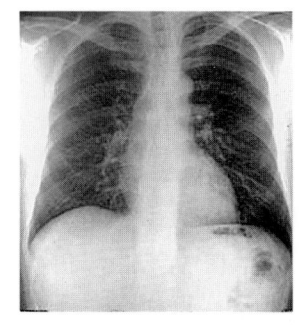

図 2.8　胸部X線写真の例

ように生体組織を透過したかを現している。軟組織でコンプトン散乱を起こして散乱消滅してしまうとか，人体を突き抜けて光電効果によりフィルムを感光するとか，単に減衰が少なくX線が透過するとか，光電効果を起こしやすい骨部のX線がフィルムに届きにくいとか，人体を突き抜けコンプトン効果でフィルムが感光するとか，さまざまな要因が挙げられる。

X線の光子エネルギーは，物質との相互作用により，低エネルギーでは光電吸収（光電効果），中間エネルギーではコンプトン散乱（コンプトン効果），高エネルギーでは電子対生成を生じる。光子は電気的に中性なので，電気的相互作用を受けず別のエネルギーの失い方をする。すなわち，一つの原子と相互作用する前にある距離を進むことができる。ある光子がどのくらい距離を通り抜けるかは，媒質と光子エネルギーに依存する単位長さ当りの相互作用の確率によって，統計的に支配される。光子は，相互作用をすると吸収されて消滅することもあるし，あるいは散乱されて進行方向を変えることもある。

2.4.1 光電効果

光電効果（photoelectric effect）は，図 2.9 に示すように，X線光子が入射物質原子の軌道電子に衝突し，すべてのエネルギーを軌道電子に与えて消滅する現象をいう。その際に衝突した軌道電子は**二次電子**（secondary electron）として原子外にはじき飛ばされる。このはじき飛ばされた二次電子を**光電子**（photoelectron）という。はじき飛ばされた光電子のもつ運動エネルギー E_p，X線光子エネルギー $h\nu$，はじき飛ばされる対称となる電子軌道がもつ束縛エネルギー B（軌道電子のポテンシャルエネルギー）の関係は次式で表せる。

$$E_p = h\nu - B \tag{2.10}$$

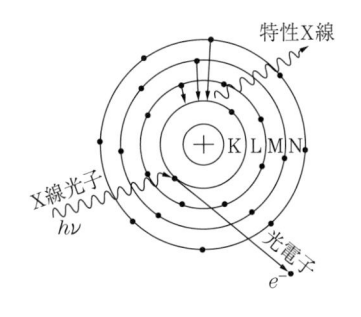

生体組織のように低原子番号物質では特性X線エネルギーも光電子エネルギーも低いのでその近傍でただちに吸収されてしまう

図 2.9 光電効果の原理

光電子の生成確率は，原子番号 Z と光子エネルギー $h\nu$ に強く依存する。また，Z の大きい物質，しきい値周波数 ν_0 より大きい振動数をもった低エネルギー光子に対して最も大きい。この放出された光電子（二次電子）はまわりの物質を電離，励起しながらあまり遠くまで届かずに吸収される。これを**光電吸収**（photoelectric absorption）という。

このように，光電効果の発生確率は，低エネルギー域でかつ原子番号が大きい場合に急速に大きくなる。診断に低エネルギーX線を用いるのは，軟組織と骨（軟組織より原子番号が大きい）などの光電吸収の差を造影に生かしたいからである。

2.4.2　コンプトン効果

物質に入射するX線光子のエネルギーが物質中の原子の最外殻軌道電子の結合エネルギーに比べて十分大きくなると，図 2.10 に示すように，X線光子が最外殻軌道電子と衝突したとき，もっているエネルギーの一部を最外殻電子に与えてこれを原子の外に放出し，X線光子自身も散乱して進行方向を曲げる。散乱される光子の波長 ν' は元の波長 ν より長くなる。この散乱現象を**コンプトン散乱** (Compton scattering)，あるいは**コンプトン効果** (Compton effect) という。このとき放出される電子を**反跳電子** (recoil electron) という。入射X線光子のエネルギーを $h\nu$，散乱光のエネルギーを $h\nu'$ とし，反跳電子の運動エネルギーを E とすると

$$h\nu = h\nu' + E \tag{2.11}$$

となる。反跳電子は，運動エネルギーを他の中性原子を電離するのに使うので，反跳電子の運動エネルギー E の分だけ入射X線光子のエネルギーが吸収されたと考えられる。また反跳電子も飛行行程が小さいので，コンプトン吸収とも呼ばれる。$h\nu'$ のエネルギーをもった散乱線はつぎの散乱を引き起こすか，光電吸収で消滅する。

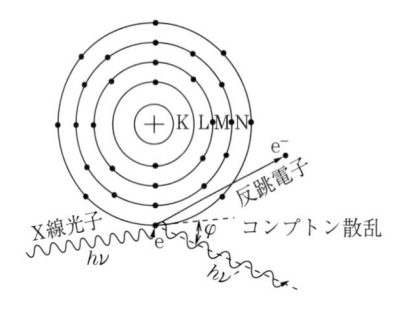

図 2.10　コンプトン効果の原理

コンプトン効果は原子核との結合エネルギーが小さい外殻電子に対して起こる。図 2.10 に示すように，X線光子エネルギーの一部が物質原子の外殻軌道電子に与えられ，これを原子の外に放出し，X線光子自身はエネルギーが減少してその軌道方向を変えて散乱する。

2.4.3　電子対生成

入射X線光子が物質中の原子の原子核近傍を通過するときに，原子核の強いクーロン力を受けて消滅し，一対の陽電子と電子が発生するのを**電子対生成** (electron pair creation, electron pair generation）という。この現象は，一対の陽電子と電子を発生させるのに必要な 1.02 MeV（メガエレクトロンボルト，あるいはメブと読む）以上のエネルギーをもっている場合しか起こらない。リニアック（高エネルギー X 線発生装置）のように 15～20 MeV を最大とする制動 X 線を得られる装置は，深部に放射線を集中して皮膚障害を軽減するのに好都合な方法でがん治療を行う場合に使用される。

このように見てくると，X 線の生体や物質に対する効果とは，光電効果，コンプトン効果，電子対生成の結果などで生じる二次電子によるものであることがわかる。そこで，X 線のエネルギーと物質が決まると，ある厚さを通過する間に起こる光電効果，コンプトン効果，電子対生成の確率が決まる。通常，診断用 X 線エネルギーの大きさは 150 keV 以下が普通なので，光電効果の影響が大きく，それにコンプトン効果が多少重畳する領域と考えられる。

2.4.4 原子番号によるX線減衰

生体組織の X 線光子エネルギーの透過の様子は，組織を構成する原子の原子番号に依存することを 2.4.1 項の光電効果で確認した。ではどうして原子番号によってエネルギー減衰の程度が変わるのかを考えてみよう。

まず，一般に知られている原子の構造は，一番単純な水素原子（一つの陽子からなる原子核とその周辺の軌道を回る一つの電子：原子番号 1，原子量 1）に対して，自然界の中で最も重いウラン原子（複雑な原子構造で，92 個の陽子をもつ原子核を中心に，幾重かの軌道を 92 個の電子が回っている：原子番号 92，原子量 235）はずっと大きな原子のように感じられる。しかし，実際にはそれらの原子核や電子軌道の大きさには驚くほど差異が少ない。すなわち，図 2.9 および 2.10 に見られる模型では表現できない。

図 2.11 に示すように，原子核の直径は，水素（${}^{1}_{1}$H）で 2×10^{-15} m，ウラン（${}^{235}_{92}$U）で 13×10^{-15} m であるのに対して，一般に原子の直径は 1×10^{-10}～3×10^{-10} m で，電子軌道の一番内側の直径は 1.08×10^{-10} m，一番外側の直径は 3×10^{-10} m である。これを水素原子で例えてみれば，最も小さい原子核の大きさを半径 1 m とすると，電子は半径 100 km 先を回っていることになる。球面上ではあるが不規則な軌道をとる電子の振舞いは，離れて見れば

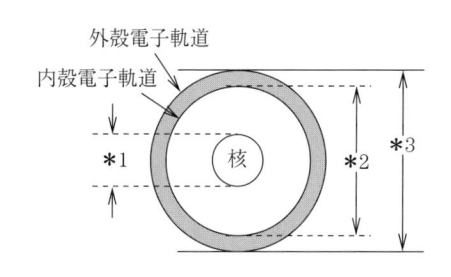

*1：原子核の直径 ｛水 素 原 子：2×10^{-15} m
　　　　　　　　　　ウラン原子：13×10^{-15} m
*2：内殻電子軌道直径　1.08×10^{-10} m
*3：外殻電子軌道直径　　　3×10^{-10} m

図 2.11　原子の構造模型と大きさ

雲のように広がって見える。そこで，このような電子の振舞いを**電子雲**（electron cloud）と呼んでいる。図中の軌道は1本の軌道という意味でなく，同一球面上を自由に回転している模様を表している。電子数が増加しても 100〜300 km の間をひしめいて回転していることになる。すなわち，電子群は 1×10^{-10}〜3×10^{-10} m の範囲（領域）にわたって存在していることになる。この領域は厚さが薄い球殻の断面で，ウランの場合，電子はエネルギー順位の低い内側の軌道 K 殻から満たされて，L, M, N, O, P, Q の七つの殻層（9個の球面）に92個の電子が回転していることになる。このように，重い原子核のまわりを多数の電子が，いくつかの殻で，かつ同心のぼやけた球面上に軌道を作って囲んでいる。狭い球核層にひしめいている電子の振舞いは密度の高い電子雲といえる。

電子の大きさは正確に測定できないが 10^{-18} m より小さいといわれる。電子の質量は 9.1×10^{-31} kg，その電荷は -1.6×10^{-19} C である。一方，陽子の質量は電子のそれの約2 000倍の約 1.82×10^{-27} kg，中性子の質量は陽子よりやや大きく約 2.0×10^{-27} kg なので，水素原子核の質量は約 3.82×10^{-27} kg，ウランの質量は約 4.5×10^{-25} kg である。原子核が電子に比べて非常に重いため薄い電子軌道層内を安定して回転しているが，それでも電子の「位置の不確定性」により電子の回転軌道は「太さのない線」でなく，表面がぼやけたドーナツ状〔これを**トーラス**（torus）という〕のようなものである。

電子雲の層をX線光子が入射すると，電子雲の密度によって衝突の確率が左右されるのは当然といえる。すなわち，原子番号が大きいほど電子数が増えるから，光子の衝突による光電子の生成確率が増す。光電効果が大きくなるのもこのためである。この様子を**図 2.12**の原子模型で表現してみると，0.1 nm の間隔の電子雲の層の外側にX線光子が衝突してコ

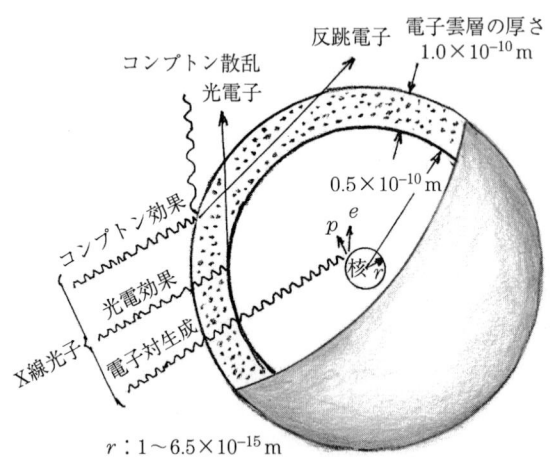

図 2.12 原子模型での X 線光子の作用

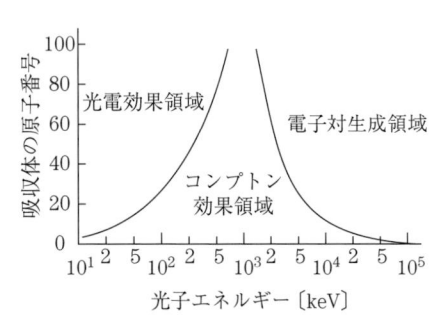

$r : 1\sim6.5\times10^{-15}$ m
p, e：電子対生成で発生する陽子，電子
光電子のエネルギーの大きさによって光電効果，コンプトン効果，電子対生成が起こる

図 2.13 X 線光子エネルギー反応と原子番号による吸収状態

ンプトン効果を起こし，内側に衝突すると光電効果を発生させ，X線光子が高エネルギーで電子雲を貫通して原子核の近傍を通過すると電子対を生成する。X線光子エネルギーとエネルギー吸収体となる物質（原子番号）に対して影響を及ぼす相互作用の関係を**図2.13**に示す。先に述べたように，電子対生成はX線エネルギーが1.02 MeV以上のときに起こるため，診断領域では無視されている。

2.4.5 減弱係数

物質における透過は，単位長さ当りの相互作用の確率によって統計的に支配される。図**2.14**(a)に示すように，単色X線が物質に垂直に入射するとき，入射X線強度をI_0，物質の厚さTと$T+dT$の間で減衰するX線強度を$-dT$とすると，厚さTでのX線の強度Iは，つぎの微分方程式

$$\frac{dI}{dT} = -\mu dI \tag{2.12}$$

で表せる。この式を解いて

$$I = I_0 \exp(-\mu T) \tag{2.13}$$

ここでμは比例定数で，相互作用の確率を表す。この確率μを**線減弱係数**（linear attenuation coefficient）といい，長さの逆数の次元（単位長さ当りを1/mで表現する）をもつ。線減弱係数μは光子エネルギーと物質の密度ρに関係するから，μを密度ρ（次元はkg/m³）で割ったものを**質量減弱係数** μ/ρ としてm²/kgを次元としている。相互作用の確率はkg/m²で表す。

ある物質におけるあるエネルギーの光子の線減弱係数μは，種々の過程，すなわち次式

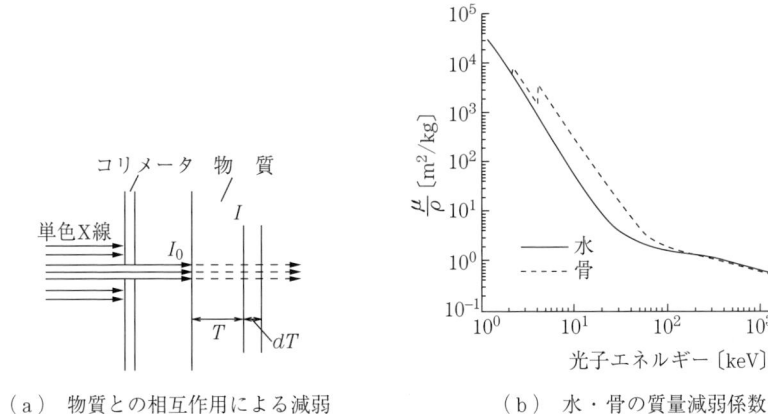

(a) 物質との相互作用による減弱　　(b) 水・骨の質量減弱係数

図2.14 X線の減弱現象と減弱係数〔上原周三：放射線物理学，南山堂(2002) 図7.10より改変転載〕

に示すごとく，光電効果による線減弱係数 τ，コンプトン効果による同係数 σ，電子対生成による同係数 κ の寄与の和である．

$$\mu = \tau + \sigma + \kappa \tag{2.14}$$

密度 ρ の物質に対する質量減弱係数はそれぞれ $\tau/\rho, \sigma/\rho, \kappa/\rho$ である．1 keV から 10 MeV の光子に対する生体組織に関係の深い骨と水の質量減弱係数を図2.14(b)に示す．図2.13からもわかるが，低エネルギーでは電子束縛エネルギーが重要であり，光電効果が支配的である．原子番号の大きい物質はより大きい減弱と吸収を与えるが，エネルギーが増すと急速に減少する．数 100 keV 以上ではコンプトン散乱が支配的になる．1.022 MeV 以上では電子対生成が増加していく．

質量減弱係数は細い光子ビームでの狭い範囲の透過ビームの減弱量を表しているが，現実にはある幅をもったビームを対象とする．この場合には光子の相互作用点の近傍に吸収されるエネルギー（転移エネルギー）を考慮し，質量エネルギー吸収係数と定義している．この吸収係数曲線は，図2.14(b)の質量減弱係数と大略類似しているが，150 keV 以下の水と骨の差異をいっそう明確に示している．これからも，診断には 150 keV 以下の光電効果領域を利用していることがわかる．

2.4.6 吸 収 線 量

放射線エネルギーが，実際物質にどのくらい吸収されたかを示す量として**吸収線量** (absorbed dose) が定義される．**照射線量** (exposure) と異なり，光電効果，コンプトン散乱で生じた二次電子の励起によるエネルギーの吸収を含む．ただし，対象としている領域から放出される二次電離は含まれない．すなわち，この二次電離は隣接する別の領域では吸収エネルギーとして扱われるであろう．吸収線量の単位は〔Gy〕（グレイ）で，物質 1 kg に 1 J の放射線のエネルギーが吸収されたときの吸収線量〔J/kg〕をいう．

図2.15にX線エネルギーと吸収線量の関係を示す．この図から，骨が最大の吸収線量を示し，軟組織，空気，脂肪の順に小さくなっていることがわかる．つまり，同じ照射エネルギーを与えても，物質によって吸収線量が異なるのが普通である．100 keV 以下の領域では光電効果が主体で，骨などの原子番号の大きい物質による低エネルギー域X線の吸収増大は，光電効果の確率増加によるものである．物質の原子番号によるX線エネルギーの吸収の差異は，前述のように，原子番号によって決まる原子雲の密度がX線光子の自由走行距離や光電効果発生の確率を左右するからである．

骨・石灰化巣は金属濃度を示す硬組織であり，Caが中心で $^{40}_{20}\text{Ca}$ と表す原子で構成される．軟組織は筋肉や実質臓器などの水濃度を示す組織である．水は図2.14で示すように酸素が主体の特性と思われ，この酸素は $^{16}_{8}\text{O}$ で表す原子である．具体的には，心臓は血液が充

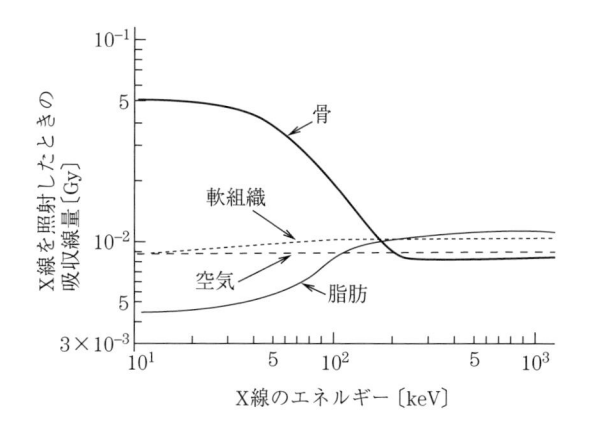

図 2.15 X線の照射線量と吸収線量[15]

　満する臓器であるから水分濃度が高く，肝臓，腎臓も心臓に次いで水分濃度が高いが，筋肉などは水分濃度が低い軟組織に類する。水分濃度が高ければ吸収は大きく，低ければ吸収は少ないことになる。空気は N_2 と O_2 の混合ガスであるが，N_2 が約 80 ％ を占めるので $^{14}_{7}N$ の気体に近い。脂肪は炭素の連鎖構造の高分子物質であるから $^{12}_{6}C$ の原子で構成され，水分をほとんど含まないので吸収線量は空気より低い。その結果，100 keV 以下の吸収特性は図 2.15 に見られるように，一応原子番号の大きさの順に配列されている。したがって，軟組織，空気（ガス），脂肪の吸収線量差は X 線エネルギーによって微妙である。なお，軟組織では，X 線の広いエネルギー領域にわたって，照射線量 1 R（レントゲン）当り，おおよそ 0.01 Gy の吸収線量が得られるのは特徴的である。

　以上のごとく，X 線の生体作用について述べてきたが，診断用には主に光電効果を中心に多少のコンプトン散乱を含めて低エネルギー領域が使用されることがわかった。しかし，図 2.8 に見るように，X 線直接撮影像はどの部分も明確に鮮明に表現できるわけではなく，「骨や石灰化巣などの硬組織や空気・ガス像などのガス濃度を示すものは，全身のどこを撮影しても描出されるが，筋肉や実質臓器などの水分濃度を示す軟組織は，ガスや脂肪が取り囲まないとコントラストが鮮明にされないので，辺縁は描出されない。脂肪濃度を示す組織は，逆に水濃度の組織に囲まれないとその存在がわかりにくい。」などの性質をもっている。ガスや脂肪は各所の臓器・組織の識別に役立っているとはいいながら，これらの詳細や脈管系統などはこのままではわかりにくいので，造影剤を使用することになる。

2.5　X線直接撮影装置

　図 2.7 ですでに直接撮影の模様を示しているが，**図 2.16** に直接撮影系をさらに詳細に示す。X 線管から放射状に X 線を発生し，X 線絞りによって利用範囲を制限した後に被写体

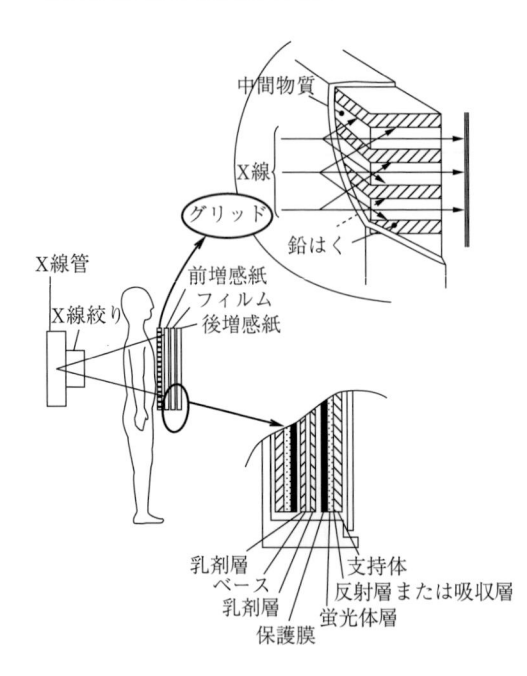

図 2.16 X 線直接撮影の原理とフィルムカセッテの構造

に照射する。被写体を透過した X 線はかなり散乱線が発生するので，散乱線除去グリットにより除去する。散乱線の量は被写体の厚さと照射野に大きく関係する。グリットの構造は，図中に見られるように，X 線吸収の大きい薄い鉛はくと X 線吸収の少ない薄い中間物質の板が交互に配置されていて，被写体で散乱した X 線は鉛はくに吸収され，フィルムには中間物質を通過する直接線だけが到達する。X 線は X 線フィルムカセッテ内の増感紙の蛍光体に吸収され，増感紙はこれを可視光に変換して蛍光を発する。この蛍光により X 線フィルムは露光される。前面の増感紙は入射 X 線に比例した蛍光を発するが，入射 X 線量が多いと前増感紙とフィルムを透過してしまう。この場合は後面の増感紙により発光する蛍光でフィルム露光を補足する。

　X 線写真の撮影条件である管電圧，管電流，撮影時間は，人体の任意部位で適切な写真が得られるように設定しなければならない。被写体の部位と X 線吸収の程度がわかれば，撮影条件は一応決定されるが，撮影の都度その部位の吸収を測定するということは困難なので測定部位の厚さから設定する場合が多い。しかし，被写体の吸収と厚さが一定という関係は，部位によって，あるいは個人差によって異なるから，つねに写真が適正濃度となる条件を選ぶことは非常に難儀である。このため，ほとんど使用者の経験に依存して条件設定が行われていた。これに対処するために，自動露出制御方式が考えられた。任意の部位について同一濃度の写真を得られるようにするために，フィルムに入射する X 線量を被写体の性質に適合するようにフォトタイマを用いて制御する装置である。このシステムは，X 線高電圧装置により決められた条件で X 線管装置から照射された X 線は被写体を透過した後に受

像器であるフィルム系により画像化されるが，その際に，自動露出制御用X線センサ（ここでは光電子倍増管を使用）により受像機に入射するX線量を線量率に比例した電流信号として計測し，この電流信号を電圧信号に変換，積分して基準電圧と比較する。濃度基準である比較電圧と積分電圧が一致したとき，積分電圧は画像濃度に一致するので，X線高電圧装置に対して出力遮断信号を出してX線放出を停止する。この方法で被写体の性質によらず一定濃度のX線画像が得られる。すなわち，この方式は照射時間を制御することで一定濃度画質を得る方式である。

X線センサには，X線による電離電流を検出し制御する方法や，X線エネルギー分布を可視光エネルギー分布などに変換してから光電子倍増管などの素子で電気信号とする方法などがあるが，X線TVを使った透視装置が発展したことで，自動露出制御方式の利用範囲が一変した。

2.6　X線透視撮影装置

X線による人体の透視撮像は，1952年にオランダのフィリップ社が商品化したX線イメージインテンシファイヤが飛躍的に感度を向上させてX線を可視光に変換したことにより急速に普及した。現在，そのX線I.I.がCCDによるTVカメラで電気信号に変換され，テレビモニタ上で観察できることでいっそう利便性が向上した。

2.6.1　X線I.I.とX線TVカメラ

X線I.I.は，X線を可視光に変換し，輝度増倍機能をもつ大型の電子管（真空管）である。開発当初はX線入力面に粒状蛍光体が使用されていたが，現在は1970年に米国のバリアン社によるCsI（ヨウ化セシウム）結晶蛍光面が開発されて性能が向上している。X線入力窓は23型I.I.（直計23 cm），36型I.I.（直径36 cm）のメタル（アルミニウム）を使用している。

消化器，頭腹部の循環器系，心臓などは透視と直接撮影（フィルム撮影）の両機能を必要とする。透視は，高感度のX線検出方式を採用し，低X線被爆量で長時間画像をモニタする。直接撮影は，透視中の適切なタイミングで行われる。透視と直接撮影を組み合わせたシステムを図2.17に示す。このシステムは，通常はX線TVカメラ系で透視モニタを行い，必要時に高速度で撮影フィルムを装てんして直接撮影を行う。直接撮影時は，その瞬間だけX線管の陽極電圧を上げて曝射量を増加させる。直接撮影が終了すれば，即座にフィルムは排除されて元の透視状態に復元される。

この実時間 **DR**（digital radiography）のTVモニタシステムが可能になったのは，先に

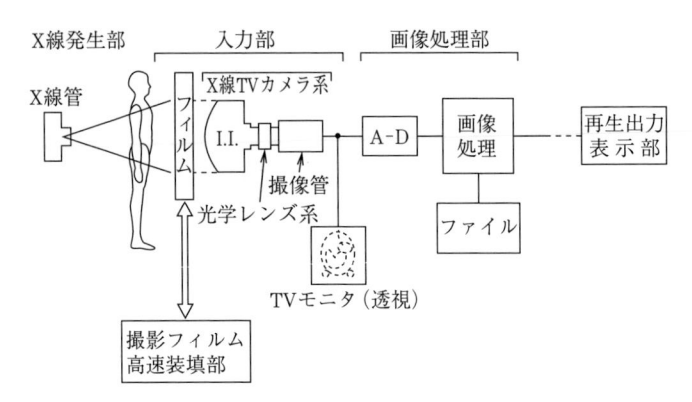

図 2.17　実時間透視を組み合わせた直接撮影システム

述べた X 線 I.I.の開発によるところが大きい。高解像度に X 線を倍増する X 線 I.I.と，光学レンズ系および高解像撮像素子で構成される。撮像素子には，最近では TV カメラに相当する高性能メガピクセル CCD ディジタルカメラを採用している。X 線 TV カメラ系の構成原理を図 2.18 に示す。まず，X 線の検出は I.I で行われる。入力面に入った微弱な X 線は，CsI で一度光に変換され，さらに光電面で電子化されて管内真空中に放出される。放出された電子を，集束電極と陽極からなる電子レンズで加速，集中させながら高速で出力蛍光面に

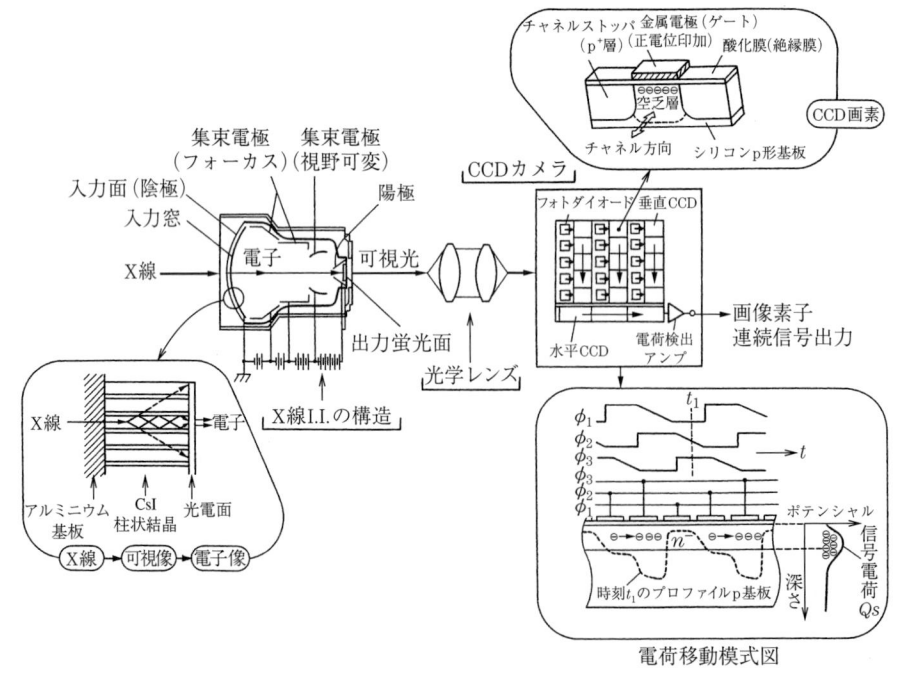

X 線入力 → X 線 I.I. → 光学レンズ → CCD カメラの信号の流れ

図 2.18　X 線 TV カメラ系の構成原理

衝突させる。ここに使用する電子レンズの性能は，透視画像の鮮鋭度と周辺画像ひずみを左右するので，鮮明な透視画像を実現するための映像の要となる。直径数 μm の粒状蛍光体をガラス平板上に敷き詰めた機構の出力蛍光面は高い発光効率をもっており，波長が530～550 nm の可視光に変換する。入射 X 線量に対する輝度の比を変換係数で表すが，入射野の中心での単位時間当りの放射線吸収線量 $\dot{K}$（**空気カーマ率**：カーマとは kinetic energy released in material の略称 kerma で，物質中に与えられた運動エネルギーを意味する）に対する出力像での輝度 L の比 G_x を変換係数として次式で与えられる。

$$G_x = \frac{L}{\dot{K}} \quad [(\text{cd/m}^2)/(\mu\text{Gy/s})] \tag{2.15}$$

変換係数は線量率を mR とすれば 100～300 程度となるが，現在では空気カーマ率を使用するので 12～35 程度の値となる。

このように，I.I.は高速電子化により数十倍（mR 単位では数百倍）の輝度増加と，蛍光面を入力面の約 100 分の 1 の縮小により数千倍（mR 単位では数万倍）の輝度増加となる。可視光に変換された X 線像は，光学レンズ系を通して CCD 画素面に焦点を合わせて結像する。CCD センサは光-電気信号変換素子で，約 100 万～200 万画素の分解能をもち，1 秒間に 30 コマ以上の画素信号を時系列的に出力する。CCD 個々の画素は，MOS キャパシタとして p 形チャネル境界によって作られた空乏層の電極に正の電圧をマトリックス状に順次印加する。その印加に沿って空乏層に蓄積された電荷はつぎつぎと隣接する空乏層に送られ，図中（図 2.18）の電子移動模式のように電荷出力アンプより出力される。この出力信号は，TV モニタに入力されて透視画像として監視される。一方，CCD 出力信号はアナログ量なので，ディジタル信号に変換してメモリにファイルされる。ファイルされたディジタル信号は後刻画像処理されて見やすい画面に再生できる。

透視モニタは，高感度の I.I.と高分解能の CCD により，低 X 線曝射量で長時間モニタができる。その曝射量は直接撮影のフィルム撮影に比べて 200 分の 1 以下といわれている。成人病検査における消化器のバリウム造影剤による透視下でのフィルムによる直接撮影，血管系を通してのカテーテルによる循環器の各種の監視・測定・治療，例えば植込み式ペースメーカの電極部位の選定，徐脈性頻脈のアブレーション治療，冠動脈狭窄部の治療などは，透視による位置確認と監視が不可欠である。

2.6.2　X 線透視撮影装置の構成

X 線透視撮影装置には遠隔操作式と近接操作式があるが，消化器系の疾患検診を中心として発展してきた経緯から，遠隔操作式の透視撮影装置が普及している。**遠隔操作式 X 線透視撮影装置**の構成は図 2.19 に示すように，**X 線高電圧装置（X 線管），X 線電源装置，**

2. X線画像診断装置

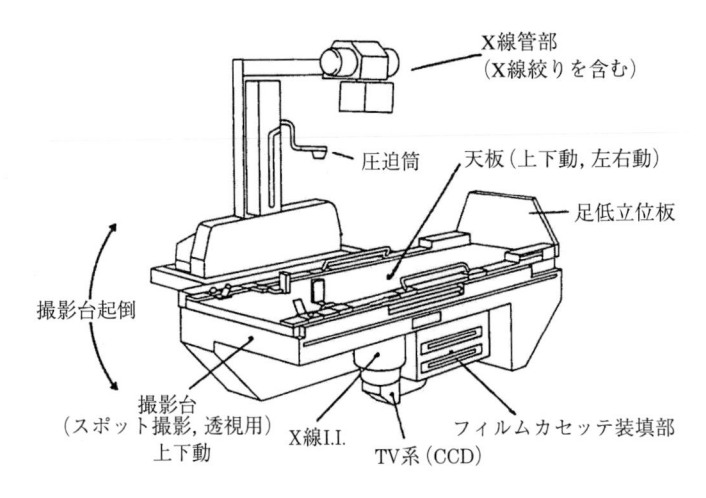

図2.19 遠隔操作式X線透視撮影装置の構成

（図中のラベル）
- X線管部（X線絞りを含む）
- 圧迫筒
- 天板（上下動，左右動）
- 足低立位板
- 撮影台起倒
- 撮影台（スポット撮影，透視用）上下動
- X線I.I.
- TV系（CCD）
- フィルムカセッテ装填部

透視撮影台，X線映像装置（速写撮影装置，X線TV装置）などよりなる。遠隔操作装置は，X線操作室から遠隔操作によって被験者およびTVモニタを監視しながら，体位変換，透視，照射野の選択，圧迫，速写撮影，撮影条件などを行う。近接式に比較して操作者のX線被曝はなくなり，疲労度も少ない。

高電圧装置はインバータ式装置が主流で，X線管装置は大焦点0.8～1.2 mm，小焦点0.3～0.6 mm，陽極蓄積熱容量142～284 kJ程度が使用される。透視，撮影を繰り返すため，冷却ファンが取り付けられるので，陽極蓄積熱容量の大きいものがよい。

透視撮影台はX線管と天板の位置関係からオーバーテーブルX線管形とアンダーテーブルX線管形がある。オーバーテーブルX線管形はX線管が被験者の乗る天板（テーブル）の上部に配置され，被験者の観察や体位変換が容易なので，多目的の診断に多く用いられる。X線管球より曝射されるX線は，X線可動絞りに備えた羽根により照射範囲が制限され，被験者に無駄なX線を照射しないようにしている。X線可動絞りはフィルムサイズに合わせて自動的に照射野を制限することができる。

診断対称となる消化臓器は，硫酸バリウム系の造影剤を用いて検査を行う。硫酸バリウムは，鉄（$^{55}_{26}$Fe），マンガン（$^{55}_{25}$Mn），ストロンチウム（$^{87}_{38}$Sr），カルシウム（$^{40}_{20}$Ca）などの原子番号の非常に大きい原子で合成されているので，X線をよく吸収する。なお，化学的物理的性質は，水にきわめて難解であり，酸，アルカリにもほとんど溶けず，胃液，腸液にも溶けないので，消化管から吸収されることはない。口腔から飲み込むこの液状の造影剤の流れを追いながら患部（観察部位）の位置決めを行うために，透視撮影台は被験者を乗せて起倒および位置決めなどの動作ができる機構になっている。

X線映像装置（速写撮影装置）はX線スポット撮影を行うので，撮影装置を構成するフィルムカセッテとX線I.I.およびTVカメラをテーブルの下に設置するオーバーテーブル形

2.6 X線透視撮影装置

が有効である．すなわち，スポット撮影時のフィルムカセッテの装てんに好都合である．TVモニタ上の透視像を見ながら，撮影すべき部位や体位を選択した瞬間に，X線フィルムを撮影位置に素早く搬送し，X線を曝射して撮影を行う装置である．

ハードコピー用のフィルムをまったく装着しない装置も普及している．図2.18に示したのと同じにX線I.I.とTVモニタ系出力をモニタするが，A-D変換した信号の透視信号はDVD-RAMに記憶し，直接撮影信号はハードディスクに記憶する．この方式は撮影装置全体が軽量になり，フィルムの装てん作業が省略されるため操作が容易である．一方，ハードディスクに収納されたディジタル信号は画像処理を行って高画質とし，フィルムにコピーする．このように撮影装置内で信号はすべてディジタル化されるので，後で信号処理を種々試みることができるという利点がある．

光輝尽性蛍光体（BaFX:Eu^{2+}：XにはCl，Br，Iなどが対応し，BaFXはハロゲン化フッ化バリウム結晶を表し，Euは希土類元素ユーロブウムを表している）結晶を表面上に形成した**イメージングプレート**（imaging plate，**IP**）にX線を照射すると，X線量に比例した電荷が生じる．蓄積されたエネルギー（電荷）をX線画像情報としてレーザビーム走査により光電子倍増管で取り出す．取り出した画像信号は，所定の画像処理を施した後，A-D変換されてレーザプリンタによりフィルム上に記録されるかCRTに表示される．ディジタル情報として光ディスクに保存するとか，再出力してコンピュータで検索・処理・通信するなどが可能となる．このように，IP上の画像情報をディジタル処理する方式を**コンピュータラジオグラフィ法**（computed radiography method，**CR法**）という（図2.20）．ただし，CR法は透視機能がないために，有効なタイミングでの撮影ができない，動画が見られないなどの不便さが伴う．

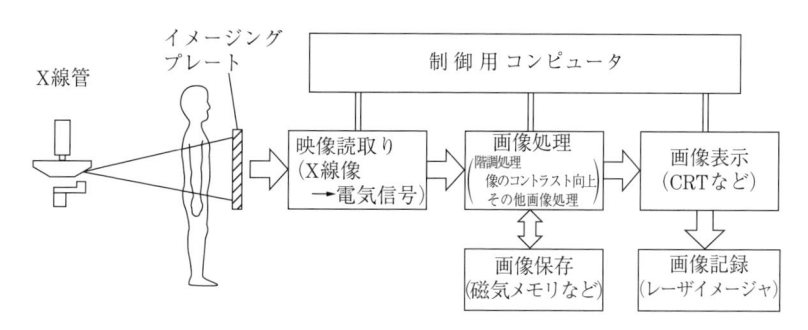

図 2.20 IP撮影システム

2.6.3 直接変換方式X線フラットパネル検出器とフィルムレス

IP法と同じようにフラットプレートを使用した検出法で，しかもIPとはまったく異なった方式の**フラットパネル検出器**（flat panel detector，**FPD**）が最近実用化されている．

FPDは，図2.21に見られるように，先のX線I.I.-TVシステムやIPのCR法と比較してX線エネルギーを直接電気信号に変換するという大きな特徴をもっている。したがって，FPDは，X線I.I.-光学レンズ-TVカメラなどイメージ系のユニットやIPのレーザ光走査ユニットなどがすべて不要となり，装置も小型化され，一般撮影やX線透視の動画撮影などの機能が同時に作動するという「X線I.I.-光学レンズ-TVカメラ系ユニット」と同等以上の性能をもっている。このため，最近多くの装置に使用されるようになっている。

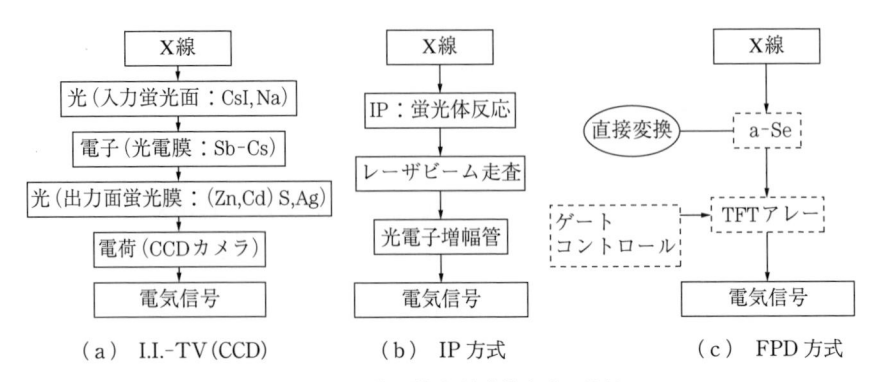

```
(a) I.I.-TV(CCD)
X線
　↓
光（入力蛍光面：CsI, Na）
　↓
電子（光電膜：Sb-Cs）
　↓
光（出力面蛍光膜：(Zn, Cd)S, Ag）
　↓
電荷（CCDカメラ）
　↓
電気信号

(b) IP方式
X線
　↓
IP：蛍光体反応
　↓
レーザビーム走査
　↓
光電子増幅管
　↓
電気信号

(c) FPD方式
X線
　↓
直接変換 → a-Se
　　　　　　↓
ゲートコントロール → TFTアレー
　　　　　　↓
　　　　　電気信号
```

図2.21　X線-電気信号変換方式の比較

FDPは，半導体などを用いてX線エネルギーを電気信号に変換し，X線画像を形成する検出器である。原理的な構造を図2.22に示す。機能的には電極部，X線変換部，検出素子アレー部，高速信号処理部などより構成される。検出器の中心はX線変換部で，半導体のa-Se（アモルファスセレン）を検出素子に使用している。高い電圧（2 000 V前後）をかけたa-Se膜は，X線エネルギーが入射すると電荷に変換され，膜の中でなだれのように電荷が増えていく現象が起こる。したがって，わずかなX線量でも大きな電荷となって高感度でX線を検出することができる。X線が入射する面は電極膜になっており，高電圧を加える働きをしている〔図(b)〕。a-Se内では入射したX線量に比例して電子と正孔が発生して直接検出される。従来のセレン膜は50 μm程度の薄膜で利用するのが一般的であるが，高感度を得るために約20倍程度の厚さである1 000 μmほどのa-Se膜としている。a-Se膜で変換された電荷は**TFT**（thin film transistor）**アレー**の電荷収集電極に蓄積容量として蓄えられ，その電荷はTFTのゲートラインのディジタルコントロール信号によりマトリックス状に順次データラインから画像データとして出力される。ここで電荷収集電極の大きさが画素ピッチ（ピクセルサイズ）で，150 μmが一般的である。図(c)に実用化されているFPDの外観を示す。

これらの性能はFPDの特徴としてつぎのように列挙することができる。
① X線画像をリアルタイムでA-D変換し，ディジタル信号として出力する。このため通信ネットワークシステムの接続が容易である。

2.6 X線透視撮影装置   77

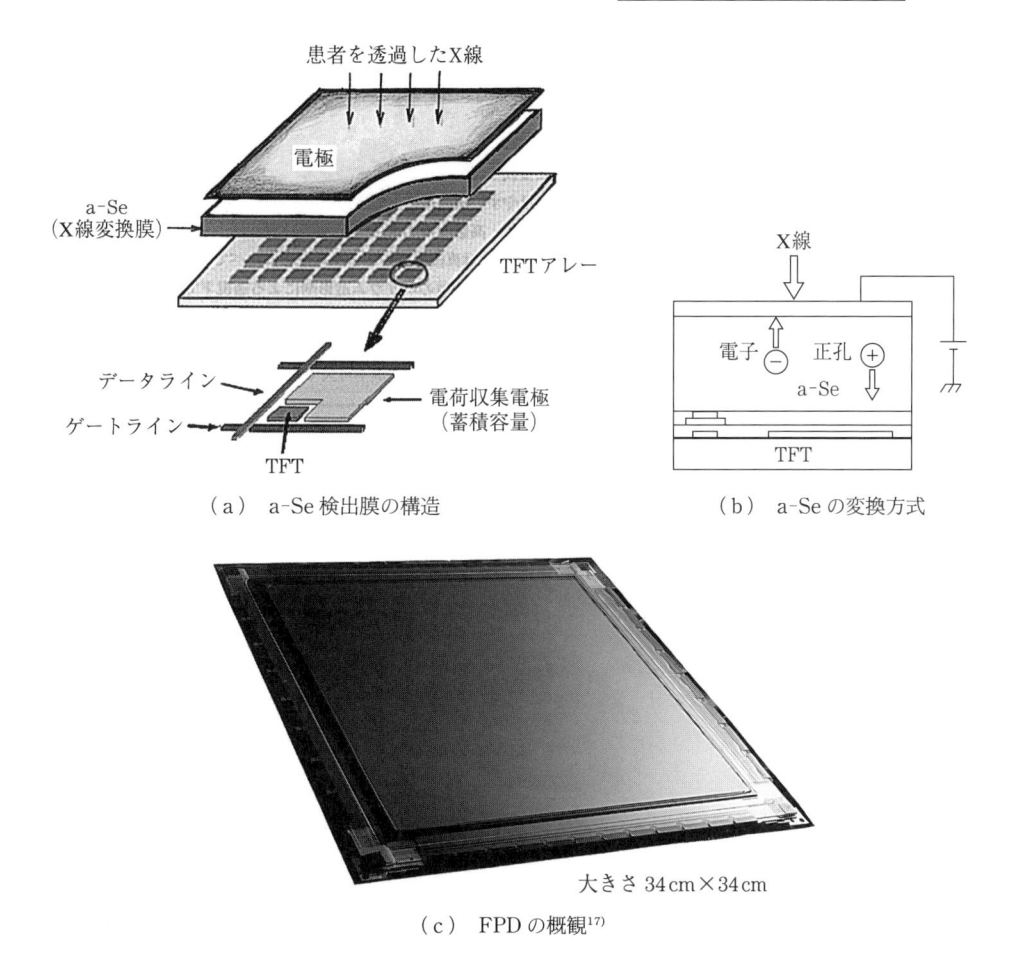

(a) a-Se検出膜の構造

(b) a-Seの変換方式

(c) FPDの概観[17]

図2.22 直接変換方式 X 線 FPD の構造

② 広いダイナミックレンジと直線性，高い検出効率が得られ，大視野を確保できる。

③ 静止画像，動画像に対応できる。

④ 従来の直接撮影法や I.I.-TV 系と X 線照射量はほぼ同等ながら，より高精細な画像が得られる（**図 2.23**）。

FPD を使用した装置は，**図 2.24** に示すように，X 線管と検出器の FPD を C 形状の両端

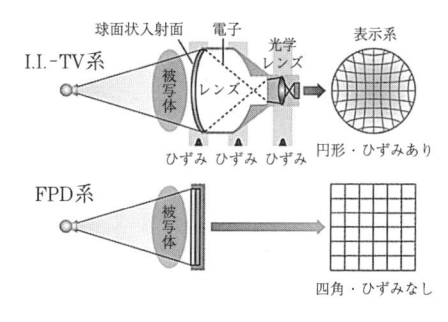

図2.23 I.I.-TV と FPD の視野・ひずみ比較

78 2. X線画像診断装置

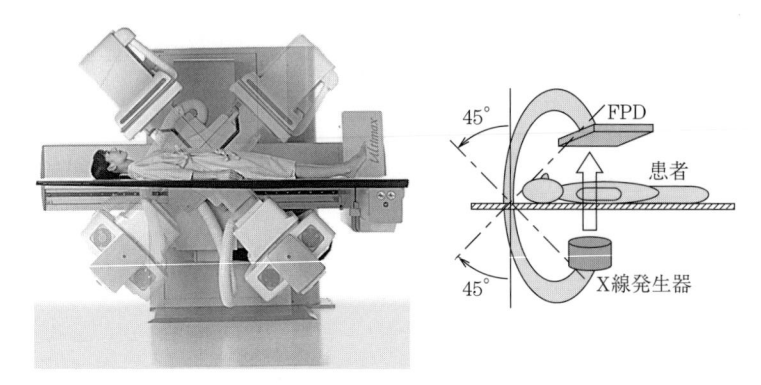

(a) Cアーム角度可変移動

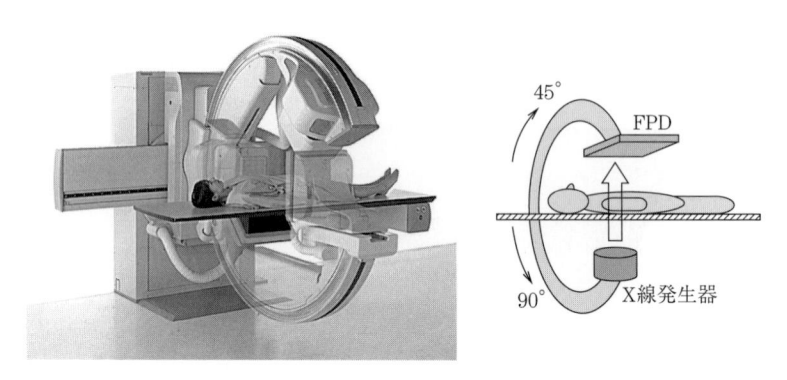

(b) Cアーム回転移動

図 2.24 Cアーム形FPD装置の可動方式[17]

に設置し，そのC形アームをC形の形状方向に回転せるとか，C形を首振りのように角度を変えるなどして，天板を固定した状態で各種の方向から被験者を撮影する構造にしている。かつ，C形アームは天板の前後方向にも移動ができる。当然のことながら，天板の傾斜，立位などの起倒動作も行う。

FPDを使用したアンダーテーブル式C形アーム可動装置の主な仕様を**表 2.1**に示す。X線検出器のピクセルサイズ（画素数）が 2 304×2 304（530万画素）で，有効画像の大きさが 34 cm×34 cm（フィルムの大角相当）と大きく，感度の直線性は約4けたのダイナミックレンジをもち，画素サイズ 150 μm である。透視監視，撮影共に X 線量は X 線透視撮影装置の場合と同じで，透視像の場合は約 100 万画素のフレーム情報を 1 秒当り 30 枚で記録し，撮影の場合は 2 048×2 048（約 420 万画素）の情報を最大 1 秒当り 2.5 枚ハードディスクに記録する。

FPD は出力がディジタル信号として得られるから，ディジタル信号処理に重点を置くことができる。その一つに**ディジタル補償フィルタ**（digital compensation filter，**DCF**）がある。すなわち，FPD のダイナミックレンジの広い画像を，低濃度部や高濃度部のつぶれ

表 2.1　FPD を使用したアンダーテーブル式 C 形アーム可動装置の主な仕様[19]

標準構成		
寝台本体	MDX-8000A	1 式
画像処理装置	ADR-2000A	1 式
寝台付属品	各種	1 式
X 線高電圧装置	KXO-80XM	1 式
X 線管装置	DXB-G14345	1 式
X 線検出器	TFP-1400A	1 式

X 線高電圧装置　KXO-80XM			
定格	高電圧発生装置	インバータ方式	
	短時間定格	80 kV/1 000 mA	
		100 kV/800 mA	
		125 kV/630 mA	
		150 kV/500 mA	
	長時間定格	125 kV/4 mA	
	公称最大電力	80 kW	

X 線検出器　TFP-1400A		
変換方式	a-Se 直接変換方式	
TFT マトリックスサイズ	2 304×2 304 pixels	
有効画像領域	34×34 cm	
読出しモード	Normal	Binning
画素サイズ	150 μm	300 μm
最大フレームレート	7.5 fps	30 fps
出力マトリックスサイズ	2 048×2 048	1 024×1 024

多目的 X 線テレビ装置　MDX-8000A		
寝台	起倒	89°〜0°〜−89°
	天板上下動	約 29 cm　＊AP 時
	天板左右動	約±20 cm
	C アーム長手動	約 165 cm　＊PA 時
	C アーム回転	CRA 約 45°〜0°〜CAU 約 45°
	C アーム円弧動	RAO 約 90°〜0°〜LAO 約 45°
	FPD 前後動	約 35 cm
	天板サイズ	60 cm×231 cm

画像処理装置　ADR-2000A/R5		
画像入力	撮影像収集	1 024×1 024, max. 7.5 fps
		2 048×1 024, max. 3.75 fps
		2 048×2 048, max. 2.5 fps
	透視像入力	1 024×1 024, max. 30 fps
画像記録	ハードディスク	ディスク記録容量：約 80 GB
		撮像最大：約 35 000 画像（1 024×1 024 マトリックス）
	ADR フォーマット DVD	ディスク記録容量：約 9.4 GB
		撮像最大：約 8 000 画像（1 024×1 024 マトリックス）（1/2 可逆圧縮）
画像処理	オートウィンド処理	γ 補正
	階調処理	ネガ・ポジ反転
	空間フィルタ処理	ラストイメージホールド
	回転処理（90°/180°/270°）	反転処理（上下・左右）
	表示シャッタ	拡大処理（任意：最大 4 倍）
	アノテーション	カタログ表示（最大 64 分割）
	シネ表示	スケール表示
	プリントイメージ処理	分割撮影/分割表示
	ディジタル補償フィルタ処理	距離計測/角度計測

を低減して全体像を的確に表現する。これは，フィルムスクリーン系や従来の画像処理では補正しきれなかった腸管ガスの重なりや，体厚の違いなどによって黒くつぶれた領域を見やすくしてくれる。

図2.25にFPDで撮影した消化器（胃，食堂）の画像を示す。この画像は造影剤にバリウムを使用した胃二重造影法を採用している。胃の二重造影の手順は，まずバリウム約50 ml を一口飲み，ついで発砲剤を数グラム服用して胃の内腔を伸展させる。腹臥位すると胃内のバリウムのほとんどは胃体部に移動し，ガスの大部分は胃の穹窿部に移動するので前壁がきれいに描出される。次に立位してバリウムをさらに200〜300 ml飲ませて胃小彎，胃大彎の辺縁の状態を観察する。立位正面像は前壁を細部に〔図（b）〕，胃背臥位正面像は後壁を細部〔図（c）〕にそれぞれ観察する。

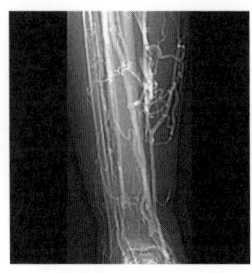

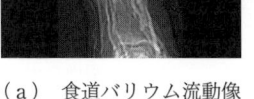

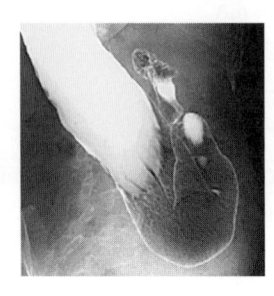

（a）食道バリウム流動像　　（b）胃立位正面充満像　　（c）胃背臥位正面像

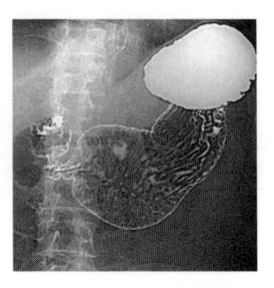

図2.25　FPDで撮影した消化器（胃・食道）の（バリウム二重造影法による）画像[17]

図2.26は造影剤を静注しながら撮影した泌尿器系の画像である。泌尿器系の特に腎・尿管など上部尿路の解剖と機能を知る検査法として，造影剤を点滴静注しながら背臥位で撮影する場合が多くなっている。図2.27に胸部正面の一部の気管支を含む像である。図2.28には頚椎側面像を示す。この画像は，DCF処理したことにより，頭部内部や頚部周縁がよく表現される。図2.29は注腸造影法による大腸の二重造影像である。注腸造影法は造影剤バリウムを直腸に注入する方法で，同時に空気を送入することができるので，充盈像の他に二

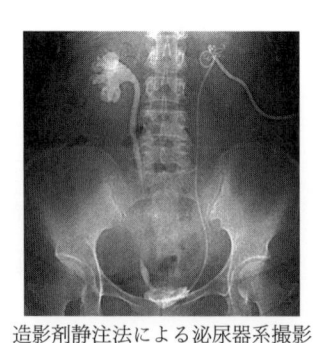

造影剤静注法による泌尿器系撮影

図2.26　FPDで撮影した泌尿器系（腎・尿管）の画像[17]

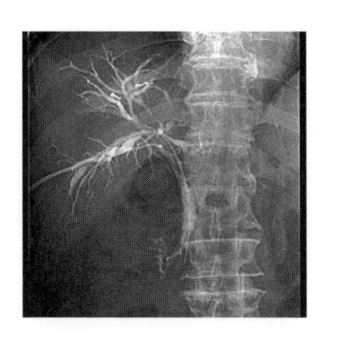

図2.27　FPDで撮影した胸部気管支の画像[17]

DCF 処理を施した画像　　　　注腸造影法（バリウムかん腸剤）による画像

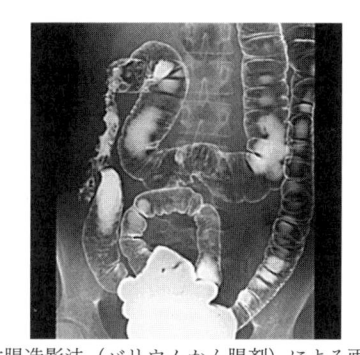

図 2.28　頚椎側面像[17]　　図 2.29　FPD で撮影した大腸の（バリウム二重造影法による）正面画像[17]

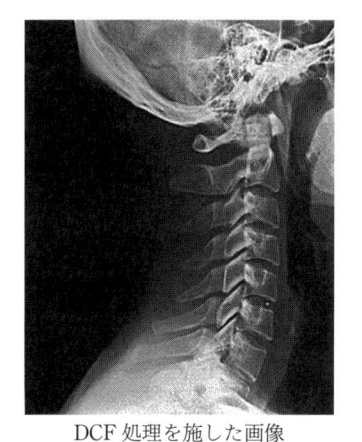

重造影像を得ることが可能である。この方法は粘膜の微細病変の観察に適している。

2.7　X　線　CT

2.7.1　装置発展の歴史

　生体の断層を画像として見たいという欲望は，1895 年にレントゲンが X 線を発見してから約 20 年後にはすでに現実の理論として現れている。1917 年にオーストラリアの数学者ラドン（J. Radon）により「異なった角度方向からの多くの投影データを用いてより鮮明な断層像を再構成できる」ことを数学的に証明した。しかし，計算量が膨大なため，この理論が実用に供されるまでには 50 年以上の年月を要した。この理論が現在の **CT**（computed tomography）の基礎となっている。その間に 1961 年 W. Oldendorf が，1963 年 D. Kuhl が，同じく 1963 年 A. Cormack のグループが，それぞれデータをコンピュータによって復元する試みを報告している。

　1967 年ころより，英国 EMI 社のハンスフィールド（G. Hounsfield）は，人体の体軸の直角な方向から照射口を絞って薄膜の X 線束を照射する実験を始めた。検出器を 1.5 mm×1.5 mm 程度の小さなものにしてその部分の光子数を測定し，人体のまわりに X 線管球を回転させてこの測定走査を繰り返した。それによって得られたそれぞれの数値から，平面の線束で人体を体軸に直角に切った横断面の小さな区域に分けた部分のそれぞれの X 線吸収値をコンピュータで計算した。得られた吸収値はそのまま電気信号にし，濃度曲線の直線部分に適合するある範囲の数値のみを，連続する黒の差として表現する。このようにすれば普通の X 線撮影の方式によって表し得ない組織のわずかな線吸収度を像として表すことが可

能であることを示した．X線照射管と検出器の組合せによるこの走査装置を **CT スキャナ** (computed tomography scanner) というが，彼は，頭部用 CT スキャナ（EMI のスキャナ）の試作装置を臨床試験に用い，その成果を 1972 年の英国放射線学会に発表した．この時点で X 線 CT の実用化が開始されたといえる．

　ハンスフィールドが計算で描出した画像は，断層面の各組織の X 線吸収係数，あるいは減弱係数を図式化したものである．図 2.15 に見るように，軟組織といっても水分の含有率によって吸収線量はわずかずつ変わるから，これらを識別するには少ない吸収率の差異を拡大して表すことは意義のあることである．濃度曲線のある直線部分，すなわち小さなダイナミックレンジの範囲を拡大して表現することになる．

　最初に測定対象としたのが頭部なのは，初期の超音波診断装置が脳室部位の測定を対象としたように，頭部の働きが生体にとって非常に重要であるにもかかわらずほとんどその内部をかいま見ることが困難なこと，頭部の動きが他の臓器に比べて非常に少ないので測定に多くの時間を費やしても比較的測定しやすい，という二つの要因によると思われる．ハンスフィールドの成果は，頭部断層像がもつ診断価値に対して放射線医学における革新的な発明であると賞賛された．しかし，この当時の装置はスキャン時間が約 4 分間，スライス幅約 10 mm，画素数 64×64 で，画像再構成処理は当然ながら実時間でなくオフラインで行うようになっていた．

　EMI 社が 1974 年に商品化したスキャナの走査方式は，X 線管を水平動作し，つぎに水平動作面を小角回転させて再び X 線管を水平動作する．これを繰り返して人体周囲からデータを収集する方式である．このスキャン方式を T-R 方式と称し，X 線管と検出器が 1 対の第 1 世代の CT を構築した．その後，技術の急速な進歩と臨床応用研究との協調により，X 線を扇状に放射することで X 線管の回転間隔を大きくできる第 2 世代 CT（T-R 方式），X 線管は扇状放射で回転すると同時に 6～30 個の検出器を対向する円弧状に配置して回転させる第 3 世代 CT（R-R 方式），500～800 個の検出器を円弧状に固定配置し X 線管のみが回転する第 4 世代 CT（S-R 方式）へと進展した．現在では，第 4 世代の装置が発展してシングルチャネルあるいはマルチチャネルのらせん状走査を行って，単なる断層像ばかりでなく，一連の CT データから任意の部位の画像を高速で体軸方向を含めた 3 次元で再構成して表示する 3 次元 CT が活躍している．なお，この高速らせん状スキャンは被験者の載ったテーブル移動しながら連続スキャンする方法で，テーブル移動速度がスライス厚となる．スキャン時間の短縮や連続データにより 3 次元的に人体構造の把握が可能である．この方法はヘリカルスキャン，JETT スキャン，ボリュームスキャン，スパイラルスキャンなどメーカーによって呼称が異なる．

2.7.2 測定原理

X線CTの考え方は，細いビームを放射するX線管と被験者（被写体）を挟んで対向する検出器を1対のスキャナとして，図2.30のように被写体を透過したX線の減衰信号を検出する。なお，X線検出器として使われる素子は主に**シンチレーション計数管**（scintillation counter）である。このシンチレーション計数管は**シンチレータ**（scintillator，蛍光体）と光電子増倍管からなる。シンチレータはX線などの放射線が入射して吸収されると微弱な光を放射する。その光は反射材などによって光電子増倍管の光電面に導かれる。光電面では光子が光電子に変換され，光電子増倍管の2次電子増倍作用によって電流パルスとなって出力される。

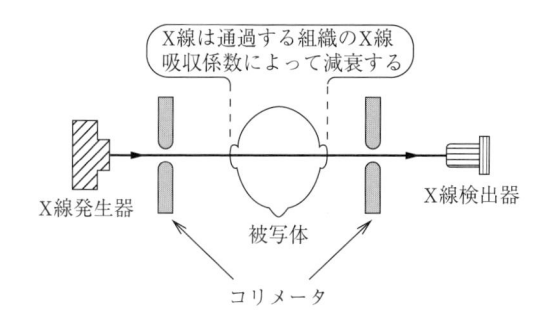

図 2.30 X線CTスキャナの構成

実際に細いビームを作るのにはX線絞り装置では不十分なので，X線発生器と被写体の間に**コリメータ**（collimator）を挿入する。同様に対向する検出器の前にもコリメータを入れる。コリメータの役割はビームの太さを決めてくれる。すなわち，コリメータの幅がスライス厚さとなり，この厚さに入る被写体の組織の減衰信号を検出することになる。

スキャナを図2.31(a)のように水平移動させてX線減衰信号の変化を測定する。検出器

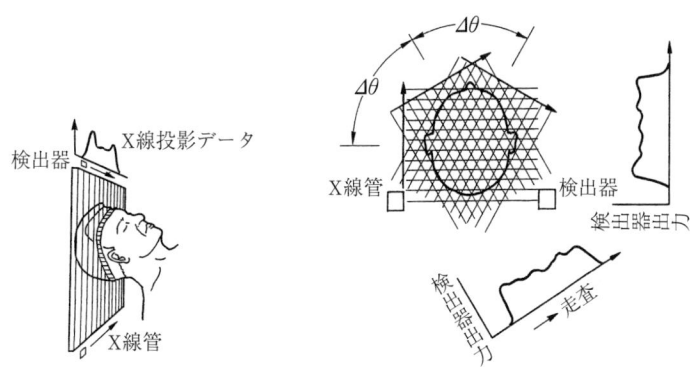

(a) 水平移動の走査方法
 （スキャナの直線移動）

(b) 水平移動と回転を組み合わせた走査方法（スキャナの回転）

図 2.31 T-R法のスキャニングモデル

の出力をX線投影データとして後ほど利用することになる。図(b)のように水平移動の方向をわずかな角度（$\Delta\theta$）だけ回転させ，同様に水平移動によるX線投影データを測定する。この測定を頭部円周に沿って1周する。得られたデータは入射したX線エネルギーが頭部組織を通過する際に減衰し，透過した信号である。このスキャン方法を**T-R**（translate-rotate）**方式**といって第1世代CTの測定法である。

このデータをどのように断層像とするかがCTの最大の知恵である。ハンスフィールドが計算に苦労したところである。図2.31に一例として示すT-R方式で得たデータを使って画像を再構成する数学的手法はCTの最も重要な内容である。**逆マトリックス法，逐次近似法，単純逆投影法，フィルタ補正逆投影法**などの方法が考えられてきたが，逆マトリックス法は各画素の吸収係数を未知数として連立方程式を解法する複雑な手法のため現在では使用されていない。逐次近似法はビーム値とそれに対応する各画素の総和との誤差を補正加算して精度を高めていく方法で初期のCT装置に使用された。単純逆投影法は，D. Kuhlが初めて生体の再構成画像を作ったときに用いた方法で，各方面から投影された値を逆投影することにより原画増を再現するものである。

T-R方式で得た投影データから単純逆投影法で断層像を作るには，まず水平走査で測定したそれぞれのデータ値を断面に表すメモリに入力し，つぎに角度を変えて測定したデータを同様に分布しで重ね合わせる。図2.32に見るように，この重畳により各部に高低差ができる。走査角度を細かくして重畳していけば，分解能のよい投影データの分布図ができる。この方法による構成画像の各点（画素）の信号の大きさは各部のX線吸収係数を表し，画像は組織のX線吸収係数分布を表現した断層像を意味している。

この図の再構成法は視覚的，感覚的にはよく理解できるが，現実はスキャナが回転しているので回転角を考慮した演算法を導入しなければならない。さらに，コリメータを使用してビームを細くして投影信号を検出しているが，再構成画像ではビーム周辺のぼけが画質の鮮明度を劣化させる。スキャニングピッチが小さくなるとこの周辺のぼけが画質を左右する。

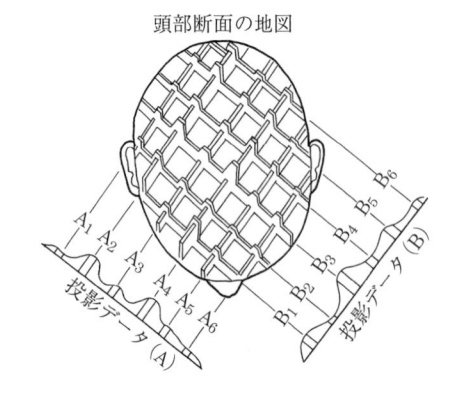

スキャナによって得られた方向の異なる投影データ(A)，(B)を頭断面地図上に重ね合わせて分布させる。交点（画素）高さは，その点のX線吸収係数を表す。投影データを増やして交点の数を無数に作れば，なめらかな山の地形ができる。画素値（高さ）を白黒で表現すれば白黒画像となる。重ね合せの方法を逆投影法という

図2.32　X線CT画像の作り方（逆投影法）

第3世代のR-R方式スキャン，第4世代のS-R方式スキャン，ヘリカルスキャンでは極座標を使うので，いっそう複雑な演算と解像度を向上するための解析法が必要となる。

T-R方式には，初期の図2.31に示す一対のX線管と検出器の直線移動（ペンシルビーム型）の他に，X線ビームの多少の広がり（θ）をもち，数個の検出器を直線的に並べた測定法も考えられた。いずれにしてもこれらは第1世代の方式である。第3世代になると多数の検出器を円弧状に配置されてX線ビームは扇状に放射されるようになった。一つのX線管と対向するこの多数の検出器が対をなして回転する方式で**R-R**（rotate-rotate）**方式**といわれる（**図2.33**）。通常，検出器は円弧状に稠密に配置された数百に及ぶ検出器素子群で構成される。撮影はX線管と検出器が一体となって被写体のまわりを360°回転するときに，一定角度ごとに投影データを得る。この方式は回転運動だけなので機械的信頼度が高く，撮影時間も1秒程度の短いスキャン時間が実現された。

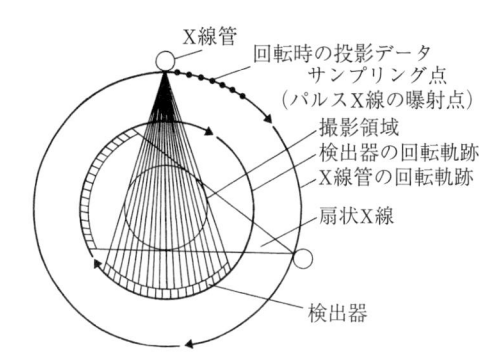

図2.33 R-R方式スキャン

第4世代になると**S-R**（stationary-rotate）**方式**が開発されて，測定時間がより短縮された。被写体を囲んで1 000～5 000個の検出器が円周状に固定配置され，検出器と被写体の間にX線管が配置される。広がり角度30～50°の扇状のX線ビームで，かつ連続X線が用いられる（**図2.34**）。X線管は被写体のまわりを360°回転し，この間に一定角度ごとに投影データが収集される。検出器の位置が固定されているため，特定の検出器に着目すると，図(b)に示すように検出器を中心として扇状に広がるX線通路が存在することがわかる。

S-R方式の長所は高速スキャンに適している点や，回転時の投影データのサンプリング点数を増やすことにより，比較的容易に空間分解能を向上させることができる点などが挙げられる。ただし，X線の指向性をよくするコリメーションが難しく，X線が斜めから入射するので散乱線の影響を受けやすいという短所がある。

S-R方式によく似ているが，**図2.35**に示すようにX線管回転軌道を検出器の外側にし，X線を検出器に対してやや斜めに入射する**N-R**（nutate-rotate）**方式**がある。**ニューテイト動作**（nutational action，うつむき動作）を導入してまでX線管軌道を検出器配列の外

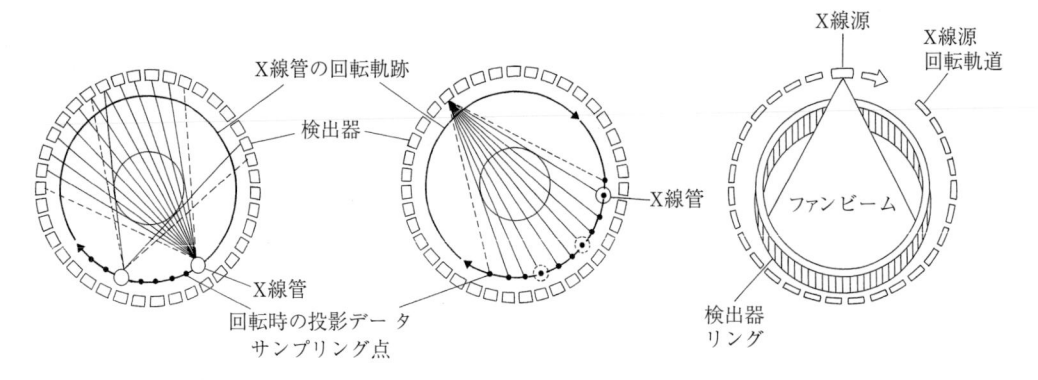

(a) X線管から見た放射　　　　（b）　検出器から見た
　　状検出器の配置　　　　　　　　　X線管の回転

X線管の回転に伴い，個々の検出器がそれぞれ被写体全域に
分布する投影データを扱い得る

検出器リングはその外側
にあるX線源の回転と
共に下垂動作する

図2.34　S-R法における投影データの分布　　　　図2.35　N-R方式スキャン

側にする理由は，S-R法に比べて検出器配列の直径が小さくできるからである。それは，同じ検出器個数，X線検出効率，X線焦点寸法で，かつ同じ収集データ量からより高い空間分解能が得られるという利点があることによる。

2.7.3　画像再構成

　回転を含んだスキャン法によるデータで画像を再構成するには，図2.32に見るような単純な方法では正確で鮮明な画像は得られない。X線ビームは不均一なX線吸収物質を通過して来るので，位置 s における線吸収係数 $f(s)$ の物質をX線ビームが透過した投影を p とすると（図2.36）

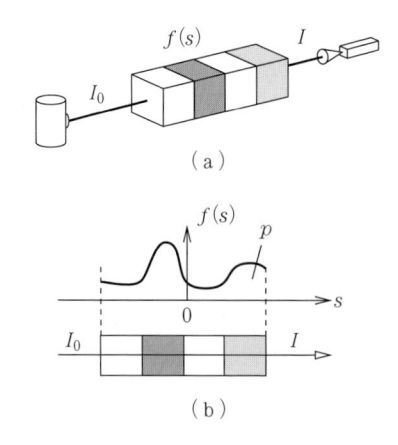

図2.36　均質でない物体にX線を照射する　　　図2.37　被検体の投影

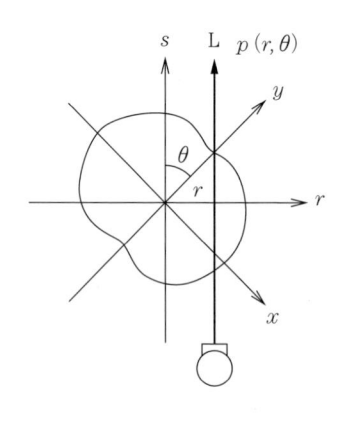

$$p = -\log \frac{I}{I_0} = \int_{-\infty}^{\infty} f(s)ds \tag{2.16}$$

と表せる。物質が均一でない位置 (x, y) での線吸収係数 $f(x, y)$ は，X 線ビーム L が θ だけ回転したとき，f の投影を $p(r, \theta)$ とすると（**図 2.37**）

$$p(r, \theta) = \int_{-\infty}^{\infty} f(x, y)ds = \int_{-\infty}^{\infty} f(r\cos\theta - s\sin\theta, \sin\theta + s\cos\theta)ds \tag{2.17}$$

で表せる。なお，ここで座標 x-y から θ だけ回転した直交座標 r-s 系との関係は次式の

$$x = r\cos\theta - s\sin\theta, \quad y = r\sin\theta + s\cos\theta \tag{2.18}$$

である。

投影 p から画像 f を再構成する方法として，ほとんどの装置は**コンボリューションバックプロジェクション**（convolution back projection, **CBP**）**法**を使用している。

CBP 法は**コンボリューション**（convolution，**畳込み**）演算と逆投影演算の二つの段階を経て画像再構成を行う手法で，計算量が少なく，投影 p に紛れ込んでいるノイズに対して安定であるなど，数値計算に向いたよい性質を備えている。CBP 法の最初の段階はコンボリューション演算で，次式に表せる。

$$q(r, \theta) = \int_{-\infty}^{\infty} h(r - t)\left\{\frac{1}{2} \cdot p(t, \theta)\right\}dt \tag{2.19}$$

この式は，h を t だけずらしで倍率 $p(t, \theta)/2$ だけ掛けたものを，あらゆる t について全部積分したものが q である。h は**再構成関数**と呼ばれ，図 2.38(a) に示すように，グラフに書けるような普通の関数ではない。式(2.19)は，逆投影した結果が正しい画像になるような補正関数（再構成関数）の重畳積分を表しており，図(b)に見られるように，境界がはっきりしない波形 $p(t, \theta)$ を，コンボリューションによってフィルタ機能を付与することで $q(r, \theta)$ のごとき境界のすっきりした波形に変換することを意味している。CBP 法の第 2 の段階は，極座標 r-θ 系で表現される q を直交座標 x-y 系の f に変換することである。

$$f(x, y) = \frac{1}{2\pi}\int_{-\pi}^{\pi} f_\theta(x, y)d\theta \tag{2.20}$$

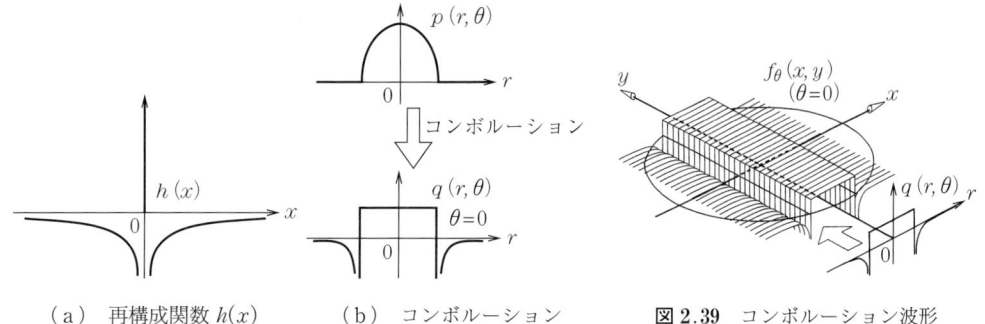

（a）再構成関数 $h(x)$　　（b）コンボリューション

図 2.38　CBP 法のコンボリューション

図 2.39　コンボリューション波形 $q(r, \theta)$ と x-y 座標変換

なお，$f_\theta(x, y) = q(x\cos\theta + y\sin\theta, \theta)$ である。**図 2.39** はコンボルーション波形と座標変換を同時に表示している。

CBP 法は逆投影法でのぼけを除去する方法としてフィルタを使用するので，**フィルタ補正逆投影法**ともいわれる。被写体が円の場合，投影した円の再構成像にひずみがないことで，その有効性がよく表示できる。

2.7.4　CT 値 と 画 像

CT 画像は，断面内の各点の X 線吸収係数を数値で示したディジタル画像であり，この数値を画像の濃淡で表示している。直接 X 線撮影像が透過 X 線量を 2 次元的に白黒の濃淡で表現しているが，どの組織が X 線エネルギーを減弱あるいは吸収するかなどは問題にしていない。X 線透過路の全体でどのくらい減衰するかが相対的に画像として表現されていた。CT 画像では，断層面のどの部分の組織の X 線エネルギー吸収係数がどの程度かを表現することが目的である。ここで，断層像を構成する"どの部分の組織"に対応するものが，画像を構成する最小単位の**画素**（pixel，**ピクセル**）である。画像はこの画素から構成されたマトリックスで表示される。画素数は 512×512 から 1 024×1 024 のマトリックスへと数が増加しているのに対して，画素の大きさ（ピクセルサイズ）は 0.3～0.5 mm 程度と小さくなっている。

CT 装置の大きな特徴は，広い範囲の透過 X 線強度に対して，十分な直線性があり，感度の高い検出器を使用することによりきわめて精度の高い情報を取り出すことができる点にある。さらに，先に述べたように，コンピュータにより厳密な演算を行うことで人体各部の X 線吸収係数を広範囲にわたって算出し，画像を作り出す。

実際，CT 装置が神経放射線学の臨床に画期的な影響を与えた最大の要因は，その優れた減弱係数（吸収係数）に対する分解能によって脳実質の観察を可能にした点である。ここでの分解能とは，密度分解能または減弱係数分解能を意味している。

そこで，各種の生体組織の減弱係数の値を，水を 0 として相対的に表した値として使用する。この値を **CT 値**といい，水分の含有率によってわずかに異なる X 線の吸収線量を表現している。腫瘍や石灰化部など周辺の組織と明確に区別しにくいような部分も，CT 値を使った画像で明りょうに描出できる。

CT 値は水の減弱係数を基準にしてつぎのように定義されている。

$$\text{CT 値} = \frac{\mu_t - \mu_w}{\mu_w} \times K \tag{2.21}$$

ここで，μ_t は着目する組織の減弱係数，μ_w は水の減弱係数，K は定数である。

$K = 1\,000$ とした場合の CT 値は $\pm 1\,000$ の範囲となるが，これを **H.U.**（Hounsfield unit）と呼んでいる。空気の減弱係数は水のそれに比べて非常に小さいので

$$(\text{CT 値})_{\text{air}} = \frac{\mu_{air} - \mu_w}{\mu_w} \times K \cong \frac{-\mu_w}{\mu_w} \times K = -K \qquad (2.22)$$

となり，空気のCT値は $-K$ に等しい。

一方，減弱係数の大きい骨の場合，骨の減弱係数が水の2倍であると仮定すれば

$$(\text{CT 値})_{\text{bone}} = \frac{\mu_{bone} - \mu_w}{\mu_w} \times K \cong \frac{2\mu_w - \mu_w}{\mu_w} \times K = +K \qquad (2.23)$$

となり，CT値は $+K$ に等しくなる。図 2.40 に各種の生体組織の減弱係数であるCT値の相対的な関係を示す。空気のCT値を－1 000とし，その間を1 000段階に分割して表示し，骨はカルシウムの含量によって異なるが，約+1 000というCT値になる。その範囲は2 000段階以上となる。

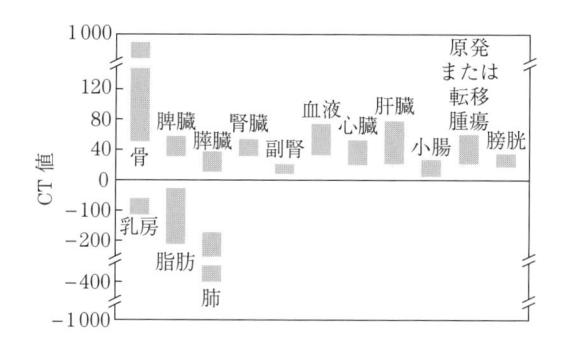

図 2.40 各種の生体組織の減弱係数[20]

CT値の±1 000を±100％として，図に示す組織のCT値を水と比べると軟部組織に類する膵臓，腎臓は1～4％で平均3％，血流は4～8％で平均して約6％，腫瘍部は2～6％で平均4％ほど高く，脂肪は平均的には－10％と低い。頭部内の灰白質や白質も3％前後といわれ，頭部疾患の診断においては水と灰白質までの約4％の範囲を十分に識別できるCT値分解能をもった装置であれば，水と脳実質が容易に区別できる。

CT値はボクセル内のX線吸収差を表現したものであり，ボクセル内に吸収値の異なる物質が混在するとき，その画素のCT値はこれらを分離できず，平均した値として表示する。これを**部分体積効果**という。マトリックスサイズを増加させてピクセルサイズを小さくするか，スライス厚さを薄くすることで改善が図られる。CT画像は，もとはCT値の配列であるから，目で観察可能な画像に変換するため白黒の濃淡で表現する。CT値の小さい場所を黒く（暗く），CT値の大きい場所を白く（明るく）表示し，その中間は灰色となる。これはX線直接撮影像と同じで，X線吸収係数の小さい組織を透過した場合はX線量が大きいのでフィルムは黒化し（CT値が小さい場合に相当する），逆の場合はX線量が少ないので黒化しない（感光しない。CT値の大きい場合に相当する）という現象と似ている。

このようにCT値を画像として表すが2 000段階以上の濃淡差を表示しても目には識別が困難である。このためウィンドウ機能により観察したい部分を絞って表示する。画面上の明るさ（白黒の濃淡）を**グレイレベル**（gray level）といい，グレイレベルは0（黒）〜256（白）階調の濃度レベル（8ビット）で画像表示される。したがって，任意の範囲のCT値を選び，そのCT値の範囲を**ウィンドウ幅**，中心の値を**ウィンドウ値**という。

2.7.5　CT装置の基本構成（R-R方式を中心として）

CT装置はガントリ（スキャナ本体），撮影寝台，操作コンソール，電源ユニットなどで構成されるが，中でもガントリ回転部に配置されるX線管，コリメータと検出器，**データ収集システム**（data acquisition system，**DAS**）が対向している構造は性能を左右する重要な部分である（図2.41）。また，ガントリ回転部には高電圧の発生装置，制御装置などが搭載される。ガントリ固定部には回転部の回転機構，スリップリング機構，ガントリ傾斜機構，スキャンガントリ制御部などがある。ガントリ内にすべての機能が収納されているような構成となる。

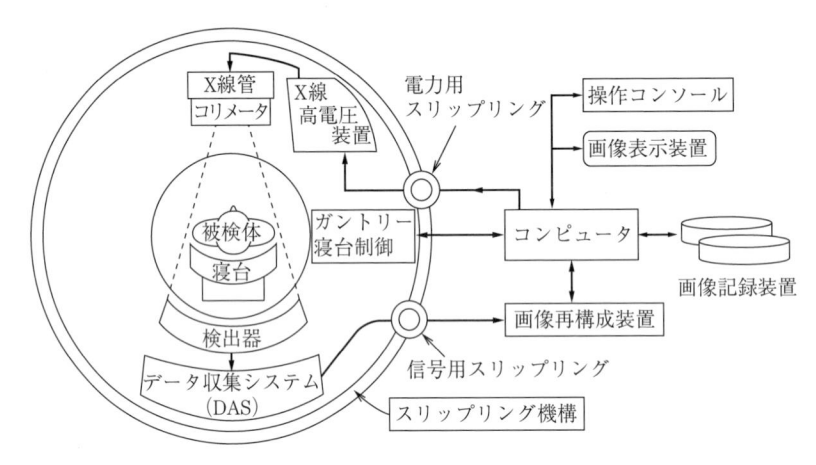

図2.41　X線CT装置の構成

この構造の走査法はR-R方式（第3世代）のCT装置で，普及機の主流をなしているが，被写体の体動，臓器の呼吸性移動，消化管の蠕動などによるアーチファクトを避け，小児や重篤な患者を拘束させないために，最短スキャン時間としてハーフスキャンを採用している。ハーフスキャンは180°回転で0.6秒の高速で行う。360°のフルスキャンで1秒が主流となっている。この方式はX線管に高電圧ケーブルが接続されているため，1回転ごとに回転方向を変えて撮影する必要がある。この場合でも，X線管に必要な高電圧は，スリップリングを介してガントリ回転部に搭載された高電圧発生装置より供給される。

CT用X線管は1回転0.5秒以下の高速回転や薄いスライス厚でも画像雑音の影響がな

いようなX線出力が必要であり，さらに第4世代のヘリカルスキャンになると数十秒の照射時間となるため，最大陽極熱容量や陽極最大冷却率の大きいものが必要である．X線管の冷却は一般の透視装置などは冷却用ファンによる空冷式であるが，CT用X線管では，X線管を冷却用オイルに浸し，オイルを循環させることにより冷却率を向上させている．

　X線管と組み合わせて使用されるコリメータでは，スライス厚方向の分解能の確保やコリメーション（視準）の最適化，X線フィルタによる低エネルギーX線の除去などが行われる．全身用CTでは通常，検査部位ごとに撮影領域を選択して撮影する．例えば，頭部用には240 mm，胸腹部用には400 mmの撮影領域を使用する．最大撮影領域として500 mmが主流となっている．スライス厚として通常1〜10 mmの範囲で数種類の選択が可能である．通常は10 mmスライスまたは5 mmスライスが使用されるが，肺野でのHRCT（高分解能モードでの薄いスライス厚），耳小骨レベルや頭部血管の3次元画像処理などには1〜2 mmスライスが不可欠である．

　X線検出器は被写体を通過したX線の強度を電気信号に変換する．その要求される性能は，検出効率が高い，エネルギー依存性が少ない，安定性に優れる，ダイナミックレンジが広い，入出力の直線性がよい，パルス応答性がよい，などの多項目にわたっている．R-R方式のCT装置では円弧状に数百チャネルの検出器が配置されるが，それにはシンチレータと光電子倍増管の組合せの検出器で対応した．しかし，さらに多くのチャネル数が必要になるにつれ，素子間のばらつきの少なさやチャネル間隔が狭い検出器が求められる．現在は，**図2.42**に示すように，シンチレータと**フォトダイオード**（photodiode）の組合せによる半導体の検出器が採用されるようになった．コリメータに入射したX線エネルギーはシンチレータにより蛍光を発生し，フォトダイオードでこの蛍光を電気信号に変換する．シンチレ

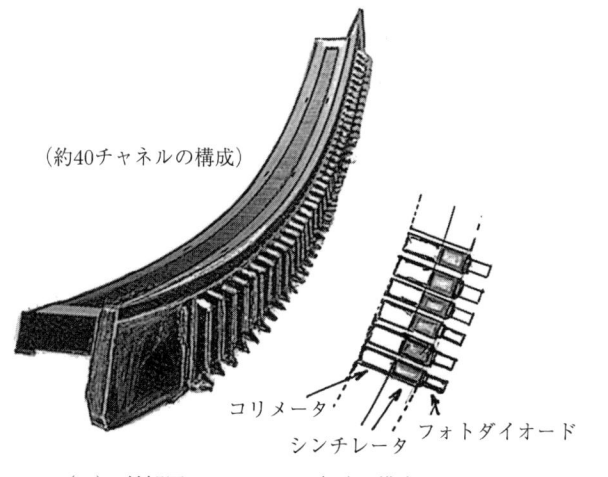

（約40チャネルの構成）

コリメータ
シンチレータ　フォトダイオード

（a）外観図　　　（b）構成図

図2.42 X線検出器の外観と構造

ータの蛍光体は単結晶の$CdWO_4$やセラミック成形された$Gd_2O_2S:Pr, Ce$などがある。

データ収集システム（DAS）では検出器の各チャネルから電気信号をコンピュータで処理できるようにA-D変換を行う。データはガントリ回転部分から光伝送方式による固定部分経由で，画像再構成装置に伝送される。普通，A-D変換は高価であるが，十分高速なため**マルチプレクサ**（multiplexer）という切換器で複数の素子（チャネル）を受け持つようになっている。後に発展することになる最近のマルチスライスCTでは，DASの数により1回転のスキャンで得られるCT画像数が決まる。

X線CT装置の性能を評価する方法に空間分解能（高コントラスト分解能），密度分解能（低コントラスト分解能），スライス厚などあるが，これらはX線CT装置の性能評価法のJIS規格（JIS Z 4923-1989）などに定められている。その中の高コントラスト分解能と低コントラスト分解能について紹介する。高コントラスト分解能とは，ある物体とその周囲とのX線吸収差が大きいとき，画像上でその物体を識別できるX線CT装置の能力を意味する。どこまで小さい穴が独立して見えるかで判定する（JISファントムでは，0.3 mmを最小径として，2.0 mmまでの各穴径の識別）。低コントラスト分解能とは，ある物体とその周囲とのX線吸収差が小さいとき，画像上でその物体を識別できるX線CT装置の能力を意味する。測定は，どこまで小さい円柱が見えるかで判定する（JISファントムでは，周囲の物質よりCT値で5 ± 1低い物質で満たされた2〜10 mmの各穴径の識別）。

2.7.6　ヘリカルスキャン（シングルヘリカルスキャン）CT装置

ヘリカルスキャン方式は，第3世代CT装置のX線管を連続回転し，かつ寝台を連続移動することにより，らせん状に投影データを得る方法である。これを第4世代の装置と呼んでいる。1990年に商品化されたヘリカルスキャンCTは，短時間で広い範囲のスキャンが可能で，体軸方向に連続したデータが得られるという特徴から，臨床的価値が広く認められ，驚くべき速さで普及し，現在はCT装置の主流になっている。

ヘリカルスキャン装置の動作原理を**図2.43**に示す。従来の撮影法であれば，寝台を停止させた状態で1回のスキャンを行い，その後スキャンを停止し，寝台を必要なだけ移動させて寝台停止後に再びスキャンし，これらの動作を繰り返すのが通例である。ヘリカルスキャンは，撮影中に積極的に撮影位置（寝台）を連続的に移動させることで，広範囲から多層の撮影にかかる時間を大幅に短縮できる。

ヘリカルスキャンを可能にしたのは，360°の回転を連続で行える機構が実現したことによる。それは図に見られるようにスリップリングを開発，採用したことによる。従来のCT装置ではX線管に電力供給用のケーブルを接続，これを引き回しながら時計/反時計方向の交互回転を行っていた。ヘリカルスキャンでは高速連続回転中のX線管に間断なく供給する

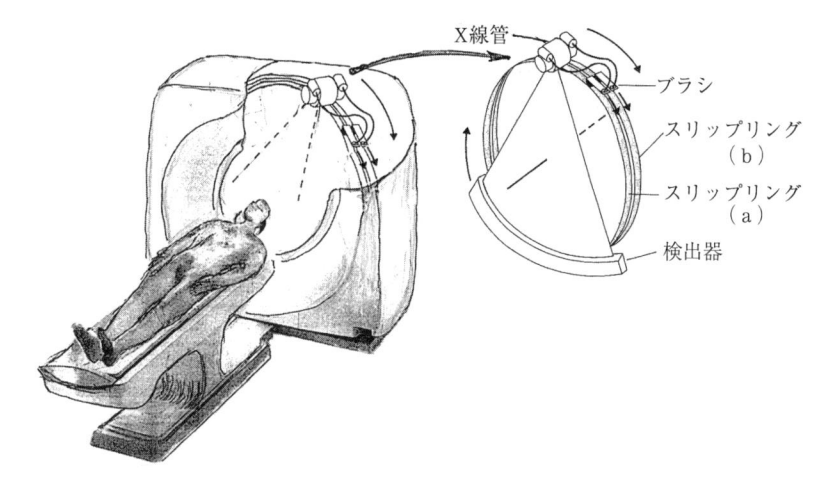

図 2.43 ヘリカルスキャン装置の動作原理

ために，2本のスリップリング（銅などの導体金属でできており，固定形である）と呼ばれる機構を必要とする。図2.43のスリップリングは高電圧型の構造で，スリップリング(a)はX線高電圧装置出力の＋側出力が接続され，スリップリング(b)には－側出力が接続される。このスリップリング上を摺動するブラシ（導電性のカーボンを使用）を介し，高圧ケーブルにてX線管に高圧を供給する。このブラシはX線管，検出器と一体となって回転する構造である。

　従来の単一回転の固定スキャン法と連続回転のヘリカルスキャン法のスキャンシーケンスの比較を**図2.44**に示す。呼吸によって変動する撮影部位を対象にするとき，例えば心臓，肺を含む胸部とか腹部臓器では，単一回転の場合は呼吸停止，スキャン，呼吸再開，寝台スライドのシーケンスを繰り返して一枚一枚画面の投影データを測定するが，ヘリカルスキャンは肺野全体を1回の息止め（15～30秒）で撮影が終了するほど高速に胸部，腹部の投影データが得られる。

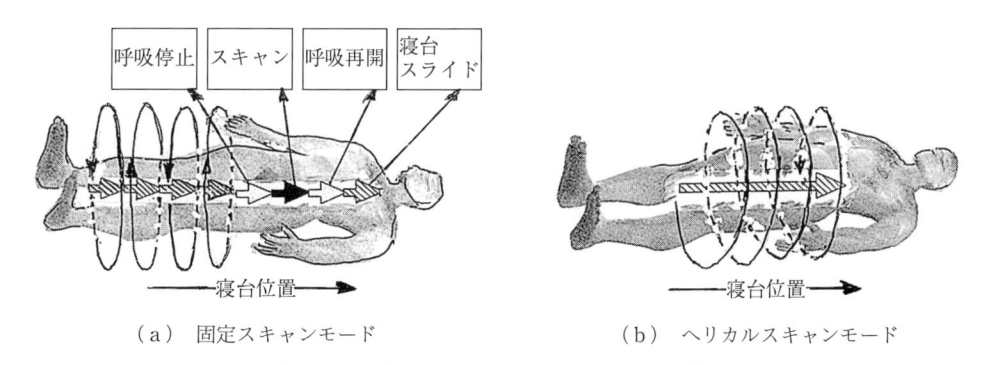

（a）固定スキャンモード　　　（b）ヘリカルスキャンモード

図 2.44 固定スキャンとヘリカルスキャンの違い

ヘリカルスキャンではスキャン中に寝台による体軸の位置（スライス位置）が連続的に変化するため，データ収集領域が始点と終点で不連続になる。このままでデータを再構成すると体動と同様なアーチファクトを生じるため，画像再構成の前にヘリカル補間処理が行われる。これは目的のスライス位置の前後で得た投影データに基づき，指定の断層画像を得ようとするものである。この補間処理は，線形補間法により，再構成位置での任意角度のデータを同じX線透過経路の異なる位置のデータより補間で求める方法である。

図2.45に，連続ヘリカルスキャンの注目する部位のX線放射角θで得られるデータの位相模様を示す。X線の放射角は，検出器が固定的に円周上に設定されているか，あるいは数百の検出器が同時に回転するかなどの検出方式に関係なく，放射角に対応した断面A_1と断面A_2が1回転するごとに得られるで，その断面の画素の値で体軸直交断面画像を作成する。この方式を**360°補間法**という。A_1とBあるいはBとA_2間に設定した直交断面の画素を求めるのが**180°補間法**で，AとBの位相関係が180°であることからこのように表現する。補間法はいずれも直線補間演算を採用する

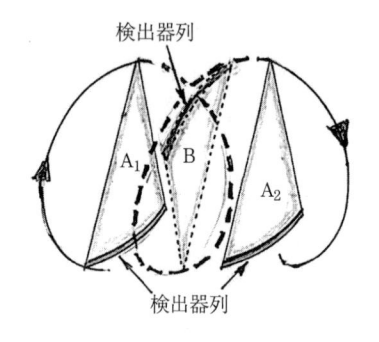

補間断面図　　A_1-A_2：360°補間，
　　　　　　　A_1-B，B-A_2：180°補間

図2.45　補間再構成時の補間断面

現在では，スライス厚劣化の防止やアーチファクト除去の点から180°補間法が主流である。ヘリカルスキャンは，スライス厚（ビームコリメーション）に対する1回転当りの寝台移動距離を**ヘリカルピッチ**という。ヘリカルピッチが大きくなるとスキャンは短時間で終了するが，アーチファクトや画像のスライス厚も増大する。

最新の装置は，検査内容や部位に応じて最適な走査が可能になるような条件設定が容易である。管電圧・電流，画像スライス厚，回転速度，ヘリカルピッチなど，目的ごとに異なる撮影条件をあらかじめ登録しておけば，より簡単な操作で撮影が可能になる。また，1回転が0.75秒と高速でスキャンできると同時に画像再構成速度も1画像/秒と高速になっているので，撮影が有効に行われたか，造影剤の最適な造影効果が得られたかなどがリアルタイムで把握できる。

このような装置で撮影された画像例を示す。図2.46は1回転スキャン時間1.5秒，スライス厚10 mmでの頭部の断層像である。図2.47は低線量（120 kV，45～135 mA・s）での

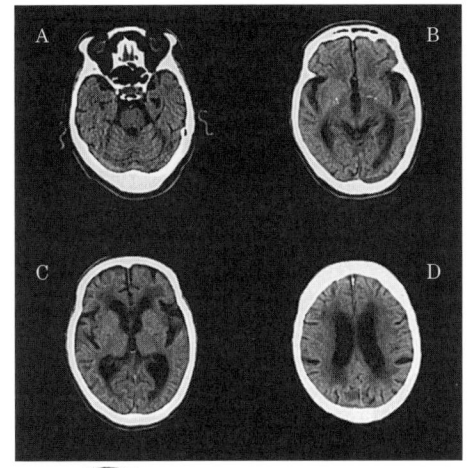

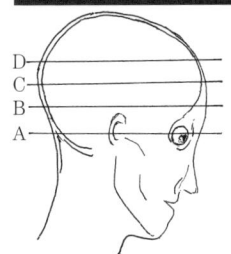

図 2.46 の説明:
D：側脳室上部レベル
C：側脳室レベル
B：視床下部レベル
A：眼窩・篩骨レベル

スキャン時間：1.5秒，
スライス厚：10 mm

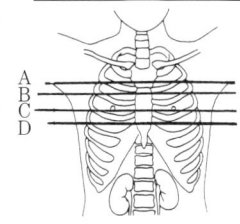

図 2.47 の説明:
A：腕頭動脈レベル
B：大動脈弓下端レベル
C：中間気管支幹レベル
D：中肺野・右心房レベル

スライス厚さ：7 mm，
ヘリカルピッチ：1.0 mm

図 2.46 頭部アキシャル画像　　　　　**図 2.47** 肺野低線量撮影画像

胸部断層撮影像で，スライス厚 7 mm，ヘリカルピッチ 1.0 mm の腕頭動脈レベルから中肺野・左心房レベル間の画像である。**図 2.48** はスキャン時間 1.0 秒，スライス厚 2 mm の中間気管支幹レベルの肺野 CT 画像で，肺野の高分解能の画像によって病変の検出が容易になってくる。**図 2.49** は腎門レベルから腎門下部に至る腹部臓器像である。スキャン時間 0.75 秒，スライス厚 5 mm，ヘリカルピッチ 1.5 mm の像で左右腎がよく描出されている。

このような高速なヘリカルスキャンによる撮像において，検出精度が高いこと，すなわち CT 値のわずかな違いでも差異が画像に描出できる高分解能（2 mm 以上の大きさの描出が可能）であり，しかも被爆線量が少ないことが必要不可欠である。

ヘリカルスキャン方式は，高密度・高画質，高速度撮影，低被曝線量がかなえられる装置であり，その性能により循環器系の生理学的変動や腹部体動の呼吸による影響を排除して撮像することができる性能を備えている，という点で画期的な方式といえる。これを可能にした背景には，高速度コンピュータによる装置の制御，得られる投影データの補間法による画像構成を即時に行う機能があることはいうまでもない。

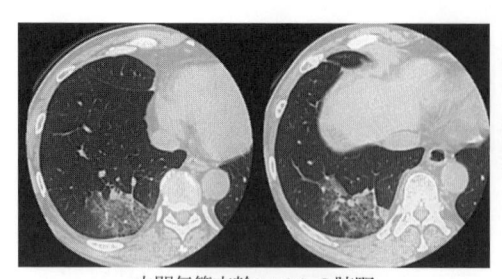

中間気管支幹レベルの肺野

図2.48　肺野高分解能CT画像

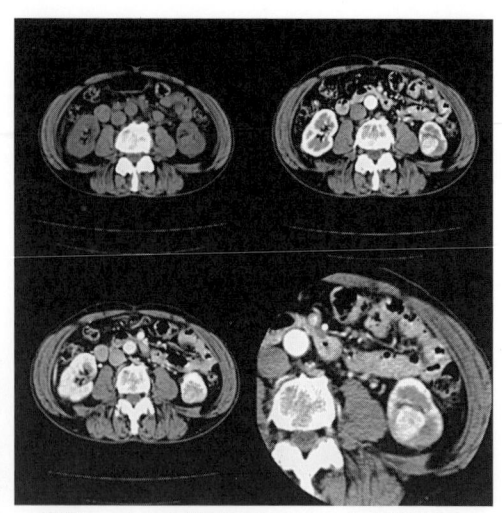

腎門レベルから腎門下部レベル。左右腎がよく描出されている
スキャン時間0.75秒，スライス厚5mm，ヘリカルピッチ1.5mm

図2.49　腹部CT像（腎臓を中心に）

2.7.7　マルチスライスヘリカルスキャンCT装置

シングルスライスCTにヘリカルスキャンが急速に普及し，撮影時間の高速化進展に大きく貢献したが，さらに現在では検出器を多列化したマルチスライスヘリカルスキャンが行われるようになった。マルチスライスCTは1回のスキャンで多数の画像を得ることができるので，より速い移動速度でスキャンしても，シングルヘリカルスキャンと比較して同等かそれ以上の高画質像が得られる。それに加え，精度の高い3次元画像が得られるという特徴をもっている。

シングルスライスCTでは数百個の検出器が1列に並び，1回転で1枚の画像構成が行われるが，マルチスライスCTは2次元方向（体軸方向）にも多数の検出器が配列され，1回転で複数スライスのデータを同時に収集して画像再構成を行う。シングルスライスCTとマルチスライスCTの比較を**図2.50**に示す。シングルスライスCTでは1列の検出器からのデータを処理する1DASであったが，マルチスライスCTでは4DAS（図中例では）である。なお，スライス数は検出器の列数で決まる。

マルチスライスCTは最小の4列から始まって，8列，16列と劇的に進化している。検出器の配列は均等形，不均等形，ハイブリット形（混合形）などがあり，**表2.2**に検出器の例を示す。マルチスライスCTでは1列に多数の検出器が配置（チャネル方向）されているが，体軸方向（エレメント方向）にも多数の検出器が格子状に配列されている。格子状検出器は，目的とするスライス厚に応じて体軸方向の検出セルのデータをDASと組み合わせて

2.7 X線CT　97

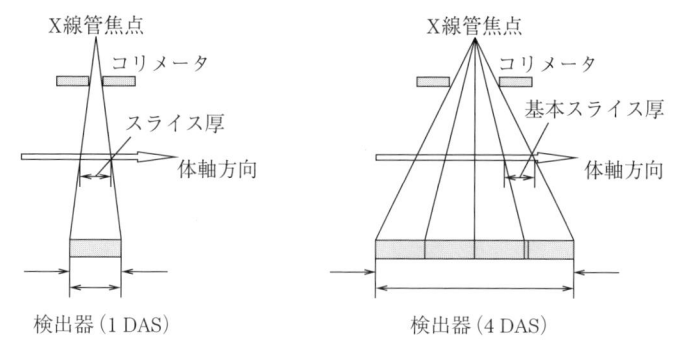

(a) シングルスライスCT　　(b) マルチスライスCT

図 2.50　シングルスライスCTとマルチスライスCTの比較

表 2.2　DASマルチスライスCT装置の検出器の例

種　類	素子数	チャネル数	検出器列数	検出器幅
ハイブリッド形	30 464	896	34 列	32 mm
均　等　形	14 176	886	16 列	20 mm
不 均 等 形	5 312	664	8 列	20 mm

使用する。DASの数は各社の方式によってさまざまである。例えば，表に見られる4DASで検出列が34の場合に，1回転で4列の検出器は同時に使用されるが，それ以外の検出器はヘリカルスキャンのヘリカルピッチによって順次活用されることになる。マルチスライスCTでは画像再構成は基本的には180°補間法が使用されるが，ヘリカルピッチにより投影データの分布は変化するため，投影データの補間は存在する投影データに依存して実行される。

　マルチヘリカルスキャンでは，薄いスライス厚が可能で雑音特性も良好となる。さらに，ハイピッチのデータ収集が可能なため，薄いスライス厚でデータを収集しつつ，補間点を体軸方向に範囲を広げ，かつフィルタリングでアーチファクトの少ない画像再構成が行われる。マルチスライスCTの画像再構成は，16 DAS，34 DASなど体軸方向に広がりが大きくなってくるとコーンビームとして画像再構成を考える必要がある。

　最近の技術では，X線放射管（管球），被写体と検出器の配置（ジオメトリという）を長くすれば同一の扇状ビーム（同一コーン）内に多数の検出器が配列できることから，ロングジオメトリ（管球から検出器までの距離がおおむね1 050 mm）を採用している装置も出現している。通常のショートジオメトリでは撮影可能範囲が20～24 mmであるが，ロングジオメトリでは32 mmの範囲まで拡大する。当然，スライス幅を最小にすることを目標としている。また，ロングジオメトリの場合には被写体へのX線の入口と出口にひずみが少ないという利点がある。ただし，距離が長くなることで，高速スキャンニング時に物理的に大

きな加速度 G が加わることになるので，ガントリの機械的構造に多大な強度が要求される。**図 2.51** に示す装置では最大 20 G の負荷に耐える構造にしている。なお，この装置の主な仕様を**表 2.3** に示す。

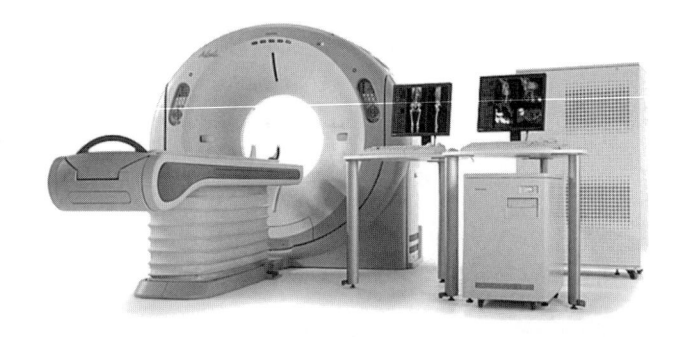

64 DAS の高速マルチスライス CT 装置の外観

図 2.51 64 列マルチスライス CT 装置[21]

表 2.3 64 列マルチスライス CT 装置の主な仕様とオプション機能[17]

検出器構造	自社開発 GOS 系検出器　0.5 mm スライス対応×64 列配列
ジオメトリ	標準ジオメトリ採用（画質重視のジオメトリ）
管球	高容量，高冷却，反跳電子対策済み MegaCool 搭載（陽極接地方式）
回転方式	リニアモータドライブ方式（回転ムラ，振動防止）
スキャン時間	0.5 秒（900 ビュー），0.4 秒*，0.45 秒* 最短時間分解能　40 ms（最大 5 セグメント対応）*
ノイズ対策	スティルス塗装（ガントリカバー特殊塗装による外界ノイズ対策） 近磁界解析（ガントリ内部基板シールドによる内部ノイズ対策） Super Advanced-μDAT（非接触データ転送）
再構成手法	TCOT（コーン角考慮：±30°チルト時の再構成可能）
被曝低減機能	Real-EC（SD 値を均一にし最適線量を自動計測） チルトヘリカル（水晶体被曝低減） 量子フィルタ（低線量撮影用画像フィルタ）

*高速スキャンオプション時

　図示の装置の検出器は，残光性が短く発光強度の強い固体検出素材 GOS（Gd_2O_2S：酸硫化ガドリニウム）を使用して，0.5 mm スライス分割を可能とし，57 000 個以上の検出素子をすべて 0.5 mm スライス用にしている。すなわち，0.5 mm スライスと 64 DAS で 32 mm 幅に 890 チャネル以上にわたって検出器が配置されている。この 64 列（64 DAS）システムでの画像再構成法は，数学的に優れている 3 次元逆投影再構成法としての **TCOT**（true cone-beam tomography）が採用されている。コーン角に最も忠実に投影データを収集する**フェルドカンプ**（feldkamp）**法**を応用した TCOT 法は，コーン角補正を行わない再構成法に比べて 6 倍以上の計算量になるが，求める断面を通過する点の値を一つ一つ求めて再構成する方法でありながら，超高速再構成演算で 1 秒当り 16 画像を構成している。

　TCOT 法の概念を**図 2.52** に示す。図(a)は再構成面から遠い Z 軸位置（体軸方向）に線源があり，端部の列が使用される。図(b)は線源の Z 軸位置が近く，内側の列が使用さ

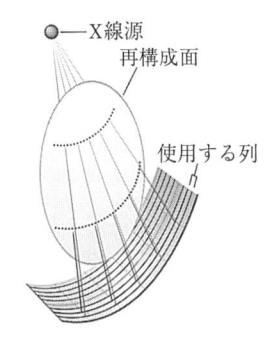

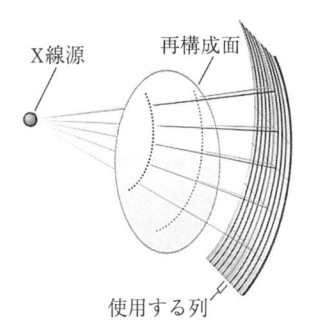

2.7 X 線 CT　99

(a) 再構成面から遠いZ
　　位置に線源があり、端
　　部の列が使用される

(b) 線源のZ位置が
　　近く、内側の列が
　　使用される

TCOT法は求める断面を通過する点の値を一つ一つ求
めて、画像再構成する手法である。スライス厚の精度が
非常に正確で、しかも、中心部と周辺部の厚みの差のな
い、均質な画像が得られる

図2.52 TCOT法の概念[17]

れる。これによってスライス厚の精度が非常に正確で、しかも、中心部と周辺部の厚みの差のない、均質な画像が得られる。

2.7.8 マルチスライスCTの特徴

原理的には広範囲に、かつ短時間スキャンが可能である。検出器の多列化により大幅な撮影時間の短縮や息止め時間の短縮が可能となり、また1回の呼吸停止で広い範囲で、しかも薄いスライスで高精度な撮影が可能になった。例えば、**図2.53**に示す肺野の検査画像では、薄いスライス厚の精度が正確かつ均質で、しかも気管支先端からのアーチファクトや末梢血管が太く見える虚像あるいは腫瘍のまわりなどに沿って発生する風車状のアーチファクトなどをTCOT再構成で排除し、きわめて精度の高い診断を可能にしている。

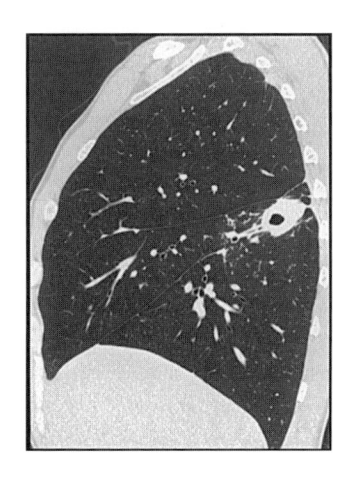

肺野の検査は、0.5mmスライス標準で
血管や気管支の走行、胸膜直下に至るま
での末梢描出ができる。これはコーン角
を考慮したTCOT再構成により、スラ
イス厚の精度が正確かつ均質な画像が得
られる

図2.53 肺野の検査画像[17]

高精度の3次元表示や **MPR**（multi planar reconstruction）**表示**が可能である。これは薄いスライス厚が可能になり，スライス方向（X-Y平面）と体軸方向（Z）の空間分解能をほぼ同じにでき，連続的な構造を正確に観察できる（等方位分解能画像の描出）ことである。マルチスライスCTの最大の特徴は立体画像が得られることである。シングルスライスCTでもスライス面を体軸方向に細かく，かつ多数集積して立体像とする方法は以前より試みられているが，スライス厚が厚いために細部の表現が困難であり，しかも多くの時間を要することから体動を含む部位についてはいっそうの困難を伴うことになるため，必ずしも実用的ではなかった。

マルチスライスCTが得意とする3次元像の例を二，三紹介する。

図2.54は，図（a）に肝臓周辺の血管造影3次元像を，図（b）には0.5 mmスライスの断層像を示す。図（a）では肝動脈末梢まで描出され，腫瘍と血管走行がひと目でわかる。これを図（b）のスライス像で見ると，肝臓の中に腫瘍の位置が確認できる。

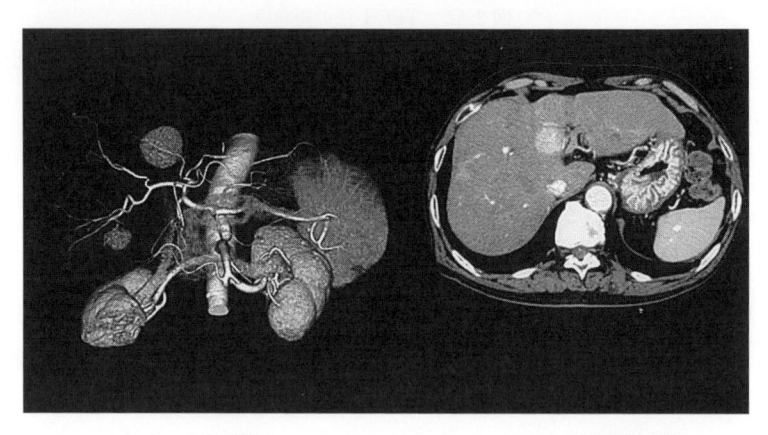

  （a）　3次元像   （b）　肝臓断面像

図2.54　肝臓腫瘍描出像[17]

図2.55は，図（a）にトルコ鞍レベル近傍の造影動脈血管像，図（b）に軸，頭頂方向のスライス像を示している。いずれも眼球後部の側頭葉部位に脳腫瘍が識別できる。

図2.56は心臓全体をわずか7秒で立体的に撮影した像である。冠動脈描出を目標として撮影されたので，7秒間のうちでも拡張期のわずかな時間を活用して心電同期法で検出した像である。図（a）は心臓全体像を表している。図（b）は冠動脈の血管造影像である。この画像はステント内狭窄の診断を目的に撮像されたもので，図（c）にその部分を強調した画像を示すが，これは単に薄いだけのスライスでは微妙なCT値の変化を捉えることはできない。徹底したノイズ対策と適切なレベルまで信号強度を高められる手法が要求される。これに対応できたのが，細いステントの開存状態を精密に表現しているこの画像であるといえる。

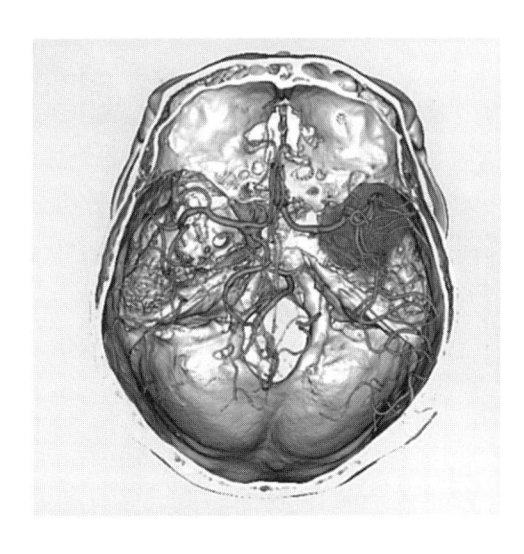

2.7 X 線 CT   101

（a）脳動脈のアンギオグラフィ

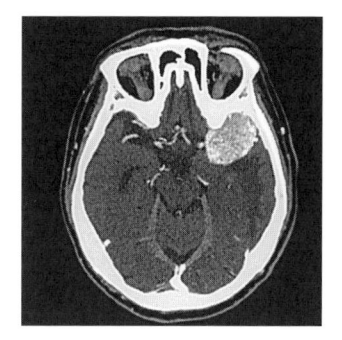

（b）頭軸像

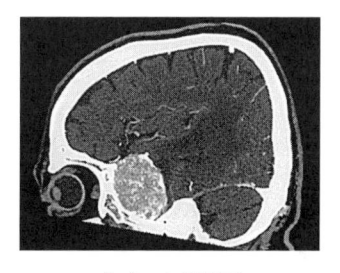

（c）矢状断面

図 2.55 脳腫瘍描出像（アンギオグラフィと病変部）

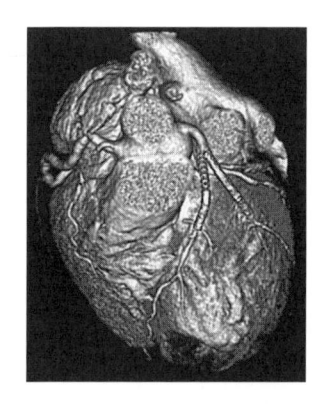

（a）心臓外側冠動脈分布像

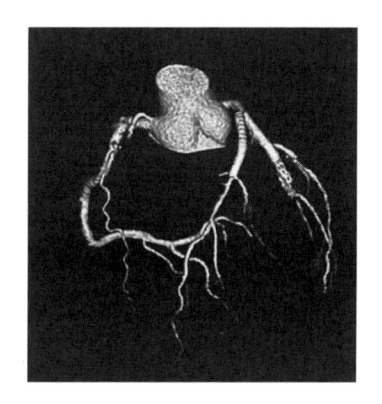

（b）冠動脈アンギオグラフィ

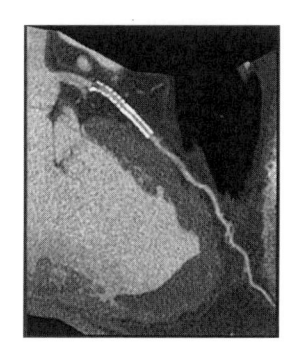

（c）ステント内狭窄診断

図 2.56 冠動脈を中心とした立体画像[17]

図 2.57 にアダムキュービック（adamkiewicz）動脈の描出の画像を示す。この動脈は脊髄に血流を供給している血管である。胸部大動脈などの動脈瘤手術の際に大動脈の枝となっている血管を切り離して手術することになるが，手術後の再結合に長い時間と患者への多くの負担を強いることになるので，枝血管の切離しは最小限にしたい。特に，脊髄への血管であるアダムキュービック動脈は細く，個人差も大きいため特定することは非常に難しい。その結果胸部大動脈瘤などの手術には，この動脈の血流障害による合併症が出てしまう恐れがつねにつきまとう。しかし，現実にはその対応は統計や経験，血管の太さなどに依存せざるを得ない状況であった。そこで，マルチスライス CT の画像が図示のようにアダムキュービック動脈の部位を高い確率で描出することで，いままで難問であった手術への対応がかなり改善されたと評価されているのである。

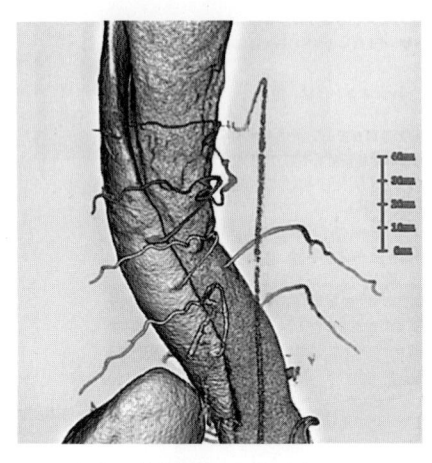

（a）脊椎動脈アンギオグラフィ　　　　　（b）脊椎周辺の動脈分布

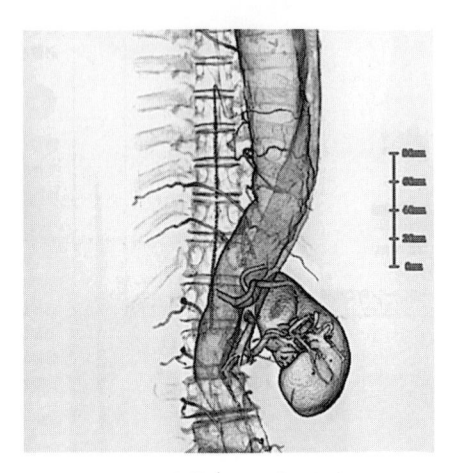

図 2.57　アダムキュービック動脈の描出[17]

膨大なデータの演算・処理と管理，モニタ診断の精度向上は，最新のマルチスライス CT においてその目的を達成しつつある。現在の 0.5 mm スライスで 64 DAS は簡単に到達できる技術ではなかった。2 mm スライスで 16 DAS，0.5 mm スライスで 16 DAS×4 などの経過をたどって達成したものである。スキャン時間も一気に 0.5 秒になったのではない。このような技術の進歩の過程でつねに問題になるのが X 線被曝線量の低減である。薄いスライス厚やマルチフェイズ時の X 線被爆は当然増加する。これへの対応として，高速度スキャンと同時マルチスライス法，および低線量でもノイズを排除する高画質再構成法がとられ，さらには全スライスが同じ SN 比で画像表示を可能とするためにスキャン中に適切な電流制御（熱電子流制御）を行い，最大 50 ％の被曝低減の確保に努めている。今後さらにスライス厚を薄くし，DAS 数を多くし，高精度な立体画像を高速で描出する方向に進んでいくものと思われる。

2.7.9 X線CTの性能評価

通常のX線CT画像については，**空間分解能**（どれだけ小さいものまで識別して表示できるか），**密度分解能**（どれだけX線吸収係数の小さいものまで識別して表示できるか），**時間分解能**（どれだけ短時間でスキャンが可能か）の評価があり，マルチスライスCTについては，立体的な空間分解能すなわち**等方位性分解能**（isotropic resolution）の評価がある。これらの評価法は，JISあるいは日本放射線技術学会基準によるファントムを使用する。

X線CTでの被曝線量は，X線管が回転し，数mm厚の扇状の線束であるため，一般撮影と同様の線量評価は困難である。そこで単一スライスにおける吸収線量を求める指標として**CT線量指数**（computed tomography dose index，**CTDI**）を規定している。スライス面に対する垂直線上の線量プロファイルの積分を，公称スライス厚と単一スキャンにおいて得られる断層数との積で除した値である。

CTDIの定義が多少理解しにくいが，具体的には一般にIEC規格のCTDI$_{100}$，CTDI$_W$などが使われる。この測定は160 mm（頭部用），320 mm（腹部用）のアクリル製円柱ファントム（ファントム中心および表面から10 mmの位置に90°間隔で孔を備える）にペンシル形電離箱線量計を挿入して行う。

X線CTの長所は，空間分解能すなわちX線吸収係数がわずかずつ変化するような病変の画像化に利点が大きいということである。例えば，出血の描出や石灰化の部位の描出に有利である。さらに，スキャン時間が極端に短縮されたので，撮影がいっそう短時間となり救急患者への適応が可能である。

X線CTの短所は，X線被曝があり，骨や空気のアーチファクトを受けやすく，軟部組織のコントラストがMRIに比べて劣ることである。さらに，横断面（体軸と直角の面）しか撮影できないなという短所がある。超音波画像やMRIのように任意の断面の撮影ができないという欠点がある。マルチスライスCTでの立体像から部分的には矢状断面が得られるが，これは直接撮影された画像ではない。

3 磁気共鳴画像診断装置（MRI）

3.1 発展の歴史

　磁気共鳴画像診断装置（magnetic resonance imaging，**MRI**）は**核磁気共鳴**（nuclear magnetic resonance，**NMR**）現象を利用した画像診断装置である。NMR現象は1946年ハーバード大学のE.M. Purcellおよびスタンフォード大学のF. Blochによって発見された原理である。最初は原子核および原子核間の物理化学的情報を得る測定方法として物理化学分析装置が商品化され，主に**フーリエ変換NMR分析装置**（FT-NMR spectrometer）が**赤外線分光分析装置**（FT-IR spectrometer）と共に化学構造分析に利用されている。NMR原理の発見により，両者は1952年ノーベル物理学賞を受賞している。原子番号と質量数が共に偶数でない原子核は，0でない核スピン量子数Iと磁気双極子モーメントをもち，その原子は小さな磁石と見なすことができる。それに磁場をかけると**ゼーマン効果**（Zeeman effect，垂直な磁場により電子エネルギー準位のスペクトル線が分離する現象）によって磁場強度に比例する，一定のエネルギー差をもった$2I+1$個のエネルギー状態をとる。電磁波の周波数を変化させながら分子に当てていくと，そのエネルギー差に相当する周波数のときに吸収が起こる。そのエネルギー差は原子の化学的な環境によって異なるので，吸収した電磁波の周波数からその原子の化学的な環境を知り，ひいては化学構造を詳細に知ることができるわけである。主に対称となる原子は水素または炭素であり，水素原子を対象とするものを^1**H NMR**（プロトンNMR），炭素原子を対象とするものを^{13}**C NMR**（カーボンサーティーンNMR）と呼ぶ。NMR技術は，DNAの構造解析に多次元NMR法として現在広く用いられているが，この手法の開拓者K. Wutherichは「NMRによる溶液中の生体高分子構造解析の開発」で2002年にノーベル化学賞を受賞している。また，もう一つのNMR技術の顕著な応用例が水素のNMRを利用した画像診断装置である。

　生体画像へのNMRの利用は，1971年ニューヨーク州立大学のR. Damadianが悪性腫瘍組織の磁気スピン緩和時間が正常組織に比べ約2倍長いとの報告から始まった。1973年，イリノイ大学のP.C. Lauterburは傾斜磁場による核磁気共鳴映像構成法を発表した。これ

は，ほぼ同時期に開発されたX線CT画像再構成法と同様のアルゴリズムで，傾斜磁場を人体に対して磁気的に回転させて得られる各方向からの投影データを画像構成することで，人体内の核磁気共鳴像を得る方法である。これを**ズーグマトグラフィ**（zeugmatography）と呼んだ。

ノッティンガム大学のP. Mansfieldは，さらに特定の断面のみを励起する方法を考案した。これは，選択励起パルスと呼ばれる振幅変調された高周波と傾斜磁場を同時に加え，特定周波数範囲に対する断面を励起する方法である。ズーグマトグラフィを組み合わせることにより任意の厚みの断層像が得られるようになった。

1978年にEMI社は頭部用撮影装置を発表して商品化に貢献する。この間に2次元フーリエ法が考案され，位相エンコードとリーディングと呼ばれる二つの傾斜磁場によって得られる磁気共鳴信号の強度と位相を利用する方法で，画像ひずみがなく解像度が断面内で同一であるなど，画質の向上が図られている。

現在，励起パルスの繰返し時間や高周波パルス強度を変え，撮影時間や画像コントラストの改善が繰り返され，さらには3次元フーリエ法やMRアンギオグラフィの開発が進行している。装置は，各種のパルス励磁法の開発，超伝導磁石による静磁場高度の強化などにより，高速度撮影，任意断面の設定，高分解能化が行われ，画質が飛躍的に向上した。医療分野でのMRI装置の開発に大きく貢献した功績により，P.C. RauterburおよびP. Mansfieldは2003年のノーベル医学・生理学賞を受賞している。

3.2 NMRの原理

物質を構成する原子は，陽電荷をもった陽子と中性子を含む原子核と，その周囲を自転しながら軌道運動する負電荷をもった電子から構成される。陽子と中性子から構成される原子核はスピン角運動量 S をもっている。スピン角運動量とは，これらの粒子の自転運動に関する回転の運動量と考える。陽子と中性子の角運動量は，符号の異なる磁気双極子モーメント $\mu = \gamma S$（ただし γ は磁気回転比と呼ばれる粒子固有の定数）を生じるので，奇数個の陽子または奇数個の中性子を含む原子核は磁性をもっている。偶数個の陽子と偶数個の中性子からなる原子核は磁性を示さない。そこで，$^1H, ^{31}P, ^{23}Na, ^{19}F, ^{13}C$ などの原子核がもつ磁性がNMR現象を起こし，NMR信号を観測することができる。なお，磁気には単独の磁極（磁気単極子）は存在しないので，必ず正負の磁極の対として存在する。すなわち，磁気についての基本的な要素は磁気双極子である。したがって，磁気双極子モーメントは磁気双極子がもつモーメントであるが，単に磁気モーメントということが多い。さらに簡潔に表現すると，スピンする荷電粒子（自転する陽子の核）は磁場を発生する。これが磁気モーメント

である。

3.2.1 静磁場と歳差運動

磁気モーメント $\boldsymbol{\mu}$ に外部磁場 $\boldsymbol{H}$ をかけると $\boldsymbol{\mu}$ と $\boldsymbol{H}$ のベクトル積 $\boldsymbol{\mu} \times \boldsymbol{H}$ で与えられる回転力（トルク）が発生する。角運動量 S をもつ核磁気モーメントは，回転力 $\boldsymbol{\mu} \times \boldsymbol{H}$ と角運動量 S にたがいに垂直な方向に歳差運動と呼ばれる回転運動を行う。回転力 $\boldsymbol{\mu} \times \boldsymbol{H}$ は角運動量の変化率 dS/dt に等しいので，$\boldsymbol{\mu} = \gamma S$ を用いると

$$\frac{d\boldsymbol{\mu}}{dt} = \boldsymbol{\mu} \times \gamma \boldsymbol{H} \tag{3.1}$$

となり，図 3.1(a) から $d\mu = \mu \sin\theta \cdot \omega dt$ なので，$|\boldsymbol{\mu} \times \gamma \boldsymbol{H}| = \mu \gamma H \sin\theta$ を考慮して上式に代入すると

$$\omega = \gamma H \tag{3.2}$$

が得られ[†]，歳差運動の角周波数 ω が磁気回転比 γ と外部磁気強度 H の積になっていることがわかる。

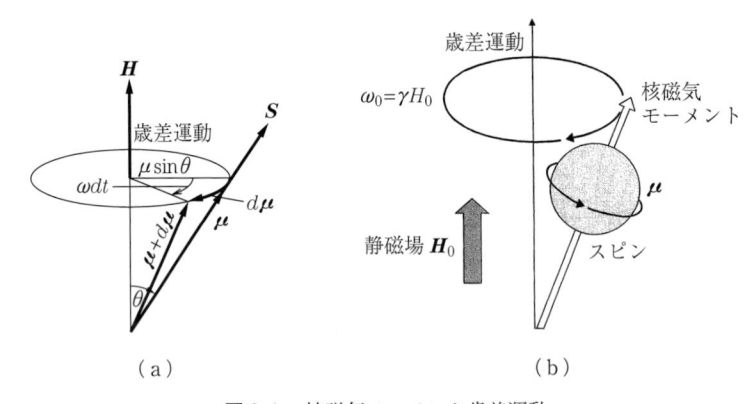

図 3.1　核磁気モーメント歳差運動

量子力学的には，原子核を構成する陽子と中性子の数の和である量子数が奇数の原子核は，角運動量をもった磁気モーメントが発生し，陽子が小さな磁石のような振舞いをする。この状態で外部磁界が加わると歳差運動をする。この様子を改めて図 (b) に示す。量子数 I と磁気モーメント $\boldsymbol{\mu}$ との間には $\mu = \gamma h I / 2\pi$ の関係がある。h はプランク定数である。磁気モーメントをもつ原子核を一様な静磁場 H_0 中に置くと，ゼーマン効果により原子核のエネルギー準位は $2I + 1$ 個の準位に分離し，その隣接準位間のエネルギーの差は

$$\Delta E = \frac{\gamma h H_0}{2\pi} \tag{3.3}$$

[†] ベクトルを太字で，そのベクトルの大きさを細字で表記した。

3.2 NMRの原理

となり，このエネルギー差に対応する角周波数 ω_0 は

$$\omega_0 = 2\pi \frac{\Delta E}{h} \tag{3.4}$$

となる．この周波数の電磁波を外部から与えると，核スピン系との間でエネルギーの授受が行われる．このように，静磁場中に置かれた核スピン系（核スピンは図中に示す歳差運動をする）に電磁波を照射したとき，核種と静磁場強度によって決まる固有の周波数の電磁波を吸収，あるいは放出する現象が核磁気共鳴である．

NMRの対象となりうる核種は22種類もあるが，生体内に多く存在するか，あるいは生体に投与してNMR現象を引き起こしうる核種は $^1H, ^{23}Na, ^{13}C, ^{31}P$ などである．このうち，水素原子核であるプロトン ^1H は自然存在比が最も多く，映像化の対象に最適である．

プロトンは，静磁場中では磁場 H_0 と同じ方向を向く低エネルギー状態 E_1（安定状態）と逆方向を向く高エネルギー状態 E_2 の二つの状態をもつ．ここで，隣接エネルギー差に相当する角周波数 ω_0 を外部から照射すると，核スピンはエネルギーを吸収し，低いエネルギー状態から高いエネルギー状態に遷移する．このNMR吸収の共鳴周波数は**ラーモア**(Larmour) **周波数**と呼ばれ，次式で表される．

$$\omega_0 = \frac{E_2 - E_1}{\frac{h}{2\pi}} = \gamma H_0 \tag{3.5}$$

この式は式(3.2)と同じことを表している．照射していた電磁波を遮断すると，高いエネルギーに遷移した核スピンは低いエネルギーレベルに戻り，そのとき吸収したエネルギーを同じ角周波数の電磁波として放出する．これがNMR信号として計測される．

生体内を観測しようとする微小体積内には，きわめて多くのプロトン（10^{23}個/cm³）が存在する．図3.2に示すように，静磁場 H_0 がない場合，核スピンはランダムな方向を向くのでベクトルとして総和は0となり，磁性は観測されない．しかし，静磁場 H_0 の中に磁気モーメント μ をもつ核スピンを置くと，それぞれの核スピンは同じラーモア周波数 ω_0 で個々

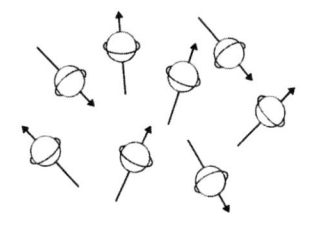

(a) 磁場がないとき，スピンの回転軸の方向は不規則である

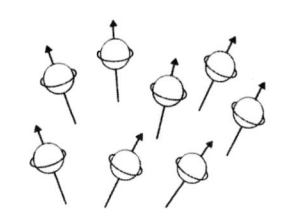

(b) 磁場があるとき，スピンの歳差運動の回転軸が磁場の方向にそろう

図3.2 磁場の有無によるスピンの歳差運動の違い

に回転位相の異なった歳差運動をする。そこで，核スピンの回転運動のベクトルの始点と静磁場の方向をそろえて，これらの個々の磁気モーメントの総和（$\sum \mu$）をとると，合成ベクトル M_0（巨視的磁化）として考えることができる（図3.3）。

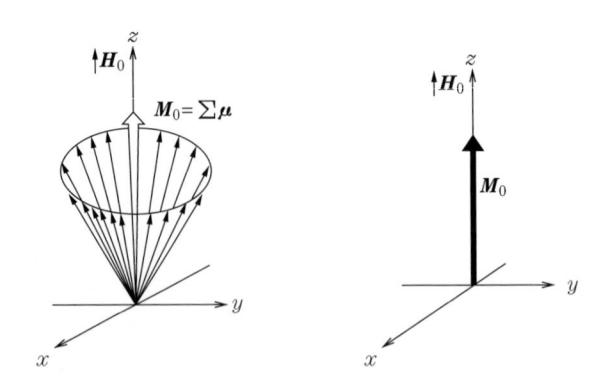

(a) 熱平衡状態では外部磁場方向（H_0）に向いて歳差運動するスピンの数がやや多い

(b) 1本の定状磁気モーメント M_0 が H_0 に向かって存在することと等しい

図3.3 外部磁場を受ける巨視的磁化

実際には，すべての核スピンが静磁場方向にそろうわけではなく，低エネルギーで安定状態にある核と高エネルギーの状態の核の2種類がある。その数の差はほとんど同じで，100万個の核のうち数個の核が低エネルギー側に多いだけである。低エネルギー核の磁気モーメントは静磁場方向に向き，高エネルギー核スピンは低エネルギー核とは逆の回転方向で，しかも磁気モーメントの方向も静磁場と逆方向である。すなわち，おのおののスピンの方向は異なるエネルギー状態をもっているといえる。

二つのエネルギー状態の核数の差がわずかであっても，プロトンの数はきわめて多いので，外部磁場方向を歳差運動する核の総和（低エネルギー核総数）効果は1個の大きな磁気モーメント M_0 として表されることができる。この二つのエネルギー状態を，水素原子核のスピン量子数が1/2であるという。

3.2.2 共鳴現象（エネルギーの吸収）

NMR現象は巨視的磁化の動き，すなわち**共鳴現象**（resonant phenomenon）に着目して説明することが多い。外部から電磁波の照射のない熱平衡状態では，巨視的磁化 M_0 は静磁場 H_0 と同じ方向を向く。この方向を z 軸とし，z 軸に垂直な方向 x 軸からラーモア周波数 ω_0 である**高周波**（radio frequency, **RF**）の磁場 H_1 を照射すると，M_0 は x-y 平面に向かって倒れ始め，z 軸のまわりに歳差運動を始める。この倒れる角度 θ は，照射する高周波磁

場の強度 H_1 と照射時間（RF のパルス幅時間）t_p の積として次式となる。

$$\theta = \gamma H_1 t_p \tag{3.6}$$

θ が $\pi/2$ となる RF パルス H_1 を **90°パルス**，$\theta = \pi$ となる RF パルス H_1 を **180°パルス**と呼ぶ。例えば，90°パルス H_1 を x 軸から照射すると，M_0 は y 軸上に倒れながら x-y 平面で回転する。

この現象を図 3.3(a) で考えると，共鳴（吸収）エネルギーが大きくなるにつれて歳差運動の円周は x-y 面に広がるが，その場合 M_0 が y 軸に倒れることはない。現実の共鳴現象では，パルスエネルギー $H_1 t_p$（励起）で M_0 が倒れる際に，図 3.4 に示すように，吸収エネルギーによって歳差運動の円運動半径が大きくなるのは，単に M_0 が傾斜するのでなく同時に回転している各核スピンがたがいに接近しながら回転し，y 軸に 90°倒れたときは個々の核スピンは重なり合って同時に回転している。このために M_0 の長さは変わらないのである。

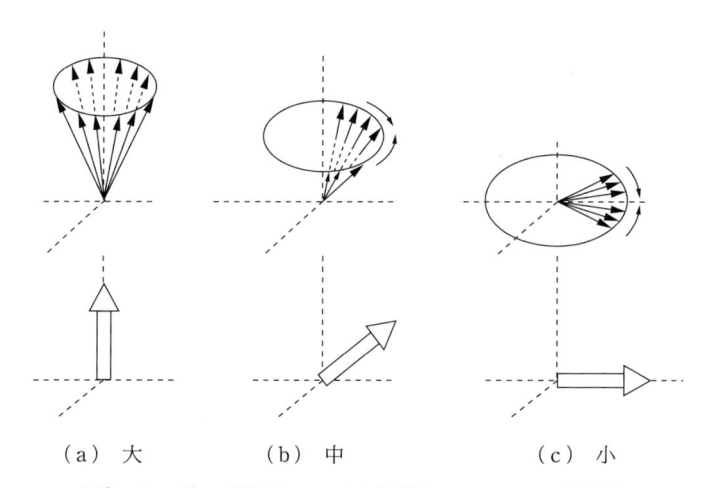

(a) 大　　(b) 中　　(c) 小

共鳴エネルギーが増大していくと巨視的モーメントは傾斜する

図 3.4　核スピンの相互作用による共鳴現象

共鳴現象を高周波数 RF の磁場の作用として考えてみよう。ここでいう RF とは**高周波数電磁波**（radio fraquency）のことである。電磁波の本質は，電界と磁界が鎖状に連なって両者がたがいに直角に交わるように振動する横波であり，光の速さで伝播する。この横波である電磁波の磁界成分波 H_1（図 3.5）が x 軸に加わる。陽子（原子核）は新しい磁場 H_1（周波数 ω_0）に誘導される。すなわち，磁気 H_1 のエネルギーを吸収し，共鳴する。その結果，H_1 の磁場に沿って徐々に並び，核同士の位相が一致してくる。印加エネルギー $H_1 t_p$ が大きくなると位相は完全に一致する（図 3.6）。

静磁場 H_0 を中心に回転している核スピンと高周波磁場を加えたことによる核スピン相互の位相変化は，運動する座標の外部から見ると，M_0 がらせん状に回転しながら x-y 面に近づいてくるのがわかる。これを内部の回転座標に乗って M_0 を観察すると，式 (3.6) に沿

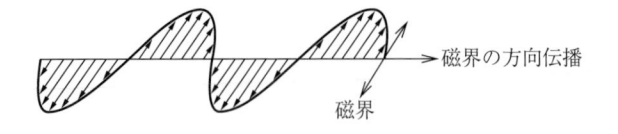

図3.5 電磁波の磁界成分の伝播

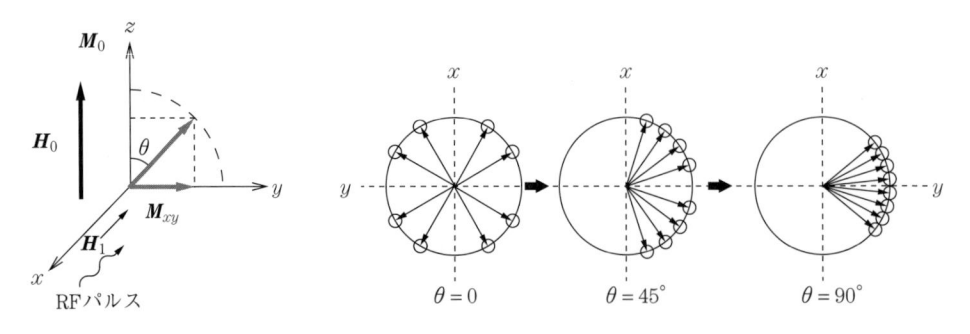

（a） RFパルスの印加
（b） x-y平面の核スピンの位相変化

図3.6 RFパルス磁場（H_1）印加時の磁気モーメント変化

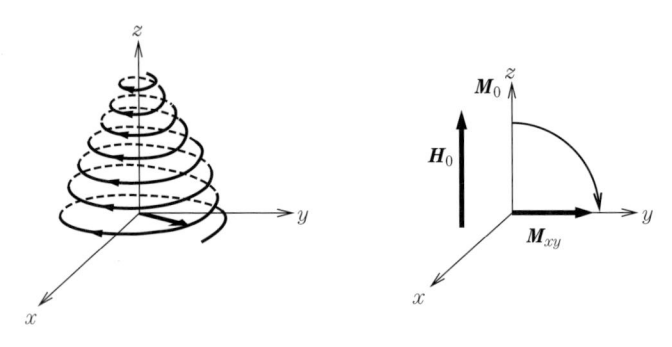

（a） 座標系の外から見ると，磁化ベクトルがらせん運動してx-y面に近づくのがわかる
（b） 回転座標系内で観察される磁気モーメント

図3.7 回転座標系内外から見た共鳴現象の表示

ってy軸方向に傾斜していくように表現できる（図3.7）。

先に，水素原子のスピン量子数が1/2であり，核スピンの高・低二つのエネルギー状態が存在し，静磁場中ではほんのわずか低エネルギー状態のプロトン数が多いために，静磁場と同方向の総磁気モーメントM_0が観測されると述べた。このほんのわずかな差はRFの照射によって，核スピンはエネルギーを吸収し，低エネルギー状態から高いエネルギー状態へ遷移することを式(3.5)が表している。これを90°パルス励起によって，ほんのわずかな差の二つのエネルギー状態が平衡になる。RFパルスによってエネルギーが加えられ，上向きの陽子が高エネルギー状態に移行し，両方の状態にある陽子の数は等しくなる（図3.8）。こ

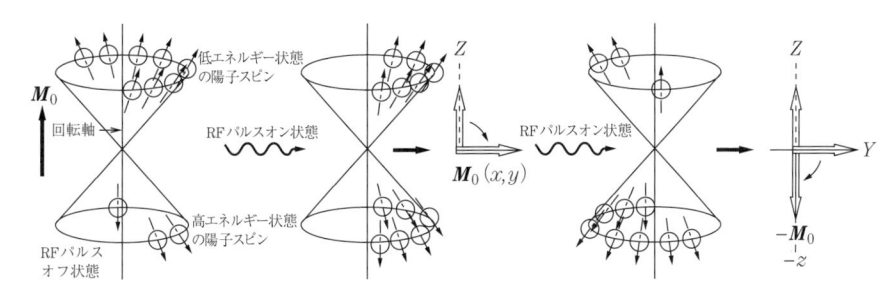

(a) RFパルスオフ状態　(b) 90°パルスを印加した場合　(c) 180°パルス印加した場合

図3.8　90°パルス，180°パルスによる陽子の振舞い

のようなことが起きるとき，縦方向（z軸方向）の磁化ベクトルは存在しなくなる。さらに，RFパルスの交流磁場変化により，おのおののスピンは位相を合わせて歳差運動を始める。位相の合った上向きと下向きの歳差運動している陽子全体のベクトルは横平面（x-y平面）に存在する。これを**横磁化**という。

RFによるエネルギー吸収は二つの現象が同時に発生していることがわかる。核スピンのエネルギー吸収現象は理論的には図3.8のとおりである。しかし，図3.4に示すように，回転座標内で観察した共鳴現象は，「核スピンの共鳴による位相の一致とそれに伴ってM_0がy軸に傾斜し，縦軸（z方向）共鳴と横軸（x-y平面）共鳴が同時に起きている」とすると理解しやすい。すなわち，式(3.6)によってM_0は傾斜するが，それと同時にばらばらに回転していた核スピンは徐々に接近し，最後は一緒になってx-y面を回転する。これをM_0だけに着目すれば図3.7(b)の"縦磁化"となり，核スピンの位相に注目すれば図3.6(b)の"横磁化"のように図示できる。

式(3.6)でθがπとなるRFパルスH_1を180°パルスと呼ぶといった。180°RFパルスは90°RFパルスの2倍の強さがあるので，図3.8(c)の励起状態を参考にすれば，180°RFパルスを加えると横向きの磁化ベクトルは逆向きになり，$-M_0$から再びスピンが始まる。この場合は上向きのスピンは低エネルギー状態から高エネルギー状態に押し上げられる。180°パルスは，平衡状態にある上向きの陽子を，位相の一致（すなわち横磁化）をもたらさずに正反対の方向にする。

3.2.3　共鳴現象（エネルギーの放出）

エネルギーの吸収で貯えられた共鳴現象は，横方向からの高周波電磁波RFエネルギーの供給が遮断されると，共鳴エネルギーの放出が行われる。この放出には90°あるいは180°に倒れた縦方向M_0の復元と，横方向から位相の一致が消出してばらばらな陽子の歳差運動が復帰する。これらを総称して緩和現象という。励起状態から元の状態に戻る間にNMR信

号（放出エネルギー）を発生するが，NMR 信号の大きさ，信号波形，放出時間を測定する。この NMR 信号の測定値から MRI 画像を構成する。

3.3 緩和現象

緩和現象（relaxation phenomenon）の様子は，励起方法によって異なる。90°RF パルスか 180°RF パルスか，あるいは両者を組み合わせた場合かの励起方法によって，緩和の状態が違ってくる。この緩和現象では，復帰にどのくらい時間（緩和時間）がかかったかが大切な意味をもっている。微小部分のプロトンの密度（例えば組織の水素原子の密度）によって緩和時間が決まる。

最初は熱平衡状態にある巨視的磁化 M_0 に対して外部から 90°RF パルスを照射すると，z 軸を向いていたものが y 軸に傾倒して向く。その後は励起から開放されて次第に M_0 は z 軸方向に戻り，十分な時間経過後，初期の熱平衡状態に完全に戻る。この過程の巨視的磁化の z 方向成分の時間的変化 $M(t)$ は，90°パルス照射直後（終了時）を時間原点にとると

$$M(t) = M_0(1 - e^{-t/T_1}) \tag{3.7}$$

となり，180°パルス照射の際には直後の $M(t)$ は

$$M(t) = M_0(1 - 2e^{-t/T_1}) \tag{3.8}$$

となる。ここで T_1 を**縦緩和時間**（longitudinal relaxation time）という。これら式を**図 3.9** に示すが，このグラフを**縦磁化の回復曲線**という。

T_1 は，核スピンを縦軸に沿って再び並べる時間，あるいは核スピンが吸収した共鳴エネルギーを周囲の格子に熱振動エネルギーとして放出して元の安定な低エネルギー状態に戻る

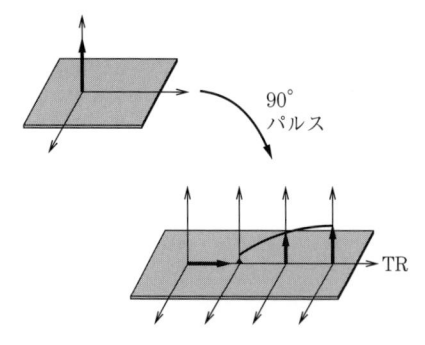

（a）飽和回復(SR)法(90°-TR)　　　　　　（b）反転回復(IR)法(180°-TI)

遅延時間 TR の間に飽和が始まり，平衡状態に戻り始める。磁化の大きさを知るため，第 2 の 90°パルスを照射すると磁化は x-y 平面内に倒れ観測される

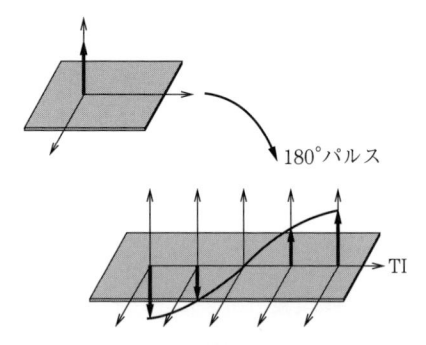

時間 TI の間に系は飽和し，磁化 M_0 は平衡状態へ回復し始める。磁化の大きさを知るために，系に 90°パルスを照射すると，磁化は x-y 平面内に倒れる

図 3.9　縦緩和時間の模式図（回復曲線）

3.3 緩和現象

速さを示す時間なので，縦緩和時間，**スピン-格子緩和時間**（spin-lattice relaxation time）または**熱緩和時間**などと呼ぶ．T_1は，微視的に見ると核スピンの置かれた周囲の局所的な磁場環境や粘性，温度などによって決まる．また，同じ物質のT_1値でも，静磁場強度が異なると変化する．

M_0がy軸方向に傾倒していくように見えるのは，共鳴によって横磁化が発生するからであると述べたが，緩和現象においても縦磁化ベクトルが回復するように横軸方向の磁気ベクトルM_{xy}がある速度で減少していく．これは高周波電磁波による励磁の際に，高・低エネルギー両側の同数のスピンが同位相で歳差運動することでx-y平面に横磁化ベクトルが発生することを考えると当然な現象である．その様子は次式で表現できる．

$$M_{xy}(t) = M_0 e^{-t/T_2} \tag{3.9}$$

この式で表される過程を**横緩和**（transverse relaxation）と呼び，T_2を**横緩和時間**（transverse relaxation time）という（**図3.10**）．この過程では吸収した共鳴エネルギーをスピン間の相互作用で授受するので，**スピン-スピン緩和時間**（spin-spin relaxation time）と呼ぶこともある．T_2は，スピンの存在状態に依存するので，物質の種類や状態によって異なる．しかし，同じ物質のT_2値は，静磁場強度によらず変化しない．

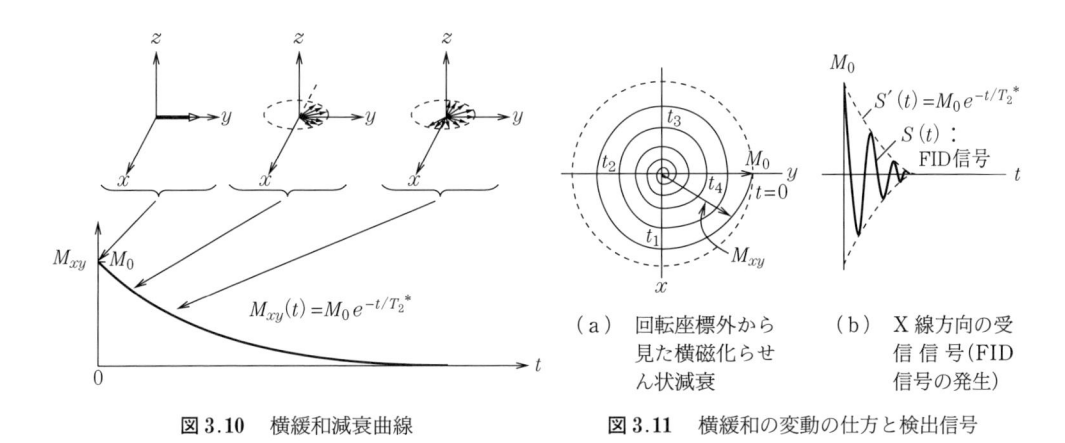

図3.10 横緩和減衰曲線

図3.11 横緩和の変動の仕方と検出信号
（a）回転座標外から見た横磁化らせん状減衰
（b）X線方向の受信信号（FID信号の発生）

z軸に沿った磁化の増加とx-y平面での磁化の減少は，二つの異なる速度で起こる二つの独立した複雑な過程である．T_2の減少はT_1の増加に比べて数倍も速い．その理由は**位相分散**という現象にある．位相分散の要因にはスピン-スピン相互作用と外磁場の不均一性の二つがある．

隣接するプロトンはたがいに同位相で回転していたが，横緩和の時相になると，ほんのわずかな磁場の違いでスピンとスピンの間に歳差運動の微妙なずれが生じ，ほんのわずかだけ位相が乱れる．プロトンとプロトンの相互作用で生じる磁場の違いはとても小さいが，スピンが置かれている磁場の不均一性を生み出す．それゆえに位相が分散する最初の原因は，組

織の固有な性質にある。これを**スピン-スピン相互作用**（spin-spin interaction）と呼び，組織に固有の特性で，T_2 によって計測される。スピンの位相分散をもたらすもう一つの要因は，外磁場の不均一性である。どんなに安定した磁場であったとしても PPM（100万分の1）の単位の不均一性は避けられない。このような磁場の不均一性によって，異なる部位のプロトンは異なる周波数で歳差運動をする。これらのわずかな周波数の違いがスピンの位相分散を起こすことになる。外磁場の不均一性を考慮した横緩和時間を T_2^* と表し，スピン-スピン相互作用のみによる横緩和時間 T_2 と区別している。

90°パルス印加後，x-y 平面で磁化 M_{xy} は周波数 ω_0 で回転するが，印加遮断直後から位相分散が始まり，$M_{xy}(t)$ は図3.10のように減少していくが，この現象を x-y 平面で観察すると**図3.11**(a)のように M_{xy} は歳差運動しながら減少するので，らせん状に縮小していくようになる。RF 受信コイルで x 軸方向の NMR 信号で受信すると（通常，RF コイルは励起時に送信機として，NMR 信号受信時に受信機として併用さる），図(b)の指数関数的に減衰する振動波形となる。これを**自由誘導減衰**（free induction decay, **FID**）と呼び，図のグラフを横磁化の減衰曲線という。数学的には次式のように示される。

$$M_x = M_0 e^{-t/T_2^*}(\cos \omega_0 t) \tag{3.10}$$

なお，T_2^* は外部磁場の不均一性によるから，次式の関係が与えられる。

$$\frac{1}{T_2^*} = \frac{1}{T_2} + \gamma \Delta H \tag{3.11}$$

実際の装置では ΔH をきわめて 0 に近づける努力がなされたり，励磁方法である 90°パルス，180°パルスの使い方で T_2 と T_2^* との差を小さくしようとしている。

3.4 緩 和 時 間

生体組織を対象として，自然存在比の最も高いプロトンの画像を考えると，映像から得られる主な情報は，プロトン密度，縦緩和時間 T_1，横緩和時間 T_2，血流情報と呼ぶ化学シフト情報である。一般的な撮像を考えた場合，主に前三者によって決まる。のちに述べるパルスシーケンス（90°パルスや 180°パルスの繰返しや組合せ）のパラメータを変えるだけで画質が大きく変化する。最も信号強度に影響を与えるのは，プロトン密度，T_1，T_2 である。

MRI が X 線 CT と異なる特徴的な点は緩和時間にある。このことは，発展の歴史で紹介したように，MRI の臨床応用が，1971 年に R. Damadian が「悪性腫瘍の縦緩和時間 T_1 が，正常な組織 T_1 より延長する」ことを発表したことに起因していることからも十分に理解できる。

MRI が臨床診断に有効であるのは，病変部の T_1 値が長くなったり，短くなったりするこ

とを，画像上の信号強度，すなわち濃度変化として観察できるからである。通常 T_1 強調像（T_1 値で構成する撮像）では，水が多い領域では低信号で描出され，脂肪分が多い領域では高信号となる。

組織の T_1 は，水素原子核（プロトン）がエネルギーを周囲の格子との間で授受できるか否かによる。最も効率的なエネルギーの付与は，プロトンの自由運動の周波数がラーモア周波数 ω_0 になるときに起こることがわかっている。ラーモア周波数は式(3.5)で定義されるが，水素プロトンの歳差運動周波数 ω_0 は

$$\omega_0 = 42.6 \,\mathrm{MHz/T} \tag{3.12}$$

である。なお，T は tesla の略で1テスラは 10 000 ガウスである。

水では $\omega(\mathrm{H_2O}) \gg \omega_0$，固体では $\omega(固体) < \omega_0$，脂肪で $\omega(脂肪) \cong \omega_0$ である。脂肪では炭素-炭素結合周囲にある炭素の回転運動周波数がラーモア周波数に近く，プロトンと格子とのエネルギー授受が増加するため，T_1 を短縮する。タンパク性溶液では，水分子がタンパク質のような親水性高分子物質の周囲に結合してある程度水分子の運動自由性を奪い，その運動周波数はラーモア周波数に近づく。この結果，T_1 は短縮される。そこで T_1 の特徴についてはつぎのようなことがいえる。

① 静磁場に依存し，高い磁場ほど T_1 は長くなる。
② 固体では T_1 は短く，液体ほど長くなる。純粋な水は T_1 が最も長い。
③ 生体内の軟組織の水分含有量によって T_1 が変化する。タンパク質や脂肪の T_1 は短くなる。
④ 脂肪は最も短い T_1 をもつ。
⑤ タンパク性液体も短い T_1 である。
⑥ 固体は水と脂肪の中間の T_1 となる。

組織の T_2 は組織中のプロトンのスピンの位相分散する速度によって決まる。速く位相分散すれば T_2 は短く，ゆっくり位相分散すれば T_2 は長くなる。水分子は簡単な分子構造と分子量が少ないことから，水素プロトン間のスピン-スピン相互作用は非常に小さいので，他の組織に比べて位相分散が非常にゆっくりした速度で進行する。分子内および隣接した分子間の水素プロトン間距離が比較的離れているので，相互作用は小さく，位相分散も遅い。固体の分子構造は緻密な構造で，水素プロトン間の相互作用も頻繁に起こる。多くのスピン-スピン相互作用により位相分散は速く進むので，固体の T_2 は短くなる。脂肪やタンパク性物質では，位相分散は固体より遅く，水より速いので T_2 は両者の中間になる。

以上をまとめると，横緩和時間 T_2 の特徴は以下となる。

① 水の T_2 は非常に長い。
② 固体は短い T_2 である。

③ 脂肪は中間の T_2 である。
④ タンパク性液体はタンパク質含有量によって短時間から中間の T_2 の値である。

T_2 値は，臨床上非常に有用であり，一般的には T_2 強調画像（T_2 で構成する撮像）を撮れば，病変の概略がつかめるほどである。病変部が T_2 強調画像で高信号に描出されるのは，脳梗塞，出血，脱髄，腫瘍，浮腫や脂肪腫など広範囲にわたっており，病変部が高輝度で描出されるので，診断しやすい。

3.5 パルスシーケンス法

組織のプロトン密度，T_1, T_2 を求めるのに，90°パルスや180°パルスを繰り返し使用して測定する。これらの値を使って画像を作ろうとすると，画素の数だけ繰り返して測定をしなければならない。一断面の画素数は 256×256〜512×512 と多く，しかも数秒から0.1秒のレベルの高速で撮像することが要求されるから，どのようなパルスシーケンスを使用して，かつどのよに高速なデータ処理をするかが重要な要素になる。

3.5.1　90°パルス-90°パルス法

90°飽和パルスにより縦磁化 M_0 が x-y 平面に倒れてから **TR**（repetition time，**繰返し時間**）後に再び90°パルスを加える。この操作を繰り返す（**図3.12**）。TR は90°パルスが十分に回復しない時間であるので M_z の値で90°倒されることになる。M_z は TR 時における回復曲線，式(3.7)の縦磁化の値であるから

$$M_z = M_0(1 - e^{-TR/T_1}) \tag{3.13}$$

となり，M_z 値を初期値とする横緩和現象〔式(3.10)〕である減衰曲線上の TE（TR から

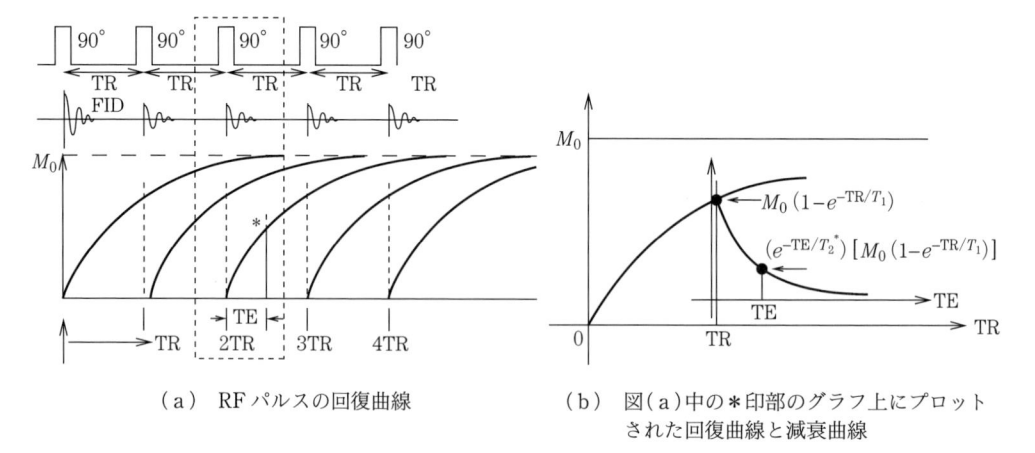

（a）RF パルスの回復曲線　　　（b）図(a)中の＊印部のグラフ上にプロットされた回復曲線と減衰曲線

図3.12　90°パルス-90°パルス法

のエコー遅延時間）時点では

$$M_{x=\text{TE}} = e^{-\text{TE}/T_2^*}\{M_0(1 - e^{-\text{TR}/T_1})\} \tag{3.14}$$

となる〔図 3.12（b）〕.

NMR 信号は x 軸の励磁コイルを受信用コイルとして併用するので，NMR 信号はすべて横磁化信号から得られることになる．すなわち，式(3.13)から，TR 時間直後の M_z が FID 波の初期値で測定できるので，T_1 値が算出できる．式(3.14)の TE 時間から $M_{x=\text{TE}}$ 値が決まるので，T_2^* が計算される．この T_1 回復曲線に T_2^* 減衰曲線を重ね合わせて描くと，視覚的に縦磁化と横磁化のおのおのの時間が x-y 平面の NMR 信号から得られることが理解できる．

最初の縦磁化 M_0 は可動プロトンの数に比例する．すなわち，$M_0 \propto N(H)$ であるから，式(3.14)は信号強度を SI とすれば

$$\text{SI} = N(H)(e^{-\text{TE}/T_2^*})(1 - e^{-\text{TR}/T_1}) \tag{3.15}$$

と表せる．90°パルス-90°パルスシーケンスでは T_1 は T_2 の数倍大きいので，TR 時間が経過した後は x-y 平面上の磁化は完全に 0 となっている．短い TR は T_1 コントラストを増強する．TR が長過ぎると，TR $\to \infty$ で $1 - e^{-\text{TR}/T_1}$ は 1 となり，上式の T_1 の影響が取り除かれる．短過ぎる TR では，TR＝0 に近くなるので

$$1 - e^{-\text{TR}/T_1} = 1 - 1 = 0 \quad \therefore \quad e^{-0/T_1} = e^0 = 1 \tag{3.16}$$

となり，式(3.15)の SI＝0 で最終的にはなにも信号がなくなってしまう．このことは，組織の T_1 とあまり変わらない TR が望ましいといえる．

TE をきわめて短くしても部分飽和の T_1 が測定される．すなわち，TE $\to 0$ で

$$\text{SI} = N(H)(1 - e^{-\text{TR}/T_1}) \quad \therefore \quad e^{-\text{TR}/T_2^*} \to e^0 = 1 \tag{3.17}$$

となるので，T_2^* の影響を取り除ける．したがって T_2^* を測定するには至らず，T_1 の強調画像が得られる．

TR を非常に長くした飽和回復での T_1 は，プロトン密度強調画像（水素原子核の密度分布像）となる．実際のところ，この 90°パルス-90°パルス法は現在あまり使われていないが，このパルスシーケンスは単純で理解しやすく，これから発展する複雑なパルスシーケンス法の出発点となっている．

3.5.2　180°パルス-90°パルス法（反転回復法）

磁化ベクトル M_0 が H_0 方向を向いている状態で 180°パルスを印加すると，M_0 は $-M_0$ となり **TI**（inversion time）回復曲線に従い M_0 はやがて 0 になり，後に元の磁化 M_0 まで回復しようとする（図 3.13）．TI 後に 90°パルスを印加すると，T_1 回復曲線と共に FID が生じる．$M(t)$ が時間軸と交差するゼロ点 TI（null）は

図3.13 反転回復法（IR・180°-90°パルス）

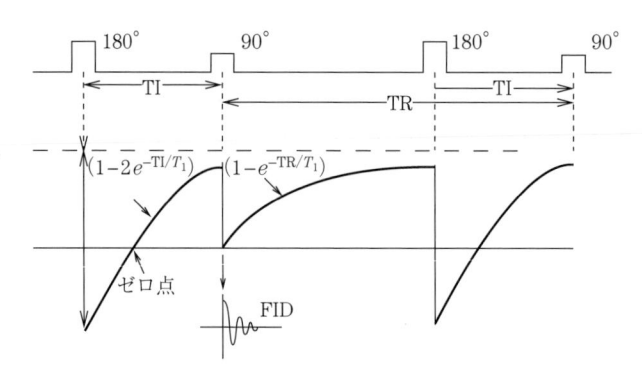

一つの反転回復サイクル中に2種類の回復曲線がある

$$M(t) = M_0(1 - 2e^{-\mathrm{TI(null)}/T_1}) = 0 \tag{3.18}$$

から求めると

$$\mathrm{TI(null)} \fallingdotseq 0.693\,T_1 \tag{3.19}$$

となる。この式から T_1 値は求められて，図示のように TI 後に 90°パルスを加える。すると T_1 の回復曲線が描かれるが，その曲線は次式で示される。

$$M_{\mathrm{TR}}(1 - e^{-\mathrm{TR}/T_1}) \tag{3.20}$$

である。なお，M_{TR} は TI 時の値 $M_0(1 - 2e^{-\mathrm{TI}/T_1})$ である。

反転回復（inverting recovery，**IR**）**法**で非常に重要なのは，ある組織の T_1 の 0.693 倍，すなわち TI（null）時に励起パルスを設定することで，その組織の信号を抑制できることである。この現象を浮腫と白質の二つの組織に当てはめると，浮腫は白質よりプロトン密度が高いので，180°パルスでは浮腫のほうが白質より $-z$ 軸方向に大きな値となる。その後 TI 回復曲線により $+z$ 軸方向に両者ともゼロ点を通過しながら回復するが，ゼロ点時間は白質が速く，浮腫は遅い。ゼロ点の遅い浮腫の TI（$= 0.693\,T_1$）で 90°パルスを印加すると，浮腫の磁化は 0 で始まり，以後も 0 のまま変わらない。それは x-y 平面上に浮腫の横磁化はなくなるからである。白質だけが FID 信号を発生し，かつ TR 回復曲線が描かれる。この操作で浮腫の信号が抑制されたことになる。ここではたまたま浮腫と白質を例題としたが，臨床的な応用として「診断により有効な画像を得るには，どのような成分の組織を抑制すればよいか」は，診断の主旨によって決まる。

3.5.3 スピンエコー法

FID には，静磁場不均一や磁化率の変化に敏感であるという特徴がある。具体的には，3 次元の微小な容積をもつ単一の画素を考えるときに，この画素内での局所磁場が均一でな

いと，均一な場合に観測される磁化に比べて磁化の大きさは小さくなる。このときの信号の減衰の程度は，時定数 T_2^* に従うことは式(3.11)にすでに述べた。ΔH が大きくなると T_2^* は小さくなり，横緩和強調の信号を計測すると，信号減衰は短い時間のうちに生じる。この欠点を避けるために考えられた方法が**スピンエコー**（spin echo，**SE**）**法**である。

SE法は，90°RFパルスの照射後の τ 時間後に180°RFパルスを照射し，同じく τ 時間後にエコー信号として形成させる方法である（**図3.14**）。90°RFパルスにより x-y 平面にスピンを倒す。時間 τ を待って180°RFパルスを加える。それから繰返し時間分の長い時間待ってからこの過程を繰り返す。

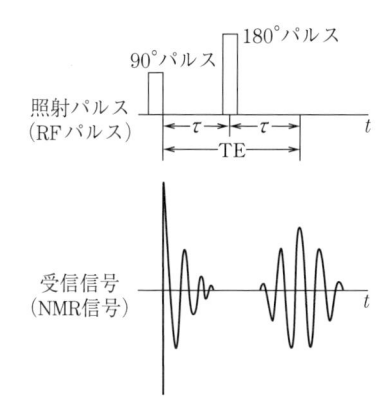

図3.14 SE法によるスピンエコー信号の発生

この現象をもっと詳細に追ってみよう。まず，x 軸からの90°パルスにより x-y 平面の y 軸にスピンを倒した後，FIDが生じる〔**図3.15**（a）〕。FIDは T_2^* 効果により，時間 τ 後には位相分散が急速に起こってスピンの位相はずれる〔図（b）〕。この状態で x 軸から180°パルスを印加すると，x-y 平面上で各スピンは x 軸を回転軸として180°反転し，$+y$ 軸成分は $-y$ 軸成分となり，回転 ω_0 も逆方向となる〔図（c）〕。そのため時間 τ 後には各スピンは $-y$ 軸上に再び完全に位相がそろって収束する〔図（d）〕。この時点でFIDは最大となる。この様子を図3.14上で表現すれば

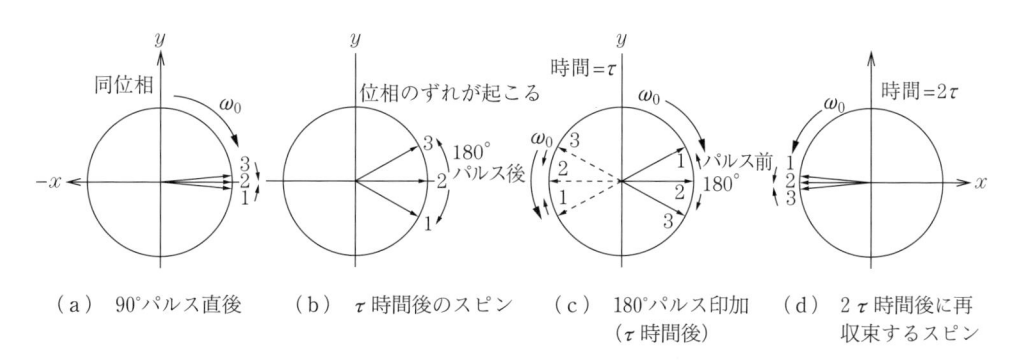

(a) 90°パルス直後　　(b) τ 時間後のスピン　　(c) 180°パルス印加（τ 時間後）　　(d) 2τ 時間後に再収束するスピン

図3.15 スピンエコー法による横磁化スピンの変化

① 時間 τ は 90°パルスから 180°パルスまでの時間である。
② 時間 τ は 180°パルスから横磁化信号強度が最大となるまでの時間である。
③ 時間 2τ を**エコー時間**（echo delay time, **TE**）と呼び，90°パルスから信号強度が最大になるまでの時間である。
④ 180°パルスは**再収束パルス**と呼ばれる。

x 軸より 180°パルス加えることにより外磁場の不均一性のための位相損失を防ぐことができる。SE 計測方法には二つの方式があり，ここで取り上げた方式は，そのうちの一つで **CP**（Carr-Purcell）**法**という。他の一つは **CPMG**（Carr-Purcell-Meibom-Gill）**法**である。CPMG 法は，初めの 90°パルスの印加は CP 法と同じだが，180°パルスの印加を y 軸から行い，y 軸を回転軸としてスピンを回転させる。したがって，180°パルスによる再収束は $+y$ 軸上で行われる。CP 法と比較した CPMG の利点は，信号強度が後のエコー成分ほど CP 法より高くなる傾向にあることである。

180°パルスによる縦磁化への影響は，縦磁化成分を多少逆転させるが，TE/2（= τ：数十 ms 程度）の時点では，それまでに回復した縦磁化は軽微で，これを逆転しても著明な信号損失の原因とはならない。

SE 法による組織のコントラストは，TR と TE の値によって決まる。

T_1 強調：T_2 効果を消すために TE を短く，T_1 効果を強くするために TR を短くする。

T_2 強調：T_1 効果を消すために TR を長く，T_2 効果を強くするために TE を長くする。

プロトン密度強調：T_1 効果を消すために TR を長く，T_2 効果を消すために TE を短くする。

これらの条件を整えても，不要な因子を完全に消去しきれない。実際には，T_1 強調画像にはいくらかの T_2 の影響が存在するし，T_2 強調画像にもいくらかの T_1 の影響が存在する。そして，プロトン密度強調画像にはいくらか T_1 と T_2 の両方の影響が存在する。このような理由から，わざわざ"強調"という言葉を付けて呼ぶのである。

3.5.4 パルスシーケンス法による画質

静磁場強度によって縦緩和時間が変化する。高磁場は縦緩和時間が長く，低磁場になるほど T_1 値が短いので，同じ繰返し時間 TR を用いると，低磁場のほうがコントラストが得やすい。高磁場装置は，高い SN 比を得ることができるので，高画質な画像を得るのに有利である。一方，低磁場装置では生体の吸収率が小さいので，侵襲の度合いは少ない。

MR 画像は，パルスシーケンスによって画質が大きく変化する。プロトンの画像を想定す

ると，つぎのような3種類の画像種に分けられる。これらは

① **飽和回復**（saturation recovery，**SR**）**法**あるいは**部分飽和法**（partial saturation，PS）による画像は，主にプロトン密度像を得る
② IR（反転回復）法は T_1 を強調した画像が得られる
③ SE法は T_2 を強調した画像が得られる

ことを目的としている。病変によっては，SE像とIR像での強調が異なるので病変の分類が可能となり，一般的にはSE像とIR像が撮られる。最近では，T_1 強調のために短いTRを用いたshort SE法が多用される傾向が強くなり，また，後述する高速SE（FSE）法を応用した高速IR撮影が可能になってIR法が見直さている。IR法は，FSE法と同等の撮像時間が可能となり，被験者拘束時間を短縮した状態で T_1 および T_2 の強調像を得ることができる。

病変部位や範囲の明確化のためには T_2 強調画像がよく描出するので，ルーチン検査にはSE像が多用される。SE像の特徴は，スライス面を励起した後，信号を測定するまでの時間を長くすると，T_2 の長い脳脊髄液や浮腫，腫瘍性病変などが高信号で表現される。逆にIR像ではこの関係は反転し，血腫や脂肪性病変では，IR像においても高信号で表されるのが特徴である。

図3.16に，2次元フーリエ変換イメージング法で撮像した頭部同一断面における T_1 強調像と T_2 強調像を示す。脳実質部の灰白質（神経細胞）は T_1 強調では低信号（より暗い灰色）で，T_2 強調では高信号（より明るい灰色）である。白質（神経線維）は T_1 強調では高信号（より明るい灰色）で，T_2 強調では低信号（より暗い灰色）である。脂肪は T_1 強調では高信号（白色）で，T_2 では低信号（灰色）である。水の成分である脳脊髄液は T_1 強調

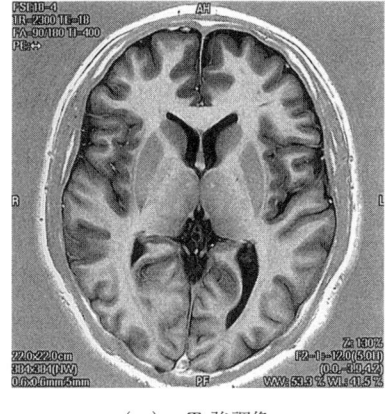

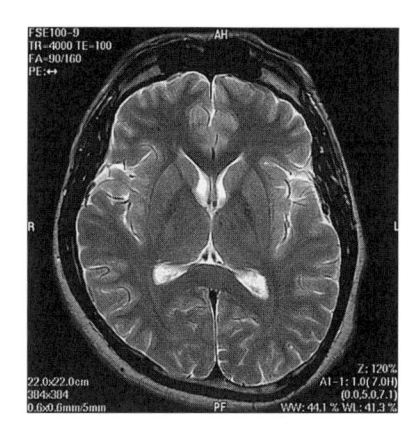

（a） T_1 強調像　　　　　　　　　（b） T_2 強調像

図3.16　2次元フーリエ変換イメージング法による頭部画像の例
（東芝メディカルシステムズ(株)提供）

では低信号（黒色）で，T_2強調では高信号（白色）である。このように，T_1とT_2ではそれぞれが反転している。

3.6　MRI画像構成法

生体は3次元の体積をもったものとして考えられるが，画像として構成するためには，ある断面を切り出す必要がある。これには目的とする断層面に対してのみNMR現象を引き起こすようにすればよい。それは，断層面に垂直な方向に対して，ある一定の周波数帯域だけ励磁する電磁波を照射することに相当する。

3.6.1　スライス断面の設定

台上の被験者のある部位のスライスをある厚さで選択する場合，まず被験者はz軸方向の外磁場H_0の中に横たわっている。この状態でRFパルスを加えてFIDやエコーを受信すると，その信号は体のどこから発生したかわからない。RFパルスの周波数はラーモア周波数で決まるから，ラーモア周波数に一致しないRFパルスを加えても体内のプロトンを励起（共鳴）することはできない。

そこで，z軸方向に傾斜磁場G_zを与えることで，部位ごとに独自の共鳴周波数をもつようにする。傾斜磁場コイルを使って下肢の磁場を少し弱くし，頭部に向かって次第に磁場を強くすることができる（図3.17）。例えば，水素プロトンの歳差運動周波数ω_0は式(3.12)であるから，$H_0 = 1.5$ Tとすると，$\omega_0 = 64$ MHzである。z_0の傾斜磁場の印加で，1.56 Tを中心に1.55 Tと1.57 Tの磁場の角周波数ω_0は66 MHzと67 MHzになる。すなわち，短形のRFパルスによってこの二つの周波数でスライスが設定され，この周波数間を**スライス厚**という。

周波数領域がRFパルスで傾斜磁場のある幅に対応する矩形の周波数幅をもつようにすれば，その幅のスライス内のプロトンのみが励起され，このスライス外のプロトンは励起され

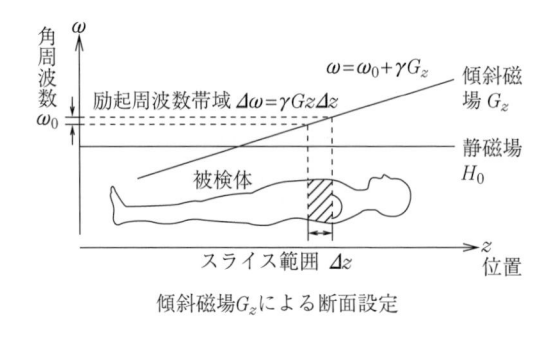

図3.17　スライス断面の設定と角周波数

ない。スライス外のプロトンのラーモア周波数が，送信した RF パルスと対応しないからである。このスライス厚 Δz を決定する周波数の幅 $\Delta \omega$ を**バンド幅**と呼んでいる。その関係が次式で表せる。

$$\Delta \omega = \gamma G_z \Delta z \tag{3.21}$$

$\Delta \omega$ は周波数分布をもった RF パルスである。この周波数分布をもったパルスは次式のシンク関数で与えられる。

$$\mathrm{sinc}\left(\Delta \omega \frac{t}{2}\right) = \frac{1}{2}\sin\left(\Delta \omega \frac{t}{2}\right) \tag{3.22}$$

このシンク関数のフーリエ変換は矩形波である。矩形波の両辺は $-\Delta\omega/2$ と $+\Delta\omega/2$ で，ω_0 を中心にして $\Delta\omega$ をもった周波数分布波形を表している。

静磁場強度で決まる共鳴周波数に対して，上式の関数に従って時間的に変化する振幅をかけ合わせる，いわゆる振幅変調することによって，z 軸方向に断層面の厚さ Δz をもったスピン系のみが選択的に励起される。これはラジオ放送の送信周波数が ω_0 で，それに変調されて送られる音声信号が $\pm \Delta\omega/2$ であることによく似ている。この方法を**選択励起法**と呼ぶ。なお，スライス厚を薄くするのは，RF パルスのバンド幅を狭くするとかスライス選択傾斜磁場を強くすることで可能である。しかし，電気的に，また傾斜磁場強化に限界があるので，このような因子がスライス厚の限界を決めている。

3.6.2 画素信号の検出

z 方向のスライス断面設定は x-y 平面を決めただけで，この面を画像化するには，**図 3.18** に示すような多数の画素の NMR 信号（スピンエコー信号：T_1, T_2, プロトン密度）を検出しなければならない。信号を計測する平面を**信号計測空間**（k 空間）と呼び，測定された信号をフーリエ変換して画像化した面を**画像空間**と呼ぶ。k 空間での x 軸方向の位置

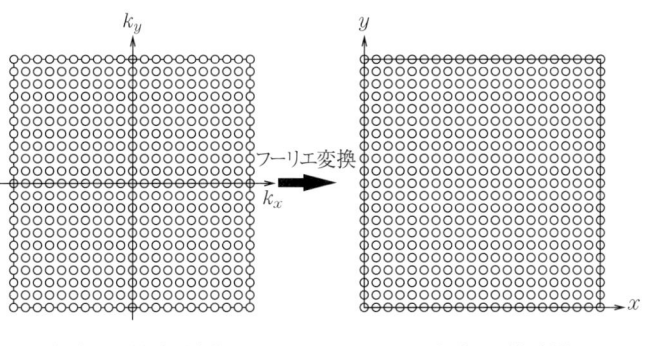

（a）信号計測空間　　　　　（b）画像空間

図 3.18　信号計測空間（k 空間）と画像空間との関係

は周波数エンコード法による測定で，y軸方向の位置は位相エンコード法による測定で画素の位置を決める。

x-y平面でNMR信号を得るための測定法，すなわち2次元フーリエ変換イメージングを実現するための信号計測シーケンスを図3.19に示す。このシーケンスは最も一般的な**スピンエコーシーケンス**（spin echo sequence）と呼ばれる。まず，z方向傾斜磁場G_z印加と共にスピンを倒すための90° RFパルスを照射し，z軸に垂直な断面を選択する。つぎに，y方向傾斜磁場G_yを一定時間t_yだけ印加すると，この面内の核スピンはy方向の位置に応じた位相変化を生じる。その量は傾斜磁場強度G_yとt_yの積に比例する（図3.20）。その後，再びG_z印加と共に180°パルスを照射し，一定期間G_xを印加しながらエコー信号を計測する。このG_xが加えられているときのエコー信号は，わずかな磁場G_xの共鳴によって周波数をほんのわずか変える。変化する周波数の値はG_xに比例する。

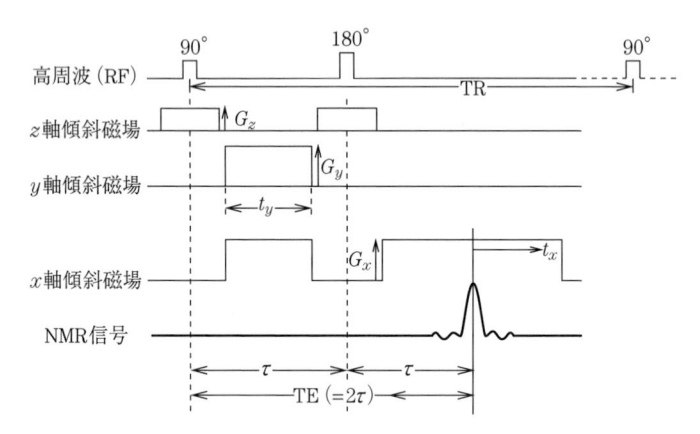

図3.19　2次元フーリエ変換イメージング法の信号計測シーケンス

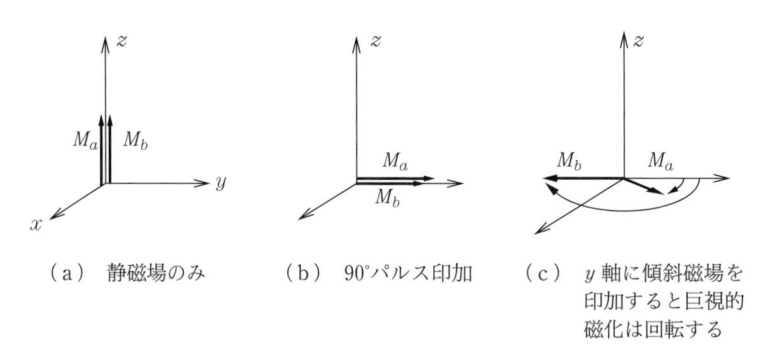

（a）静磁場のみ　　（b）90°パルス印加　　（c）y軸に傾斜磁場を印加すると巨視的磁化は回転する

図3.20　y軸方向の位相変化

y方向の傾斜磁場強度G_yを順次変化させて位相変化量を変えれば，t_xとG_yをパラメータとする2次元情報$S(t_x, G_y)$が得られる。対象としている被験者の2次元平面情報を$f(x, y)$で表すと，$S(t_x, G_y)$は次式となる。

$$S(t_x, G_y) = \int_{-\infty}^{\infty} f(x, y) \exp\{j(\omega_x t_x + \omega_y t_y)\} dx dy \tag{3.23}$$

ここで，$\gamma G_x x$，$\gamma G_y y$ は角周波数の単位なので，$\omega_x = \gamma G_x x$，$\omega_y = \gamma G_y y$ となる。この式は計測される信号と巨視的磁化の2次元分布が2次元フーリエ変換の関係にあることを示している。そこで，計測信号を2次元フーリエ変換すれば断層像が得られる。

傾斜磁場による巨視的磁化の一部を位相回転の模式図として，また，ある一定磁場 G_x での G_y が変わったときのエコー信号の位相変化の視覚的な例を**図3.21**に示す。図(a)では，x方向には異なった周波数で，y方向には同一の周波数で位相回転していることを模式的に示している。これにより，図の縦の列方向に同一の角周波数に群れをなす。図(b)には，周波数エンコード印加後，さらに位相エンコード傾斜磁場強度 ΔG_y を付加したときの位相回転を図示している。図(c)では G_x は各エコーにおいて同じ強さである。これは読取り時，つまり受信時に印加されているので，x 軸に沿ってラーモア周波数が一定量だけ変わる。x軸方向の傾斜磁場による周波数の遷移静磁場中心から離れたプラス方向では大きくなり（核スピンは ω_0 より高い回転周波数で回転する），逆にマイナス方向では小さくなる（ω_0 より低い角周波数で回転する）。これを周波数エンコードとして，周波数による位置情報として使う。各 TR に一つの信号読取り（G_y）があるので，横の列方向を測定するには N_x 回繰り返さなければならない。

これに対して G_y は，90°パルスと各エコーの間，すなわち180°パルスの前後（通常は90°パルスと180°パルスの間）に強さを少しずつ変えて印加されるが，印加される時点がエコ

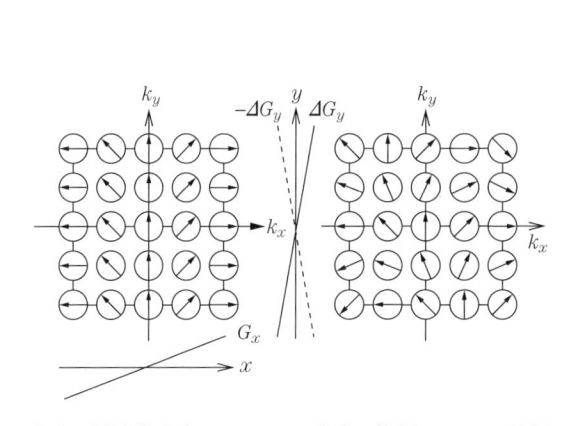

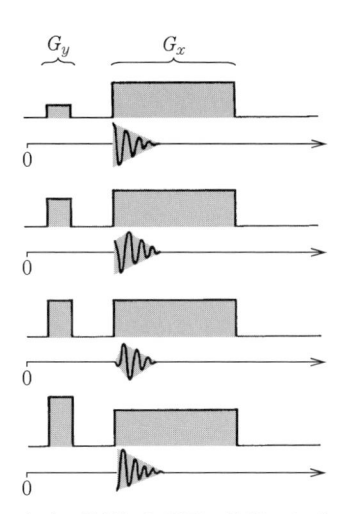

(a) 周波数方向エンコード傾斜磁場印加により巨視的磁化の位相回転　　(b) 位相エンコード傾斜磁場印加による巨視的磁化の位相回転　　(c) 励起した平面に位相および周波数エンコーディングを同時に行った様子（G_x は一定，G_y が変化）

図3.21　2次元フーリエ変換イメージング計測時における巨視的磁化の振舞い

ーから時間的に少し離れているので，エコーの周波数を変化させることなく単に位相シフトだけをもたらす。このようにして，各TRに一つの位相エンコードステップが存在する。この過程はk空間上で，選択されたG_yに対応する縦の列をN_y回測定して埋めることになる。

k空間全体を埋めるために，y軸傾斜磁場でN_y回の測定を繰り返し，x軸傾斜磁場でN_x回の計測を繰り返すことになる。すなわち，$N_x \times N_y$のマトリックスが総測定点となり，測定を繰り返して信号計測空間が完成する。この画素での測定値を2次元フーリエ変換すれば画像空間となる。

3.6.3 高速撮像法Ⅰ（高速スピンエコー法）

すでに図3.19および図3.21（c）で示したように，通常のSE（conventional spin echo, **CSE**）では1回のTRで一つの位相エンコード処理が行われる。**高速スピンエコー**（fast spin echo, **FSE**）**法**では，1個の180°パルスを加える代わりに2個の180°パルスを加える。90°パルスでFIDが発生し，TE/2で180°パルスを加えTE後にスピンエコーs_1が発生する。またTE/2後に2回目の180°パルスを加え，s_1からTE後にスピンエコーs_2が発生する。この操作を繰り返せばs_n個のスピンエコーが得られる（**図3.22**）。ただし，G_yが徐々に大きくなっていくとsの大きさは180°パルスを繰り返す回数に従って小さくなっていく。そのため，nの数には当然限界がある。そこで，sの大きさが最大となる位置をG_yが0になるようなnの位置を設定する。$n=8$とした場合，この8回の180°パルスで得られる八つのエコーで，最初のエコー画像，2番目，3番目というように，八つの異なったk空間から八つの画像が得られることになる。もし，256回の位相エンコード処理を行おうとしたら，撮像時間は非常に長くなる。この場合，1回の撮像で八つの異なるTEの画像が得られ

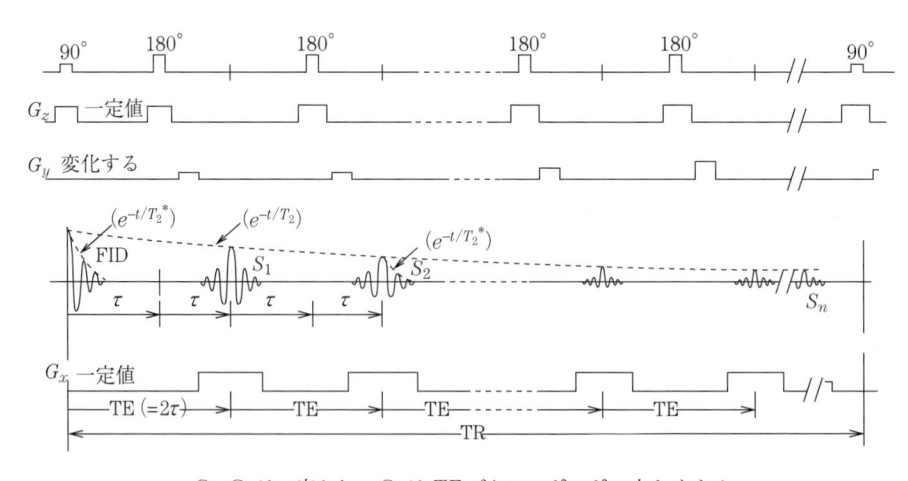

G_z, G_xは一定とし，G_yはTEごとにつぎつぎに大きくする

図3.22 多数エコー（n個）を有するスピンエコー法のシーケンス（FSEシーケンス，T_2^*の測定）

るのであるから，図中の何番目の画像に着目するかで他の k 空間を埋める必要はない。これが **CFE 法シーケンス** である。

　FSE は CFE と異なり，すべてのエコーを画像に同時に活用する。その方法は各 180°パルスごとに位相傾斜磁場 G_y を変えてエコーを計測すれば，k 空間の一つの縦列を埋めるエコー信号が得られる。ただし，CFE 法に示すように，G_y の強度の設定は後になるほど大きく設定されているから，180°パルスを繰り返すごとにエコーが小さくなる。FSE 法では後の位置に y 軸位相が 0（$G_y = 0$）になるように設定する。このように設定すれば，90°パルスの励磁エネルギーは各エコーにおおむね均等に費やされ，エコー信号の大きさは同じようになる。なお，断面は固定であるから G_z は一定であり，周波数エンコードも一定であるから G_x も一定である。1 個の k 空間が満たされた後に，G_x は再度設定して周波数の位置コードを変える。つぎに，どの位置に最大エコー信号を得るかを決める G_y 値を設定する。これによって k 空間のどの部位の信号を得るかが決まるが，いずれにしてもある意味ではエコーを平均化していることになる。

　1 回の TR で 8 個のエコーを得られるとすれば〔これを **エコートレイン数**（echo train length, **ETL**）という〕k 空間の 256 行を満たそうとした場合，TR 数は 256/8＝32 回となり，撮像時間は 8 分の 1 となって FSE が高速であるという要因となる。ETL は 4, 8, 16 などいく通りかの方法があるが，ETL が必ずしも大きいのが得策とはいえない。エコーの大きさを平均化するのがよいのか，コントラストが平たん化せず，めりはりの効いた画面とするかなどは，ETL と最大強度 G_y の位置関係などによって決まる。

　FSE には長所と短所がある。長所は撮像時間が短い，限られた時間内に高分解能画像が得られる，動きによるアーチファクトが少ない，金属による磁場のひずみの影響が少ない，などが挙げられる。短所は撮像可能スライス数の減少，コントラストの平均化（k 空間の平均化）によるつぎに列記するようないくつかの影響がある。

① FSE におけるプロトン密度強調像では，脳脊髄液がやや高信号になる。
② 頭部での脳脊髄液に面した多発性硬化症斑や，他の病変を FSE では見逃す危険性がある。
③ FSE の T_2 強調像では，正常の椎間板の信号が SE のときほど高くない。
④ 磁化率効果（例えば出血によって引き起こされる）が CSE より弱まる。
⑤ FSE の T_2 強調像では脂肪が高信号になる。

3.6.4　高速撮像法 II（グラジエントエコー法）

　グラジエントエコー（gradient echo, **GRE**）**法** は，撮像時間を短縮し，繰返し時間（TR）を短くする方法で，180°パルスを使用しないパルスシーケンス法である。GRE のシ

ーケンスを図 3.23 に示す。90°パルスで TR が短いと縦磁化の回復がまだ不十分である。これは，結果的に縦磁化が小さく，水平に倒れた横磁化も小さい。どこまで TR を短くできるかは，横磁化が小さいために得られる信号の SN 比が満足できるか否かによる。

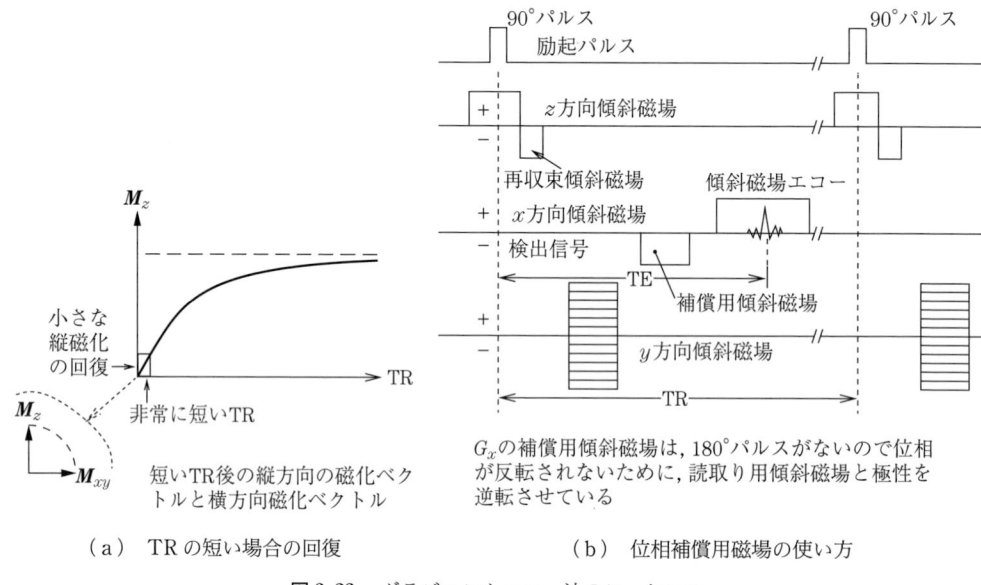

（a） TR の短い場合の回復　　　　　　（b） 位相補償用磁場の使い方

図 3.23 グラジエントエコー法のシーケンス

90°パルスの FID は減衰が速く，これを受信するのは実用的でない。そこで FID を意識的に分散させ，より適切な時間，すなわち TE 時間後に再収束させる方法を用いる。それには x 軸方向に補正用傾斜磁場 $-G_x$ を加える。これは 180°パルスがないため，位相が反転されず，G_x の読取り用傾斜磁場位置によって周波数の違いを生み出すが，同時に周波数の違いによる位相のずれを起こしてしまう。そこでこの位相のずれをあらかじめ逆向きに生じさせて補正しておく x 軸方向の傾斜磁場が必要になる。

負の傾斜磁場 $-G_x$（**再収束傾斜磁場**）は，x-y 平面上のスピンの位相を分散させ，FTD を消出させる。つぎに，正の傾斜磁場 $+G_x$ によっては x-y 平面上のスピンの位相は再収束され，読取り可能なエコーの形を取り戻すことになる。傾斜磁場の負の成分下の面積は正方向成分下の面積の半分で，図示のようにその中間点，すなわちエコー時間 TE で FID が再形成され，最大値のエコーとして呼び戻される。それゆえ，**グラジエントリコールエコー**（gradient-recalled echo）とも呼ばれる。なお，図中でスライス磁場 G_z の直後に負の G_z を加えているが，これは G_z によって 90°倒れた横磁化スピンを $-G_z$ で再収束させるためである。この反転傾斜磁場による再収束なので，T_2 でなく T_2^* の減衰曲線に沿って緩和が起こる。したがって，SE 法のように 180°パルスを印加する場合には $-G_z$ を使用しないことが多い。

GRE法では，SE法に必要な180°パルスを不要としているため，信号計測の時間を選択励起にきわめて近づけることができるので高速撮像に向いている。一方，180°パルスを使用しないため，SE法に比べてより大きな位相分散が生じる。このような状態では，結果として磁化率効果（物質中の分子の磁化される程度の効果）にいっそう敏感になる。このため，空気と組織が接する面でアーチファクトが生じるという欠点があるが，非常に小さな出血が描出されるという有益さもある。

本来GRE法ではTRが短いから横磁化 M_{xy} は小さくてよい。小さい M_{xy} を得るのであれば90°パルスの必要はない。そこで90°傾斜させる代わりに，ほんのわずかな角度だけ傾斜（フリップ角 α）しても，小さな M_{xy} は得られる。組織に小さなフリップ角（α が5〜30°）のRFパルスをかけた後は，縦磁化の大きさは少し減少するのみで，縦磁化の回復にかかる時間は90°パルスの後の縦方向への回復より短くて済む。結局，異なった縦緩和時間をもつ組織（A, B）間であっても，T_1 曲線に大きな差は生じない（**図3.24**）。これは小さなフリップ角では T_1 強調が弱くなり，小さなフリップ角でTRが短いと T_2^* 強調を得ることができることを表している。

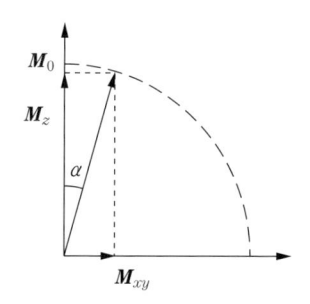

小さなフリップ角 α を使うと，縦方向の成分はほとんど残る

図3.24 フリップ角 α の小さいRF回復

GRE法は3次元画像用の連続した薄いスライスを撮像するのに適している。この3次元画像は，z 軸方向のスライス選択に位相エンコードステップ N_z を付加するだけで完成する。3次元GRE法のシーケンス模式図と3方向の傾斜磁場エンコードの立体図を**図3.25**に示す。この撮像は非常に大きな N_z のため，撮影時間が長くなってしまうのではないかと思われるが，TRが非常に短いので時間的には補われる。

GRE法の特徴をまとめてつぎのように列記することができる。まず，長所としては以下のことが挙げられる。

① 高速撮像に向いている。短いTEを用いれば流れに敏感であり，後述するMRアンギオグラフィに利用できる。

② 同じTRで，フリップ角を変えることで T_1 および T_2 両方の強調画質が得られる。例えば，90°に選ぶと T_1 強調像が，30°以下の角度を選ぶと T_2 強調像となる。

③ 磁化率効果により，SE法に比べて出血の検索に優れている。

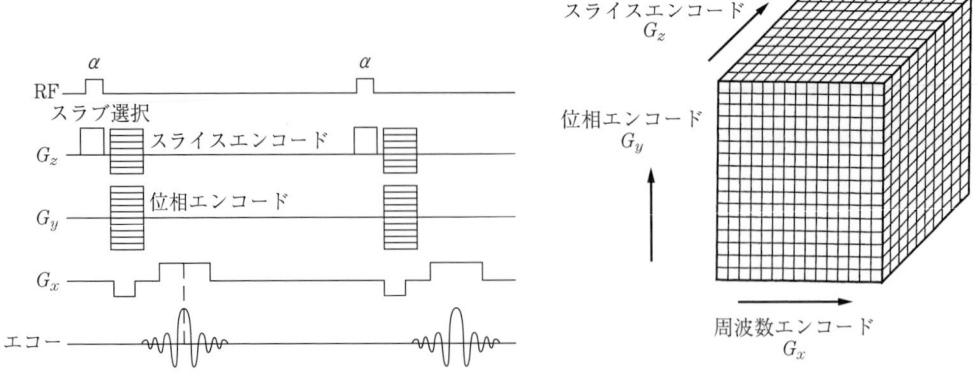

(a) 3D-GRE のシーケンス模式図　　(b) 3D-GRE 法の3方向傾斜磁場

図3.25　3次元グラジエントエコー法（3D-GRE）

短所は以下のとおりである。

① 小さいフリップ角による横磁化が小さい，非常に小さい TR による縦方向への不十分な磁化回復などによって SN 比が低下する。
② 鼻腔や腹部のように空気と組織が接するところでアーチファクトが目立つ。
③ NMR 信号は T_2^* 減衰に従うので，磁場の不均一性に敏感となり，磁化率アーチファクトも現れやすい。
④ 脂肪の化学シフトが水の共鳴周波数に対してわずかな違いであるため，水と脂肪が接するような腎臓，肝臓，脾臓などのまわりに黒い境界線ができる。

3.6.5　エコープラナーイメージング法

高速撮影について FSE 法や GRE 法を述べたが，最も高速な MRI 技術に**エコープラナーイメージング**（echo planar imaging, **EPI**）**法**がある。先の二つの高速撮影法はソフトウェアの高度化で対応できたが，この EPI 法は高速なハードウェアの技術が必要である。すなわち，傾斜磁場の急速な切換（オン・オフ）が可能な高性能傾斜磁場が必要である。例えば，**シングルショット**（single-shot）**EPI** では，1回の RF の後の1回の信号収集時に，y 軸傾斜磁場を一定にし，x 軸傾斜磁場を何度も繰り返して多数の GRE を作り，k 空間のすべてのラインを埋める方法である。

この高速な EPI 法は，シングルショット式の他に**ブリップ**（blipped）**EPI**，**スパイラル**（spiral）**EPI**，**矩形スパイラル**（rectangule spiral）**EPI**，**ハイブリッド**（hybrid）**EPI** など多数の方式があり，高速で k 空間を埋めることを目指している。

EPI 法の特徴はつぎのように列記できる。まず，有利な点としては以下のことが挙げられる。

① 撮像時間がおよそ 100 ms 以下で，心および呼吸運動の影響は無視できる。
② プロトン密度，T_1，T_2 強調像が体動によるアーチファクトなく撮像できる。
③ 臓器の解剖を描出するだけでなく，臓器の機能の研究に寄与できる。

不利な点は以下のとおりである。
① TE が短いので脂肪と水の化学シフトアーチファクトが問題になる。
② 傾斜磁場の高速なオン・オフ切換が被験者体内で電流や電圧を発生し，電気ショック的感覚を与える可能性がある。
③ 共鳴周波数のわずかな変異による位相誤差の増大が起こる可能性がある。

臨床的な応用として，脳の拡散（水の分子拡散）強調画像，脳の動的灌流検査，冠動脈の撮像，虚血部位心筋の動的灌流検査などの高速撮像を生かした利用が挙げられる。

3.7 MR 血管撮影

MR 血管撮影（magnetic resonance angiography，**MRA**）は，血管撮像法といっても，実際には血流を映像化しており，血流描画法とでもいうほうが正しい。血流を映像化しているため，欠点として，流れていない部分や流れの遅い部分は映像化しにくい点や乱流に弱いことが挙げられる。したがって，乱流や遅い流れを含む動脈瘤が描出しにくいので，診断上注意が必要である。また，狭窄部位も描出は可能であるが，正確な狭窄度を MRA で計測するには無理がある。それは狭窄部位の流れの後部で乱流が生じているためである。しかし，なんといっても造影剤の副作用もなく撮像できる利点は大きく，脳ドックなどでの利用が多くなっている。異常が見つかった場合は，X 線アンギオグラフィや CT アンギオグラ

表 3.1　各種 MR の比較

手法	項目	利点	欠点
TOF (time of flight)	2D	① 動静脈分離描出（プリサチュレーション利用）が容易 ② 比較的遅い流れの描出も可	① スライス面に平行な流れの描出能が低い ② スライス方向分解能が低い ③ 撮像断面の自由度が低い
	3D	①（頭部）動脈系の描出に適している ② スライス方向分解能が高い ③ 高精細化に最適（高 SN 比，ハーフエコー）	① 遅い流れの描出能が低い ② スラブ流入部と流出部の描出能が異なる（傾斜プロファイル励起） ③ 撮像断面自由度が低い
PC (phase contrast)		① 撮像断面の自由度が高い ② 流速の定量評価可能（流速画像） ③ 流速に応じた血流描出が可能 ④ 流入効果の影響低い（スラブ厚，TR の自由度が高い）	① 撮像時間が長い（同 TR で TOF の 2〜4 倍） ② 再構成時間が長い（複素差分，ベクトル合成） ③ 高精細化に不適（ハーフエコー処理不可）

フィで精査するのが適切である。

MRAの手法には，大別して2種類の計測方法がある。一つはMR信号の強度情報を利用する方法であり，もう一つはMR信号の位相情報を利用する方法である。前者は**TOF**(time of flight)**法**あるいは**inflow法**と呼ばれ，後者は**PC**（phase contrast）**法**と呼ばれ，共に2次元，3次元の計測方法がある。**表3.1**に各種MRAの比較を示す。

3.7.1 TOF法

TOF法のMRAは2次元または3次元のグラジエントエコー法による**流入増強効果**(flow related enhancement, **FRE**)に基づいている。この血流による増強効果は，血流の流入が初めてのスライスに通常起こるため，**流入現象**とも呼ばれている。スライスに流入する新鮮な血流に見られるTOF効果は，隣接する静止した組織中のプロトンがそれまでの励起パルスによって不完全に飽和されているのに対して，新たに流入するプロトンはまったく励起パルスによって飽和履歴がないため最大の縦磁化を示す現象である。そのため，流入する血流は縦磁化が最大になるため，エコー信号が高信号となる。

TOF効果を**図3.26**に示す。流速 $v=0$ のときは，停止した血液によってプロトンは不完全に飽和されている。そして流速 $v=\Delta z/\mathrm{TR}$ のとき，流入する飽和されていないプロトン

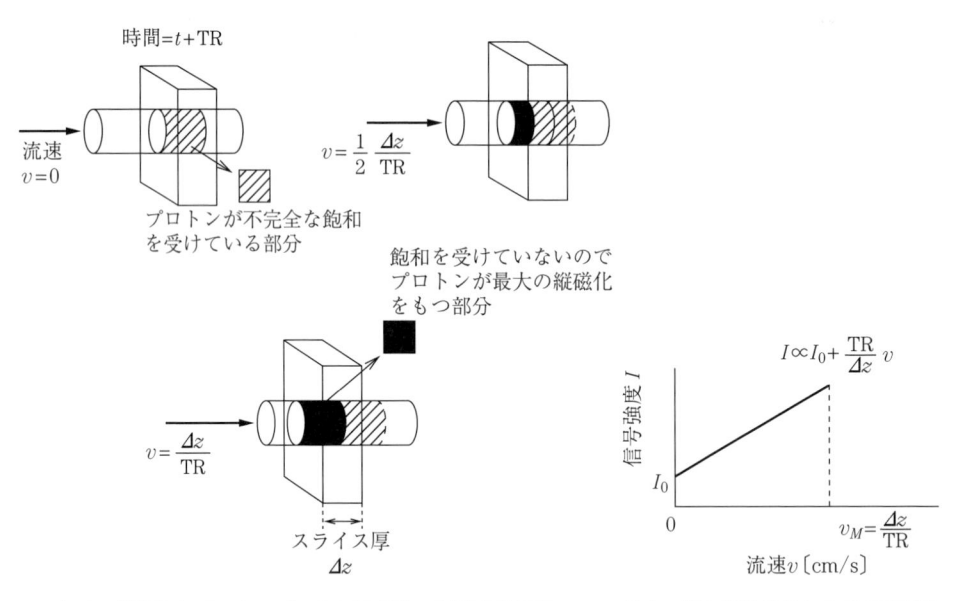

（a）飽和されていないプロトンほど強い信号を生じる。流速が速いと，より多くの飽和されていないプロトンが流入して不完全に飽和されているプロトンと入れ代わるので，信号が増強する

（b）流入増強効果における流速と信号強度の関係

図3.26 遅い血流における流入増強効果の作用（TOF効果）

がそれまでの励起パルスによって不完全に飽和されているプロトンと完全に入れ代わる。このときの速度を v_M とすれば，プロトンの入れ代わる割合は次式となる。

$$\frac{v}{v_M} = v\frac{\mathrm{TR}}{\Delta z} \tag{3.24}$$

ここで，Δz はスライス厚，TR は繰返し時間（図3.31参照）である。

したがって，血管内の信号強度と血流速度について次式が成り立つ。

$$I \propto I_0 + \frac{\mathrm{TR}}{\Delta z}v \tag{3.25}$$

ここで，I_0 は流れのない停止状態の血液の信号強度を示す。

ほとんどの GRE 法では，すべてのスライス面で高信号が描出されるが，その主な理由はつぎによる。

① GRE 法では，スライスごとにデータの収集が行われ，撮像範囲のすべてのスライスをエントリースライス（流入スライス）と考えることができるので，流入増強効果が生じる。

② GRE 法では，180°再収束パルスが使われず，再収束傾斜磁場にスライス選択性がないので，TOF 効果による信号強度の低下（速い流速では180°パルス後の TE 時に発生するはずのスピンエコーが使えない）が顕著にならない。

③ GRE 法では TE が非常に短いので，位相分散による信号低下が最小限である。

スライス選択のための 90°励起パルスをつぎつぎと連続するスライスに印加していくと，スライス励起パルスの波のように，x-y 平面と垂直な方向，すなわち z 軸方向にスライス面が移動していく。血流方向がスライスに垂直なら，血流はスライス面の移動方向に一致するか逆方向になるかである（**図3.27**）。スライス設定移動速度と血流速度が同じなら高信号の血流画像が描ける。逆方向では低信号情報となる。

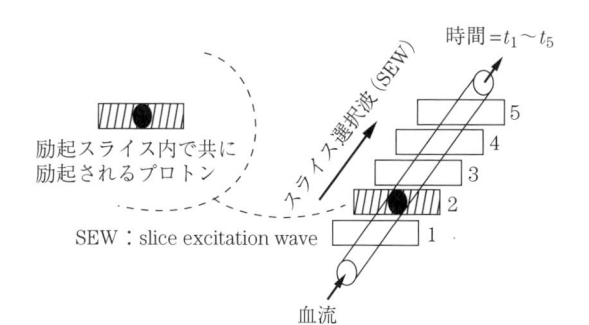

図3.27 FRE の血流測定模式図

2D-TOF による MRA のパルスシーケンスを**図3.28**に示す。予備飽和パルスを撮像面の上または下（血流の前後）に用いて，反対方向に流れる血管からの信号を消すようにする。この方法は，TOF 法がスライス内に流入する血流を映像化するので，流入する前に予備飽

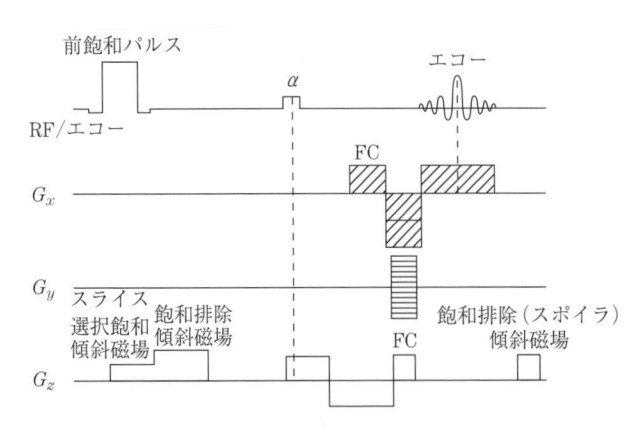

図3.28　2D-TOFによるMRAパルスシーケンス

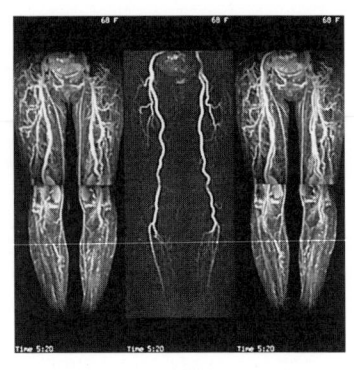

静脈　動脈　動静脈

Flow-Spoiled FBI法によるMRA
（四肢末梢血管系）

図3.29　予備飽和パルス法よる
動静脈分離撮影[17]

和パルスであらかじめ励起することで，動脈あるいは静脈を選択的に弁別することができる。図3.29にこの予備飽和パルス法を活用した動脈，静脈および双方が同時に描画している画像を示す。なお，図3.28でのFCは**血流補正法**（flow compensation, **FC**）を意味し，流れによるアーチファクトを抑制する一つの方法で，流れによる位相分散を排除するために付加的な傾斜磁場を印加する。一定の速度で流れるプロトンの位相がエコーの中心でそろうようにFC傾斜磁場の方向と大きさを決める。

2D-TOF法は，薄いスライスを連続して多数枚撮像し，重ね合わせて3次元のデータセットとして血管像を作成することができる（図3.30）。スライスが薄いため，速い血流も遅い血流も同様の高信号で描出できる。スライスが厚いと，繰返し時間TR内に血流がスライスを抜けきらないうちにつぎの励起パルスを受ける。これにより血流が飽和し，血流の信号強度は低下する。ただし，あまりに薄いと励起してから信号計測までの間に血流がスライス厚を抜け切ってしまう。

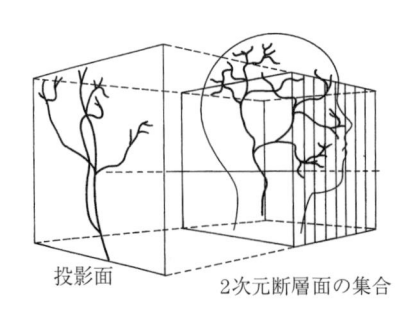

図3.30　2D-TOFによる
3次元データセット

投影面　2次元断層面の集合

3D-TOF法は，2D-TOF法のスライスを多数重ね合わせて3次元の血管像を作成する方法と異なり，図3.31（a）に示すようにz軸の傾斜磁場G_zを連続的に印加してエコー信号を

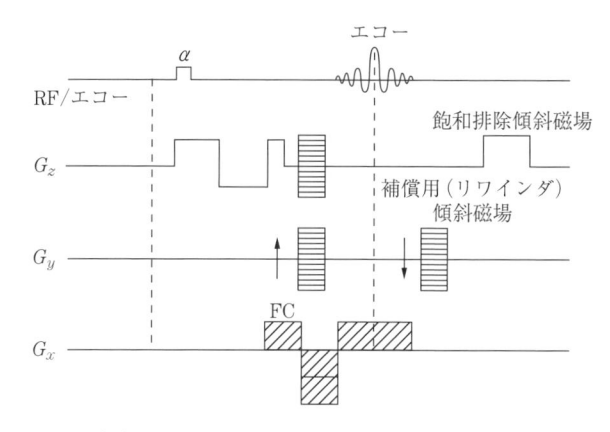

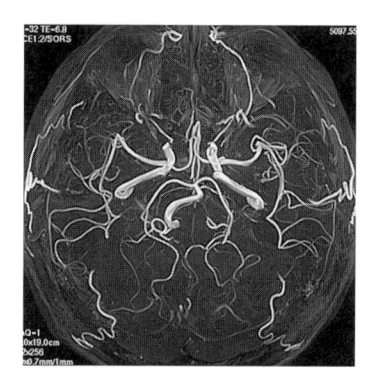

(a) 3D-TOF による MRA パルスシーケンス　　(b) 頭部血流像（東芝メディカルシステムズ(株)提供）

図 3.31　3D-TOF による MRA 撮像

計測する。60 程度の G_z で 60 ほどのスライスを得る。数センチ（通常 5 cm ほど）の一つの撮像体積（1 スラブ）をもつ。2 次元のシーケンスと異なるのは，エコー信号後に G_y の位相傾斜磁場に対する補償用の G_y 傾斜磁場を加えることである。G_z に排除用傾斜磁場（一定方向の血流のみを検出するために）を加えているのは両者とも同じである。図(b)に 3D-TOF 法による頭部全体の血管像を示す。造影剤を使用しないで，細部の血流まで描画できるのが MRI の特徴である。

3.7.2　PC 法

PC 法の MRA は，傾斜磁場を通る流れの位相の増加は，一定の流れの場合，流速に比例するという原理に基づいている。これはラーモア周波数 $\omega = \gamma G x$，流速 v で移動する血液の時間 t での位置 $x = vt$ であるから

$$\omega = \gamma G v t \tag{3.26}$$

であり，また位相の変化 $\Delta\phi = \omega \Delta t$ であるから，位相 ϕ と流速 v は次式の関係がある。

$$\phi = \int \omega dt = \int (\gamma G v t) dt = \gamma G v \int t dt = \gamma G v \frac{t^2}{2} \tag{3.27}$$

この式はつぎのことを表している。

① 位相 ϕ は流速 v に比例する。② 位相 ϕ と時間 t とは，$\phi = kt^2$ の 2 次関数式が成り立つ。ここで k は定数であり，$k = 1/(2\gamma G v)$ となる。ゆえに，ある時点でのある部位の位相が知れれば速度が計算できる。

最もよく使われている PC MRA の手法は双極傾斜磁場を用いるもので，この過程は **流速（フロー）エンコード**（flow encoding）と呼ばれる（**図 3.32**）。この双極傾斜磁場の上下二

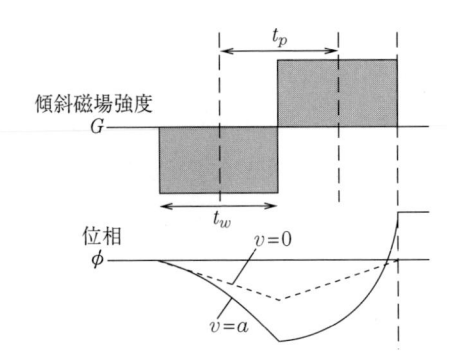

図 3.32 流速エンコードパルスの効果

つの矩形面積が同じであれば，図示のように静止した組織の位相はフローエンコード印加後 0 になっているが，ある一定速度 v で移動する成分は 0 ではない。ある位相 ϕ だけ残る。上式をこの図に当てはめると

$$\phi = \gamma v G t_w t_p \tag{3.28}$$

となり，この式からも PC MRA は静止した組織と流れとを区別していることがわかる。

2D PC 法の MRA パルスシーケンスでは，x, y, z の 3 方向にそれぞれ $\pm G_z$, $\pm G_y$, $\pm G_x$ の流速エンコード傾斜磁場が付加されているところが TOF 法と異なる点である。3D PC 法のパルスシーケンスは，2D PC 法の z 軸にスライス用の傾斜磁場を追加したのと同じである。

表 3.1 に各種 MRA 法の利点・欠点の比較を示す。

3.8 MRI 装置

MRI 装置は，人体が挿入可能な開口部をもつ高強度静磁場，高周波送受信系，傾斜磁場発生系，信号を処理するシーケンサ，ならびに画像処理装置からなっている。一例として超伝導磁石方式 MRI 装置の構成概要を図 3.33 に示す。

3.8.1 静磁場発生装置

MRI 装置は，ガントリー部内に高強度静磁場を発生させる手段によって超伝導磁石，常伝導磁石，永久磁石の 3 方式に分類される。得られる画質は一般的に磁場強度に依存するので，静磁場均一空間が広く，かつ高磁場（0.5～2.0 T）を発生できる超伝導磁石方式が高級機，中低磁場（0.02～0.38 T）を発生する常伝導磁石，永久磁石方式が普及機という構成になっている。

静磁場発生装置は，スピンの方向をそろえるために重要な MRI 装置の主要部をなしている。かつ磁場強度の他に空間的な磁場均一度がよいことが指標となる。磁場均一度の高い静

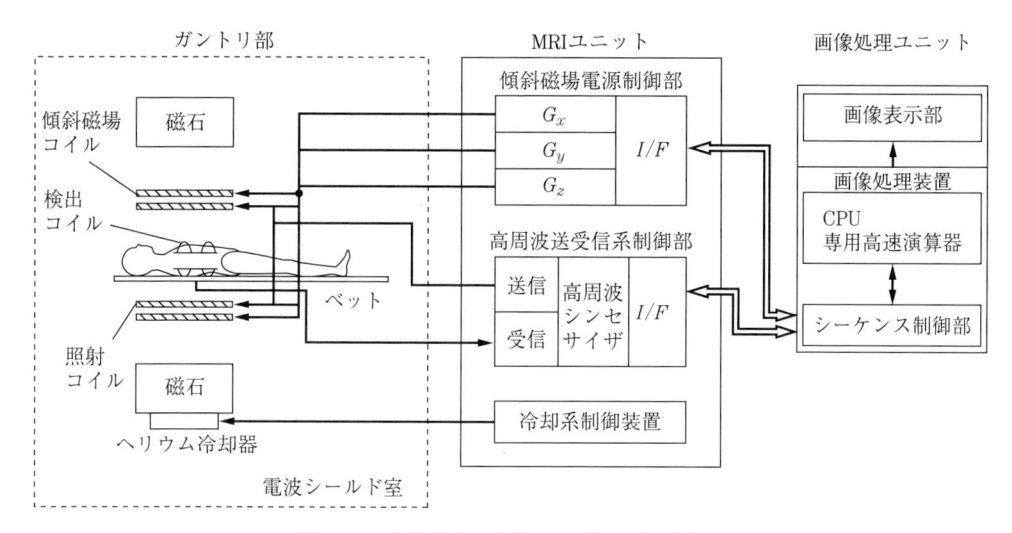

図 3.33 超伝導磁石方式 MRI 装置の構成概要

磁場中心からのずれを ppm で表し，目的とする人体の撮影空間内（直径約 35～40 cm）で 10 ppm 以下が求められる。磁場均一性は，映像化のための傾斜磁場強度を小さくすることにより，NMR 信号を狭い周波数帯域で計測し，高い SN 比（信号雑音比）を得るうえで重要な指標である。また，静磁場の時間的安定性も重要である。計測中に磁場が変化すると画像の位置ずれおよび位相回転を生じ，画像の劣化要因となる。すなわち，MRI 装置用の静磁場発生装置に求められる性能は，高磁場，高均一度，高安定度が重要な指標である。

超伝導磁石は，0.2 T から 2 T 以上の強力な磁場の発生を超伝導コイルに流れる永久電流により実現している。超伝導コイルを超伝導状態にするには，ある一定の極低温まで冷却する"臨界温度"，磁場が高くなると超伝導状態が維持できなくなるので超導電性を保つことのできる"臨界磁場"，さらに超伝導状態で流しうる最大電流密度を維持する"臨界電流密度"の三つの条件を満足する必要がある。超伝導磁石はソレノイドコイル状に巻線して主コイルとして使用している。コイルは温度 4.2 K の液体ヘリウム (He) に浸漬されて金属性容器に収めていく重にも真空層で魔法瓶状態にする。磁場均一性の向上と撮像野拡大のための複数個（4～5 個）の超伝導コイルで磁場を構成する。

常伝導磁石方式は空芯コイルに定電流を流すことによって静磁場を発生する。水平磁場方式の静磁場では，均一度を確保するために，四つのコイルの寸法と位置調整などにより磁場の誤差を最小になるようにしている。**図 3.34** に最新の MRI 装置（1.5 T）例を示す。この装置では，磁場の均一性を向上させ，かつ均一領域を拡大させるために，超伝導コイルによるマグネットの配置を考慮している。

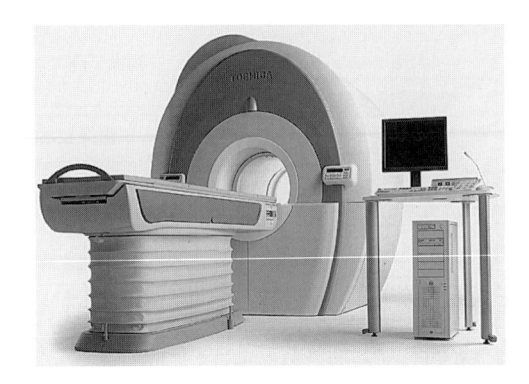

3.8.2 傾斜磁場

撮像断面を決めるためのz軸傾斜磁場，画素位置を決めるための周波数エンコード用x軸傾斜磁場と位相エンコード用傾斜磁場が必要である。z軸の傾斜磁場は**図3.35**(a)に示すように，ループコイルによって作られる。ループコイルに電流を流すとアンペアの右ねじの法則により磁束がループの中心にできる。二つの向かい合ったコイルに逆方向の電流を流すことで傾斜磁場ができる。傾斜磁場の線形性は，コイルの径を一定とした場合，コイルの間隔のみで決まる。

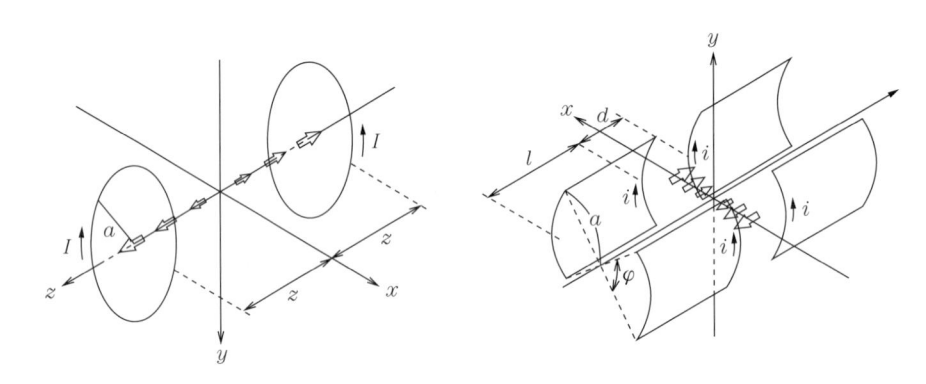

（a）ループコイルによる傾斜磁場（z方向）　　（b）サドルコイルによる傾斜磁場（x方向）

図3.35　z方向，x方向の傾斜磁場構成

x軸の傾斜磁場は，図3.35(b)のように，4個の**サドルコイル**（saddle coil，**鞍型コイル**）に，図示した方向の電流でコイルの中心軸と直交する方向に得られる。y軸の傾斜磁場についても，x軸の方法と同様にサドルコイルの位置を変換すれば得られる。

3.8.3 高周波送受信システム

RF励起パルス印加とNMR信号検出の高周波系のシステム例を**図3.36**に示す。RF励起パルスを発生する高周波送信部は，基準信号発生器からの正弦波を静磁場によって決まる

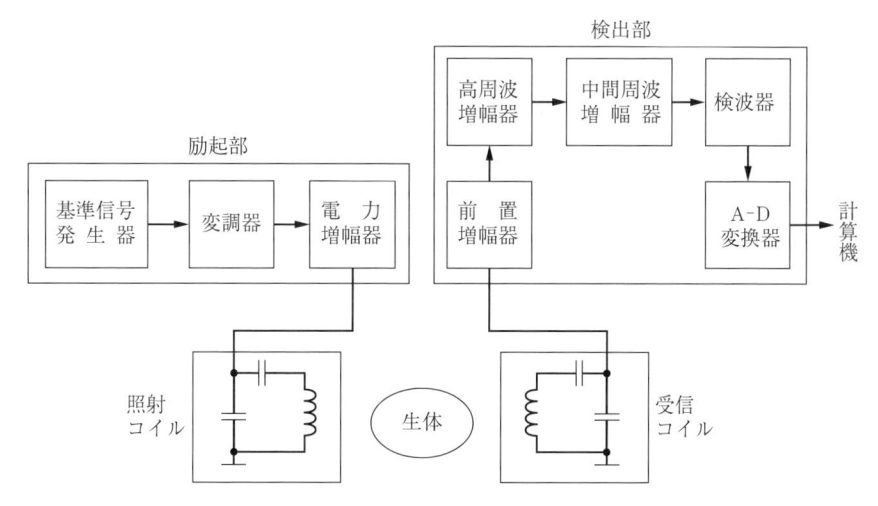

図 3.36 高周波送受信システム系のブロックダイヤグラム

磁気共鳴周波数に変換する。それを選択励起波形で振幅変調し，90°パルスや180°パルスを生成する。この変調された信号は高周波電力増幅器に供給される。電力増幅器から増幅された共鳴周波数の高周波成分は，減衰器で所望の励起角度に振幅調整される。励起角度は，必ずしも90°，180°と決められているわけでなく，小さな角度（フリップ角 α）も使われるので振幅調整が必要になる。振幅調整された励起波は照射コイル（送信コイル）に伝送され，生体内の所定領域のプロトンを励起する。

選択励起された生体内のプロトンからNMR信号が発生するが，この信号は非常に微弱であり，生体に接近した受信コイルから検出する。原理的には，送受信に時間差があるために送信コイルと受信コイルは共用できるはずであるが，現実はNMR信号が微弱なために共用は得策でなく，受信コイルは可能な限り生体に接近するのが有効である。受信信号は，低ノイズの前置増幅器で増幅され，その後主増幅器で増幅する。この増幅が，SN比を損なうことなく行われるために，スーパーヘテロダイン方式などによる中間周波への変換と増幅，**PSD**（phase sensitive detector，**位相検波**）と呼ばれる極性保持検波回路による同期検波などにより，画像信号に対応した信号成分のみが抽出される。画像信号はA-D変換された後，周波数エンコード，位相エンコードによる画素の位置，NMR信号の強度，T_1, T_2 などのさまざまなコンピュータ処理を行って画像構成する。

3.8.4 RF コイル

RFコイルの役割は。高周波磁場 H_1 を被検体に送信し，被検体からMR信号を受信することである。ここで注意すべきことは，MR信号と関係するのは高周波磁場であり，高周波電場ではないことである。図3.5で述べているように，RFコイルから通称ラジオ周波数

RF という電磁波で励起しているが，有効成分は振動磁場である。

RF コイルに要求される性能は，高周波磁場 H_1 の均一性である。H_1 の不均一は MR 値の不均一を生じるので，全撮影領域にわたって均一でなければならない。RF コイルの方式は，静磁場 H_0 の向きによって異なるが，H_0 の向きが被検体の体軸と平行の場合，H_0 が直交する方向では 2 辺を円弧状に曲げて膨ませて鞍形とした一対のサドルコイルを使用する（図 3.37）。水平磁場方式で最も基本となるコイルである。

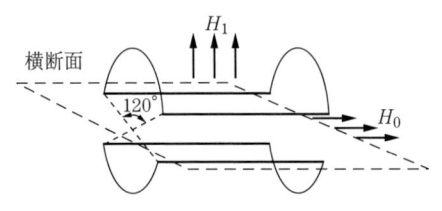

図 3.37　サドル形 RF コイル

RF コイルが励起パルス送信と NMR 信号受信を兼用していなければ，その要求される事項はかなり異なってくる。NMR 信号の受信感度を高めるための被検体への密着度（SN 比の向上），被検者に対する拘束・苦痛への配慮などの点は，送受信分離方式になればかなり軽減され，励磁エネルギー伝達の効率を中心に考慮すればよいことになる。

3.8.5　NMR 受信コイル

RF 照射と NMR 信号受信とを個別に用意する方法を**クロスコイル方式**と呼び，通常は受信コイルの構成を比較的自由に設計できるので，この方式が主流となっている。受信コイルは各部位ごとに用意され，頭部，頸部，肩部，乳房，躯幹部，膝部および顎関節用コイルなどが専用に，あるいは汎用フレキシブルコイルとして用意されている。水平磁場方式では，局所の高感度撮影のため小径のサーフェスコイルが，特徴あるコイルとして整えられている。

微弱な NMR 信号をより高感度・高画質で高速に撮影する方式が考えられている。その成果が，**QD**（quadrature detection, **1/4 位相差検出**）**コイル**であり，**マルチプルコイル**（multiple coil），通称**フェーズドアレーコイル**（phased array coil）である。QD コイルは，水平磁場方式では，対向した 1 対のコイルがサドルコイルを構成する。この 1 対のコイルをもう 1 セット，z 軸に対して幾何学的に 90°回転させた配置で組み合わせる（図 3.38）。このようにすると 2 対のサドルコイル同士はカップリングが最も小さい状態で信号計測が可能である。さらに，2 対の信号は位相がちょうど 90°ずれているので，増幅した後に一方を 90°位相シフトして信号合成すると，一方だけの信号よりも合成した後の計測信号は SN 比が $\sqrt{2}$（= 1.4）倍向上する。

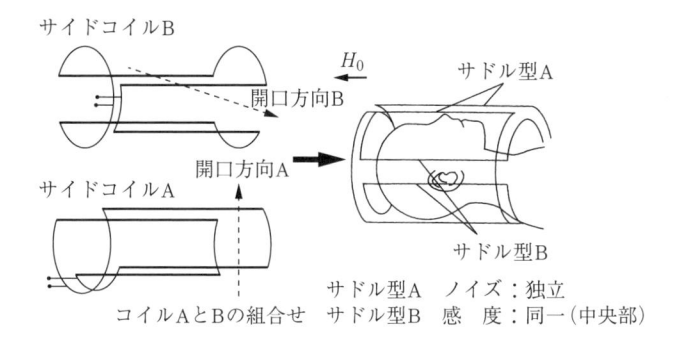

図3.38 水平磁場方式のサドル形QDコイル

水平磁場における頭部コイルは，サドル形のQD方式以外にも製品化がなされている。図3.39(a)に，1/4位相差検出化した**スロッティドチューブレゾネータ**（slotted tube resonator，**STR**）を示す。1周360°のリング状の電極を4等分し，ウィング電極を構成する。ウィング電極とこれに直交する垂直電極を一体化し，対向した電極同士で1組をなし，90°直交した2組でクアドラチャ化している。X_1, X_2, Y_1, Y_2を給電点とし，幾何学的に90°直交したY_1, Y_2の形成する面は，X_1, X_2の形成する面と直交した高周波磁場を計測するので，両者を1/4位相合成すれば，QDコイルとなる。図(b)に頭部用STR方式のQDコイルの外観を示す。図(c)に図(b)のQDコイルで撮像した下垂体中心の断層像を示す。これはスライス厚3mm，分解能0.6×0.7mmの白黒反転T_2強調像である。

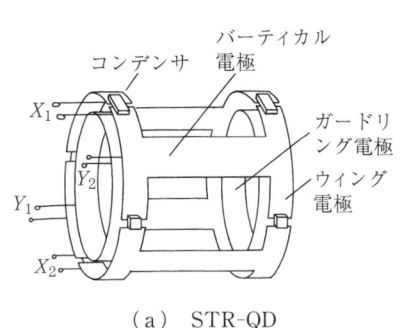

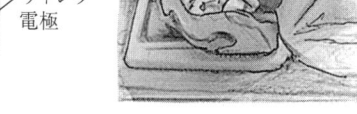

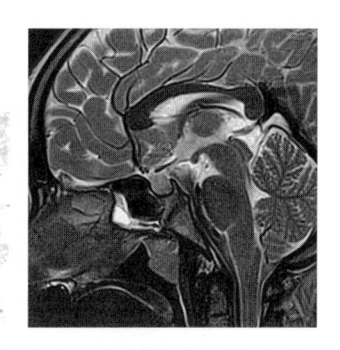

(a) STR-QD　　(b) 頭部用QDヘッド装着　　(c) 下垂体部断面像（T_2強調像，分解能0.6×0.7mm，スライス厚3mm）〔東芝メディカルシステムズ(株)提供〕

図3.39 STR頭部高感度QDコイルと頭部断層像

QDコイルを広範囲に適用するフェーズドアレーコイルは，脊髄のように体軸方向に長い領域を撮影したり，小型のコイルをいくつか並べ，巻き付けるように配置して腹部を信号計測したりするのに適している。QDコイルの原理は，すでにサドルコイルで述べたように二

つのコイルのうちの一つの位相を90°シフトし，合成することで感度向上とSN比の改善を図っている。**図3.40(a)**に全脊椎用コイルの外観を示す。図(b)には腹部用コイルなどを体幹に巻き付けて使用する体幹部用QDコイルを示す。**図3.41**に前図(a)の検出用コイルを使用して撮影した全脊髄造影法によるT_1強調画像を示す。FSE法で画素の大きさ1.6×1.0 mm，画素数320×512，スライス厚3 mm，視野150×50 cmである。

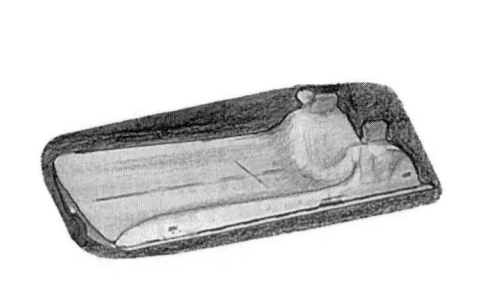

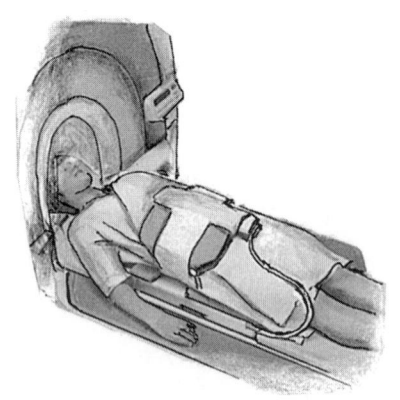

（a）全脊椎用フェーズドアレーコイルの概観　　（b）体幹用QDコイル（腹部用）の装着例

図3.40　フェーズドアレーコイルの概観と腹部用QDコイルの装着例

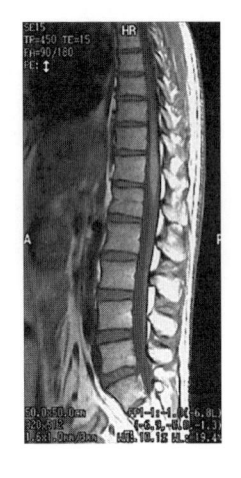

画　素　320×512　　撮像野　150×50 cm
TE：15 ms　TR：450 ms

フェーズドアレーコイルによる
FSE脊髄造影法

図3.41　全脊椎用フェーズドアレーコイルを使用した画像（T_1強調像）〔東芝メディカルシステムズ(株)提供〕

NMR受信コイルには，以上の他に**サーフェスコイル**（surface coil）**方式**がある。このコイルは比較的小さな直径の円環形をしたコイルである。コイルの直径が大きくなると広い感度領域をもつが，ノイズ領域も広くなり，相対的にSN比が低下する。これに対して，コイルの直径が小さいと感度領域は狭くなるが，狭い領域でのノイズが対象なのでSN比が向上する。小さいコイルを多数広い領域に並べて人体に密着させ，信号を検出・観察することからサーフェスコイルと称されている。サーフェスコイルの使用で注意しなければなら

ないのは，個々のコイルから得られる信号を単純に加算しただけでは，大きな一つのコイルと同じ SN 比しか得られないことである。SN 比を損なわない信号合成の方法が提案されているが，そのうちで sum of square と呼ばれる方法が広く使用されている。一つの画素から発する信号を，広く分布している小さなコイルで受信し，個々の受信信号の 2 乗値をすべて加算し，その平方根の値を求める。この値は小さなコイルで得られる信号の SN 比を低下させずに，一つの画素信号となる。画像を構成するには小さなコイルが分布している領域のすべての画素信号を同様な方法で計測するので，広い領域での高画質画像が得られる。

サーフェスコイルの例を図 3.42 に示す。一つは頚椎用，もう一つは胸・腰仙椎用である。膝関節専用のサーフェスコイルを使用して撮像した膝関節部矢状断層像を図 3.43 に示す。**撮像野**（field of view，**FOV**）15.4×15.4 cm，空間分解能 1 mm 以下の 0.3×0.3 mm，TE：500 ms，TE：20 mm の GRE 法で得られた画像で，大腿骨と頚骨間の前十字靱帯，後十字靱帯が明りょうに表現されている。

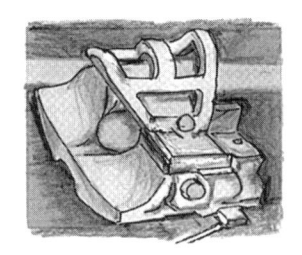

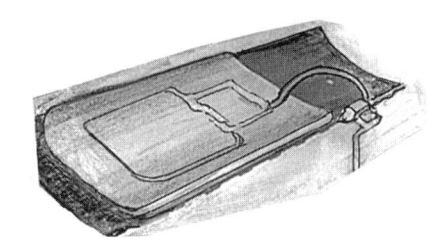

（a）脊椎用サーフェスコイル　　（b）胸・腰仙椎用サーフェスコイル

図 3.42　サーフェスコイルの例

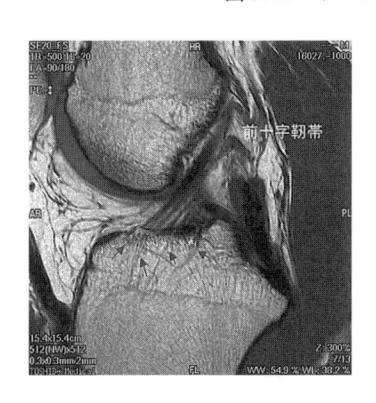

図 3.43　サーフェスコイルによる膝関節の高分解能像〔東芝メディカルシステムズ(株)提供〕

3.9　MRI の画質

MRI の画質は，静磁場強度によって大きく異なる。これは静磁場強度によって縦緩和時間が変化するためといってよい。高磁場ほど縦緩和時間が長く低磁場になるほど T_1 値が短

いので，同じ繰返し時間 TR を用いると，高磁場より低磁場はコントラストが着きやすい。高磁場装置は，高い SN 比を得ることができるので高画質な画像を得るのに有利である。

MRI の特徴は，任意の断面の撮像が可能であり，軟部組織のコンストラスト分解能がよく，骨や空気の擾乱（じょうらん）が少ないために脊椎内の髄液まで撮影が可能であり，かつ血管造影ができるなどが挙げられる。これらの特徴のうちで，コントラスト分解能が高いことに着目すると，パルスシーケンスの形体によって画質が大きく変化することは特筆に値する。

プロトンのイメージングを想定すると，すでに述べたように，つぎのように3種類の画質に分けられ，以下のことを目的としている。

① 飽和回復（SR）法による画像は，主にプロトン密度像を得る。
② スピンエコー（SE）法は，横緩和時間 T_2 を強調した画像を得る。
③ 反転回復（IR）法は，縦緩和時間 T_1 を強調した画像を得る。

病変によっては，SE 像と IR 像での強調が異なるので病変の分類が可能となり，一般的には SE 像と IR 像が撮像される。

SE 法では，TE と TR の組合せによって，**表3.2** に示すように，T_1 強調，T_2 強調，プロトン密度の信号が得られる。病変部位や範囲の明確化のためには T_2 強調画像がよく描出するので，ルーチン検査には SE 像が多用される。SE 像の特徴は，TE を長くすると T_2 の

表3.2 SE 法での T_1，T_2 の関係

		TR	
		短い	長い
TE	短い	T_1 強調	プロトン密度
	長い		T_2 強調

	T_1 [ms]	色 調	色 調	T_2 [ms]
脊椎液	約 1 530	黒	白	約 140
白 質	約 540	明るい灰色（高信号）	暗い灰色（低信号）	約 80
灰白質	約 780	暗い灰色（低信号）	明るい灰色（高信号）	約 85
脂 肪	短い	白	灰色	中間色

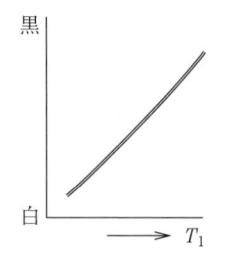

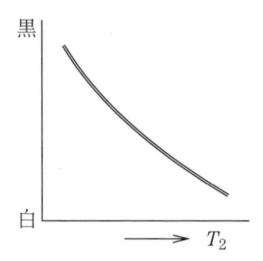

図3.44 T_1，T_2 の表現法

長い脳脊髄液や浮腫, 腫瘍性病変などが高信号で表現される. 逆に, IR 像ではこの関係が変転する. 血腫や脂肪性病変では, IR 像においても高信号で表される. また, IR 法でも, **STIR** (short TI-IR) **法**は T_1 強調画像などで脂肪組織からの高信号を抑制する撮影法として用いられる. 例えば, TI を短くすると脂肪の信号を抑制することができる.

図 3.16 に SE 法による T_1, T_2 強調像を示したが, この画像の示す白色から黒色間の色合いの意味は, 色の階調度と 1.5 T で測定された各組織の平均的な T_1, T_2 概要値 (組織によるばらつきや個体差があるので正確な値ではない) との関係から, **図 3.44** のように表現できる. このように, T_1 と T_2 とでは白黒が逆転しているし, 低信号と高信号の使い方も逆である.

この他に, 画質の評価には SN 比, コントラスト雑音比, アーチファクトなどがある.

3.9.1　SN 比の測定

基本的には SN 比 (SNR) は, ① 磁場強度を上げる, ② 感度の高い受信コイルを使う, ③ より強い信号が得られるシーケンスを用いる, ④ スキャン時間をかける, ことにより向上する. ③, ④ でいう SN 比を支配する因子として, 撮像野 (FOV), スライス厚 Z_d, 周波数エンコード数 X_n, 位相エンコード数 Y_n, 加算平均数 NSA, バンド幅 BW などがある. その関係は次式で示される.

$$\mathrm{SNR} = k \times \frac{\mathrm{FOV}_x}{X_n} \times \frac{\mathrm{FOV}_y}{Y_n} \times \mathrm{BW} \times \sqrt{\mathrm{NSA} \times \frac{1}{\mathrm{BW}} \times Y_n} \tag{3.29}$$

ここで, FOV_x: 周波数エンコード方向 x の FOV, FOV_y: 位相エンコード方向 y の FOV である.

撮像パラメータの決定や適正パラメータの選択に, 臨床画像の信号強度と標準偏差を直接測定して求める. 撮像する際には, 目的とするパラメータのみを変化させ, その他のパラメータは一定に保つ. 測定箇所はつねに同じで, 信号 (SI) 被検体内の標準偏差の低い均一な箇所で, 標準偏差 (SD_air) は被検体外の位相方向におけるアーチファクトの影響のない空気領域の場所で測定して次式より求める.

$$\mathrm{SNR} = \frac{\mathrm{SI}}{\mathrm{SD}_\mathrm{air}} \tag{3.30}$$

3.9.2　コントラスト雑音比の測定

臨床に最適な画像を総合的に評価する場合に, **コントラスト雑音比** (contrast noise ratio, **CNR**) がよく用いられる. ただし, 臨床では SN 比は悪くても時間分解能やコントラスト分解能を優先する場合がよくあるので, CNR が画質の本質的な良し悪しのすべてを

評価しているとはいい難い。

　CNRとは，臨床で用いる画像評価の手段として，視覚に与える刺激量を物理量で表現した値である。ここでいう物理量とは，画像コントラストと画像ノイズとの比を表している。測定対象パラメータは，画像コントラストを支配する因子であるTE, TI, TR, フリップ角などやコントラスト分解能などを評価する指標としても用いることができる。例えば，目的物質そのものの信号強度の比較から求めるCNRの測定方法は，目的物質のそれぞれの中に着目領域を設定し，信号強度と標準偏差を測定する。設定領域内の信号強度平均値SI_{ave}と標準偏差平均値SD_{ave}を求め，次式のようにその比の平方根をその組織のCNR_{tissue}とすると次式になる。

$$CNR_{tissue} = \left(\frac{SI_{ave}}{SD_{ave}}\right)^{1/2} \tag{3.31}$$

この方法は，信号強度差をきわめて忠実に表す方法であるが，着目領域内が小さいと測定値のばらつきが大きくなり，CNRの値が不安定になる要因となる。

3.9.3 アーチファクト

　アーチファクトの原因はさまざまであり，それに対応した抑制策がいくつかある。アーチファクトの主要因あるいは現象については以下に述べるが，抑制策は多くあるので**表3.3**にまとめて項目のみを紹介する。アーチファクトの現象は技術の進歩によって変化してくるので，固定的な概念で扱うわけにはいかない。この表の意味するところは今後変化することを念頭におかなければならない。

表3.3　アーチファクトの種類と抑制策

アーチファクトの種類	抑制策
1. 動きのアーチアクト	サチュレーションパルス，リフェイズ用傾斜磁場印加，呼吸同期法，位相エンコード方向の調整，呼吸停止(息止め)下撮影，心拍同期法
2. エリアシングアーチファクト	アンチラップアラウンド，アンティフェイズラップ，2倍視野撮像による折返し除去
3. トランケーションアーチアクト	位相エンコード数の増加
4. 位相エンコード補填によるぼけ	ETL(echo train length, エコーの数)の減少，エコー間隔の短縮，ピクセルサイズの縮小
5. 金属アーチファクト	金属の脱着，撮像パラメータの設定
6. 化学シフトアーチファクト	傾斜磁場勾配の増加，脂肪抑制
7. 磁化率アーチファクト	エコー時間の短縮，スライス厚を薄くする，ピクセルサイズを縮小，帯域幅を広くする
8. アーチファクト様の黒い境界	TIの変更，読出し傾斜磁場の増強
9. 中心アーチファクト	直流成分アーチファクトに対しては直流オフセットの除去　ハムノイズに対しては電源混入対策　周波数ビートに対してはシールド増強　スティミュレイテッドエコーに対してはシーケンスの改良

〔1〕 **動きのアーチファクト** MRI は撮像時間が長いため，組織の動きの影響を無視することができない。生理的な動きによるアーチファクトは，血流，脳脊髄液の流れ，呼吸，心拍動，腸管の蠕動などのさまざまな不随意運動などが原因として考えられ，静磁場強度が高いほど顕著となる。中でも，血液や脳脊髄液の拍動，呼吸などの周期的な動きのアーチファクトは，異常所見と誤認識するとか，読影の支障となりやすい。流体の早い複雑な動きは，ボクセル内の位相分散や RF パルスの時間差の影響を受ける。周期性のない突発性の動きや不規則な動きもアーチファクトを発生する。

最新の装置は，ハードウェア，ソフトウェア共に急速に進歩しており，図 3.42 の装置では頭部の FE 法による T_1 強調画像が 0.25 秒，fast-advanced SE 法による T_2 強調画像が 0.07 秒，3D-TOF 法による MRA 像が 1 分 25 秒と高速に撮像できる。したがって，撮像時間で診断に支障のない画質が得られる場合が多くなっている。

〔2〕 **エイリアシングアーチファクト**（aliasing artifact） このアーチファクトは wraparound artifact，folding over artifact ともいわれる。エイリアシングとは，元の信号源がもつ周波数帯域よりも狭い帯域で計測した場合に起こる現象で，主に位相エンコード方向に見られる。撮像野で規定した大きさよりも被検体のものが大きいか，あるいは被検体の中心位置が撮像野中心と大きくずれている場合にこの現象が認められる。

現象として，位相エンコード方向に被検体が反対側に折り返って現れる。特に，頸部矢状断あるいは冠状断撮像時に，体軸方向を位相エンコードに選んだ際，頭部側が足側に，足側が頭部側に折り返る現象が現れる。通常は前後方向を位相エンコードに選んでいるのでこの現象は避けている。しかし，脳脊髄液の拍動によるアーチファクトが前後方向に生じるため，頸部の診断を難しくしている。拍動によるアーチファクトを避けるために頭尾側方向を位相エンコードに選ぶことが望まれる。そこで，エイリアシングアーチファクトを避けるためにアンチエイリアシング方法が考えられた。この手法は被検体の折返しが発生しない程度に位相エンコード方向の実質的な視野を広げる。

〔3〕 **トランケーションアーチファクト**（trancation artifact） **データ打切りアーチファクト**ともいう。被検体のもつ高周波の情報が，サンプリング間隔の有限さによりディジタル量に正しく反映されないために生じるアーチファクトである。ナイキストのサンプリング定理によれば，被検体が空間周波数上で十分高周波域な情報をもつにもかかわらず，それより低い周波数でサンプリングした場合，その点あるいは曲線の周囲にその点あるいは曲線の形に似た曲線が 2 重，3 重に波紋が広がるように繰り返し現れる現象を指す。

トランケーションアーチファクトを根本的に取り除くには，基本的にサンプリング周波数を上げるしかない。

〔4〕 **位相エンコードデータの補てんによるぼけ** FSE や EPI などに代表される高速

シーケンスにおいて，位相エンコードデータを他のエコー信号によって補てんする場合にぼけを生じる。画像のぼけは，T_1強調画像やプロトン密度像を得るために早いエコー（例えば，第1エコー）をk空間の中心とする場合に顕著である。これは，高空間周波数成分の位相エンコードをT_2で衰弱したエコー信号で補てんするためで，T_2が短い組織ほど画像のぼけが大きく，位相エンコード方向のみぼける。画像のぼけにより組織周囲の信号強度の増加や，位相エンコード方向に垂直に細長い組織は信号が消失する場合がある。

〔5〕 **金属アーチファクト**　MRIは静磁場の利用から始められるから，磁場内に金属が存在することで，磁場空間がゆがめられてゆがんだ画像または異常信号が発生するのは当然のことである。RFパルスによって金属中に生じる熱の影響は問題となり，安全性については十分に注意を払う必要がある。

〔6〕 **化学シフトアーチファクト**　プロトンを対象にしたイメージングでは，水と脂肪の化学シフトにより，TEを変化させたとき水と脂肪の位相がたがいに同相になったり，逆相になったりするために臓器の縁が黒く表現される。具体的には，水と脂肪の共鳴周波数の差によっておのおのの画面上配置される位置が読出し方向にずれて，信号の重なった部分は高信号の部分と信号が欠落した部分が生じる。中心周波数と傾斜磁場の勾配の向きによって，水と脂肪がどの方向にずれるかが決まる。化学シフトアーチファクトかどうかは，読出し方向と位相エンコード方向を変えるとか，脂肪抑制法を付加することにより判別できる。逆に化学シフトを利用して脂肪組織の判別が可能になる。

〔7〕 **磁化率アーチファクト**　このアーチファクトは，組織の磁化率が変化するところで生じる。極端に磁化率の異なる部位の境界においては，局所的な磁場勾配が生じて，位相分散のために信号が消出する。例えば，空気と水の磁化率は大きく異なるが，副鼻腔や外耳道などを含む断面をGE法で撮像すると，副鼻腔や外耳道の周辺部に信号欠損が認められる。これを避けるには，信号読出しの傾斜磁場強度を増強させるしかない。また，頭蓋底や肺，腸管内ガスなどが存在する腹部のように空気を含む部位においても発生しやすい。これらの対応も同様に傾斜磁場強度の増強に依存することになる。

〔8〕 **アーチファクト様の黒い境界**　アーチファクト様の黒い境界とは，IR像での絶対値表示による信号強度の折返し，水と脂肪の共鳴周波数のわずかな差による信号の打消し合い，ヘモジデリン（hemosidelin）の沈着などがある。

〔9〕 **中心アーチファクト**　計測信号の直流成分によるアーチファクト，ハムノイズ，周波数ビート，**スティミュレイテッドエコー**（stimulated echo）などがある。

アーチファクトの種類は，これ以外にもまだいくつか存在する。ここでは主要な種類のみを紹介した。これらのアーチファクトの抑制法については，その項目だけを表中に列記し

た。

3.10 使用上の留意点

　MRIは強磁場（0.2～2.0 T）を使用するので，漏えい磁界を避けるために設置のための特定の部屋が必要である。例えば，図3.34に示した高級機本体の設置スペースは6.1 m×4.1 mで天井高2.8 mが必要になる。操作室やコンピュータ室は別途に設置しなければならない。強磁性の金属は本体架台に吸い込まれる恐れがあるので，MRI室で使用する金属性の備品はすべて非磁性体のものにしておく必要がある。このような特定環境が必要である。

　被検者と共にMRI室に持ち込まれる金属も徹底的にチェックする必要がある。酸素ボンベ，ストレッチャ，車椅子などは引き寄せられて，その衝撃で装置を故障させるとか，被検者に危害を与えることになる。ヘアピン，ネックレス，時計などは画像に影響を与えるとか，引き付けられて飛んでいく危険がある。このため，緊急時の救急患者への対応は不適当であり，使用は避けなければならない。

　被検者の体内の金属についても，体外金属以上に危険性をもっている。人工関節，義肢，動脈クリップ，ペースメーカなどの金属は画像に影響を与えるばかりでなく，生命に危険を及ぼすことになるので，検査前には必ず体内金属の有無についての確認が必要である。救急患者に適応できないのは，このような理由に基づいている。特に，心臓ペースメーカ植込み被検者のMRI検査は禁忌である。

4 核医学画像診断装置（RI）

4.1 RI発展の歴史

　核医学は放射性同位元素（radio isotope，RI）のもつ物理的・化学的特性を利用して，生体の生理学的機能・代謝診断や，放射線の生物学的作用を利用しての悪性腫瘍の治療など，診療に応用する医学分野である。核医学診断装置は，体内に取り込まれた放射性医薬品が，体の各部に蓄積・沈殿して放出するガンマ（γ）線を体外より計測し，診断に役立てる装置である。^{131}Iをヨウ化ナトリウム（NaI）の形で人体に投与し，甲状腺への集積を体外から計測し，甲状腺の機能を検査したのが核医学診断装置の最初である。

　ここに至るまでにはいく多の先駆者の功績が積み重ねられている。1896年のA.H. Beequerelによる放射能の発見，1913年のG. Hevesyによる生物現象の機構を解明するRIトレーサ法の確立，1925年のH.L. BlumgartのRIを使った血液循環速度測定の最初の臨床応用，さらに1931年のE.O. Lawrenceのサイクロトロンの発明と1934年のF. Jolitらの人工放射能の発見が得られたことなどの業績により，多用な生理学的人工放射性トレーサを供給する時代をもたらした。1934年にE. Fermiらは初めて放射性ヨウ素を作り，ヨウ素が甲状腺機能診断の最良の指標であることを示した。J.G. Hamiltonは人体敵応ヨウ素研究のためサイクロトロンで^{128}Iの生産を始め，G.T. Seaborgは8日の半減期をもつ^{131}Iを開発した。これが後に核医学診断で広く用いられた最初のRIとなった。^{131}Iで甲状腺のヨウ素代謝が非侵襲的に定量され，甲状腺機能診断への応用の重要性を明白なものにした。

　1946年にE. SegreとG.T. Seaborgによって開発された^{99m}Tcは，後に核医学画像用として最も広く使われるRIとなった。RIの利用により体内の生理学的情報を非侵襲的に得られる利点と重要性が，あらゆる臓器の局所機能測定を可能にしていった。機能測定における空間分解能の向上に伴い，形態と機能を同時に情報提供できる手段に対する要望が高まった。1951年にB. Cassenは，鉛コリメータを使ったGM計数器を電気モータで駆動してRI分布像を得る最初の直線走査型スキャナを開発した。このB. Cassenが開発したシンチレーションスキャナはプローブ状検出器を平面状にスキャンするRIの2次元分布を測定する装

置であり，これにより肝臓，腎臓，脾臓，肺，脳などの2次元の機能診断が可能となった。しかし，機械的にプローブをスキャンするため，1枚の画像を得るのに長い時間を要した。

1958年にH.O. Angerが開発した機械走査を必要としないシンチレーションカメラは，1964年にはアンガー型カメラとして製品化され，後に製品の改良も進み，^{99m}Tcの実用化と相まって短時間に鮮明な画像が得られるようになり，現在，核医学診断装置の主流となっている。

シンチレーションカメラは，体内の3次元的なRI分布を2次元投映像として得るという測定原理のために定量性に不十分さがあった。定量性改善のために，特定断層面内のRIのみを画像化しようと種々の断層撮像法が提案された。その中でD. Kuhlらにより提案された横断断層イメージング法が，X線CTの進歩やコンピュータの発展に伴ったその後の多くの改良を経て，現在のガンマカメラを体の周囲に回転させる**SPECT**（single photon emission CT）へと導いた。核医学断層画像検査の中心的検査法となっている。

このシングルフォトン（single photon）という言葉は，陽電子（positron）が消滅するときに発生する1対のγ線（2個のフォトン）の発生を利用して画像化する**PET**（positron emisson CT）に対して1個のフォトンを利用していることに由来している。また，エミッション（emission）という言葉は，X線CTがX線の透過吸収を利用する透過型CTなのに対して，SPECTでは体内から放射（emission）するγ線を利用する放射型CTであることによっている。

X線CTの検出器は1次元アレーであるのに対し，SPECTは2次元検出器を回転させるので複数スライスの投影データを一度に収集，再構成でき，容易に3次元データを構成できる。SPECT像は放射性医薬品の集積による機能画像が収集され，MRIやX線CTの形態画像と組み合わせて診断が行われる。

SPECTと対比されるPETは，1951年F.R. Wrennらが陽子の消滅現象を同時計測法で測定して画像化を進め，1964年J.S. Robertsonらが円形に配列した検出器の同時計数から消滅放射線の同時測定により陽電子放出核種の分布を画像化したのが，原型となっている。1975年M. Ter-PogossianらがNaI（thallium, TI）シンチレーション検出器を六角形状に配置したPET装置を開発して臨床研究を開始し，この装置が数年のうちに多層化されて性能が向上された。さらに，検出器にBGO（$Bi_4Ge_3O_{12}$）結晶シンチレータが採用され，より装置の高分解能化，高感度化，多層化が一気に進められ，3次元データ収集と3次元画像再構成法の確立が相まって，理想的な3次元PET時代を迎えることとなった。

今後は臓器の血流，代謝，神経機能など，さまざまな機能が反映される放射性医薬品が開発され，コンピュータが高速化されることにより，生体の諸機能に応じた複雑な処理もリアルタイムで計算できるようになるであろう。最近では，短半減期の核種を生産する医学専用

のサイクロトロン（陽子加速度装置）が病院内に設置されるようになり，^{11}C（20.4分），^{12}N（9.97分），^{13}O（2.04分）などが患者の近くで製造され，診断にいっそう有効に活用されている。

4.2 γ 線 の 発 生

γ線は放射線である。放射線には電磁放射線（電磁波）といわれるX線やγ線，粒子放射線といわれるα線，β線，電子線，中性子線などがある。電磁放射線は強力なエネルギーをもった光子の電磁波で，そのエネルギーは周波数や波長によって決められる。粒子放射線は，速度をもって運動している粒子のことで，その発生過程によって分類される。放射線発生装置などで得られる人工放射線と放射性物質から放出される放射線である。人工放射線にはX線，電子線，陽子線，中性子線などがあり，そのエネルギーは装置に加える電圧などで決まる。一方，放射性物質から放出される放射線にはα線，β線，γ線，特殊X線などがあり，そのエネルギーはその放射線を放出する放射性核種によって決まる。

同じ電磁放射線であるX線の周波数は大略 10^{18}〜10^{21}/s，γ線のそれは 10^{19}〜10^{23}/s と非常に大きく，一般的にはγ線はX線よりエネルギーが高いので両者はエネルギーの違いによって分類されているように思われがちであるが，同じエネルギーのX線とγ線は存在する。X線とγ線の違いはその発生過程による。X線は，すでに図2.1に示したように，加速電子（熱電子）が原子核外に作用したときの現象により放出される。これに対してγ線は放射性崩壊などにより原子核から放出される。

原子番号 Z，質量数 A の原子核は Z 個の陽子と $N = A - Z$ 個の中性子とから構成される。質量数 A は核の中の核子（陽子と中性子）の総数である。A と Z が指定されるおのおのの原子核のことを**核種**（nuclide）と呼ぶ。核種の記法として A を元素記号の左上，Z を左下に $^{A}_{Z}X$ のように記述する。例えば，酸素は $^{16}_{8}O$ と表記する（陽子と軌道電子は同数で8，質量は16）。物質を構成する元素は，電荷をもつ陽子，または電子の数によって，その性質が異なる。中性子は電荷にかかわっていないのでその数が異なっても同じ元素と見なされる。中性子の異なる原子核をもつ原子を同位元素という。例えば，Z が同じ $^{20}_{10}Ne$，$^{21}_{10}Ne$，$^{22}_{10}Ne$ である。

同位元素の中に，原子核が不安定なものがある。そのような原子核は崩壊を起こし，その際に放射線を放出する。このような同位元素を特に**放射性同位元素**（radioisotope，**RI**）などは**放射性核種**（radionuclide，**RN**）という。RIには自然界に存在する Ra, Rn, ^{14}C などのような天然性放射性同位元素と人工的に作り出した ^{60}Co などのような人工放射性同位元素がある。原子核の崩壊の際に放出される放射線は α, β^-, β^+, γ 線，内部転換電子などである。

4.2 γ線の発生

α 崩壊は，$Z \gg 83$ の重い元素のほとんどは自然に ^{4}He の原子核である α 線を放出する。例えば，ラジウム（Ra）は次式のようにヘリウム（He）を α 線として放出してラドン（Rn）の安定した状態になるが，数%は α 線を放出しつつも励起状態に止まり，それが γ 線を放出して安定する。

$$^{226}_{88}\text{Ra} \rightarrow {}^{222}_{86}\text{Rn} + {}^{4}_{2}\text{He} \quad (\alpha \text{線 } 94.4\%)$$
$$\hookrightarrow \alpha \text{線} \rightarrow \gamma \text{線 } (3.3\%) \tag{4.1}$$

放射性同位元素 ^{3}H, ^{14}C, ^{32}P, ^{90}Sr などは β 粒子を放出するが，γ 線は伴わない。

γ 線放射は α 崩壊あるいは β 崩壊の結果，親核種から生じた娘核の励起状態から1個またはそれ以上の γ 光子（γ 線）が放出される。γ 放射の遷移においては Z も A も変わらない。核の励起状態の寿命はさまざまであるが，通常は極端に短く γ 線は素早く放出される。しかし，中には長時間の核種もあり，例えば $^{137}_{55}$Cs の崩壊による $^{137}_{56}$Ba の励起状態の半減期は 2.55 分である。このような長寿命状態を**準安定**（metastable）といい，記号 m を付けて娘核（$^{137m}_{56}$Ba）のように表す。その後に γ 線が放出される。その関係は次式となる。

$$^{137}_{55}\text{Cs} \rightarrow \beta^- + {}^{137m}_{56}\text{Ba}(95\%) \rightarrow \gamma \text{線} \rightarrow {}^{137}_{56}\text{Ba}$$
$$\hookrightarrow \beta^- + {}^{137}_{56}\text{Ba}(5\%) \tag{4.2}$$

準安定核種の他の例は娘核種 $^{99m}_{43}$Tc で，これは親核種であるモリブデンの同位元素 $^{99}_{42}$Mo の β 崩壊からできる。$^{99m}_{43}$Tc の半減期は 6.02 時間で基底状態へ**核異性体転移**（isomeric transition, IT）をする。

$$^{99m}_{43}\text{Tc} \rightarrow {}^{99}_{43}\text{Tc} + \gamma \text{線} \tag{4.3}$$

実際に体内診断用放射性核種は，シングルフォトン放出核種として核異性体転移などによる ^{99m}Tc, ^{123}I などがあり，ポジトロン放出核種として β^+ 崩壊による ^{11}C, ^{13}N, ^{15}O などがある。

^{99m}Tc を核種とする放射性医薬品は標識化合物として理想的である。それは，^{99m}Tc の半減期が短い Tc ジェネレータを用いて標識化合物を病院現場で調整することができるからである。ジェネレータは，先に述べた同位元素の親核種モリブデンを活性アルミナに吸着させ，β^- 崩壊で生成した娘核種を生理食塩水で TcO$_4^-$ として溶出させる。式(4.3)はその結果の反応である。親核種 ^{99}Mo の半減期が 66.7 時間，娘核種 ^{99m}Tc の半減期が 6.02 時間と，親・娘の核種で大きな差があるので，シングルフォトン用核種である ^{99m}Tc を繰り返し溶出することができる。

β^+ 崩壊によりポジトロン放出核種 ^{11}C, ^{13}N, ^{15}O などから放出されたポジトロン（荷電粒子線である陽電子）は電離や励起という形で物質にエネルギーを渡し，自らの運動エネルギーを失っていく。これが陽電子消滅の現象である。陽電子が放射線として放出された後に運動エネルギーがゼロとなったとき，近くに存在する電子と結合して消滅する。電子も陽電子

も同じ質量をもっていて，消滅により質量はエネルギーに変換される．電子1個の質量に相当するエネルギー E は電子の静止質量 m（$=9.109\times10^{-31}$ kg）と真空中の光速度 c（$=2.998\times10^8$ m/s）から mc^2 で決まり，E（$=8.187\times10^{-14}$ J）を電子ボルト（$=1.602\times10^{-19}$ J）に換算すると，511 keV となる．したがって，陽電子消滅のときには，511 keV の2倍のエネルギーが電磁波（γ線）として発生する．エネルギー保存則の他に，運動エネルギー保存則を満たす必要があるために，二つの511 keV の電磁波が180°反対方向に放出される．これが陽電子消滅により発生する消滅放射線（1対のγ線）で，PET に利用されるγ線である．

　PET は感度，解像力，定量性に優れた画像が得られ，半減期が短く被曝量が少ないことから短時間に繰返し検査ができることや，上記核種を用いて生体のエネルギー代謝基質や生理活性物質の標識体が得られることなどの利点から，ますます普及している．しかし，ポジトロン放出核種の生産には専用のサイクロトロンの設置が必要であり，その設置費用と安全管理の面で多大な負担を考慮しなければならない．

4.3　γ 線 の 検 出

　放射線が物質内を通過するときに発光する現象を，**シンチレーション**（scintillation）といい，発光する物質をシンチレータという．γ線を電気信号に変換するためには，γ線をシンチレータにより可視光に変換し，**光電子倍増管**（photomultiplier tube，**PMT**）または光ダイオードにより電気信号に変換する．γ線検出器は，基本的に1個1個のフォトンをその発生ごとにエネルギー分析し，カウントするフォトカウンタである．

4.3.1　シンチレータ

　γ線は種々の物質と相互作用するが，医療用のエネルギー範囲では光電吸収が大きい．光電吸収の断面積は原子番号の4.5乗に依存するので，検出器として原子番号の大きい元素を含む物質が選ばれる．

　理想的な高性能シンチレータ材料としては，① γ線入射位置精度を上げるために，陽電子消滅に伴って放出される511 keV のγ線を小型の素子で検出する必要から，構成元素の原子番号が大きい（密度が高い）こと，② 診断時間を短縮するために蛍光出力が大きく，無色透明であること，③ 511 keV のγ線だけを正確に検出するためエネルギー分解能が優れること，④ 被検体の周囲に数万個のシンチレータ素子を緻密に配置する必要から特性が均一および安定であること，などが挙げられる．

　シンチレータには有機シンチレータと無機シンチレータがある．有機シンチレータは，原

子番号の低い成分からなるためγ線に対する光電効果がほとんどゼロなので，鉛やスズを添加して使用する。有機シンチレータは一般に使用頻度が低い。無機シンチレータは，価電子帯と伝導帯のエネルギー準位をもつ結晶格子である。電子はγ線を吸収すると価電子帯から伝導帯へ移行し，価電子帯には正孔が残るが，価電子帯と伝導帯間のエネルギー差が大き過ぎてγ線のエネルギーは可視光にならない。そこで活性化物質である不純物質を添加し，中間エネルギー準位をつくる。添加する不純物質によってつぎに述べるような数種類の無機シンチレータが作られる。

① タリウム活性化ヨウ化ナトリウム NaI(TI) は大きな寸法のものができるので，エネルギー範囲が広いなどの特徴をもち，γ線素子の主流である。

② タリウム活性化ヨウ化セシウム SeI(TI) とナトリウム活性化ヨウ化セシウム SeI(Na) は NaI より長波長にピークがあり，PMT より光ダイオードの応答波長に適合している。

③ ビスマスジャーマネイト（bismuth germanate，**BGO**）は単位体積当りのγ線の光電吸収率が大きく，NaI より2〜3倍高価である。しかし，発光量が少なく，発光減衰時間が長いのが欠点である。PET の検出素子として使用されている。

④ フッ化バリウム（BaF_2）は原子番号が高いので検出効率が高く，かつ応答速度が速いので，PET への応用に適している。

⑤ ケイ酸ガドリニウム（Gd_2SiO_5，GSO）は大型単結晶が作られ，発光量や発光減衰時間はつぎの LSO より劣るが，エネルギー分解能は LSO よりややよいと見られている。

⑥ ケイ酸ルテチウム（lutetium oxyorthosilicate，**LSO**）結晶はγ線を効率よく検出し，かつγ線による発光ができるだけ速く消失する（残光が短い）という二つの性能を併せもつ高性能素子である。発光減衰時間が 4×10^{-10} s（=40ナノ秒）と BGO 素子（発光減衰時間 30×10^{-10} s）と比較して7倍程度速く，GSO と比較するとやや良好である。また，発光量は GSO より数倍よい（図4.1）。

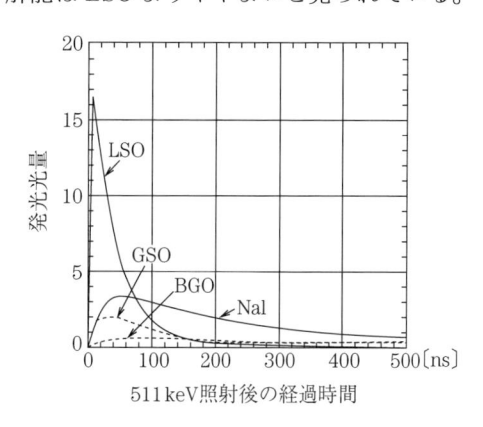

100 ns 経過時の減衰量は LSO 69％，NaI 35％，GSO 19.8％，BGO 4.3％

図4.1 検出素子の感度

4.3.2 光電子増倍管（PMT）

シンチレータで発光された数百個からなる光子を 10^7〜10^{10} 個の電子に増幅し，増倍管の

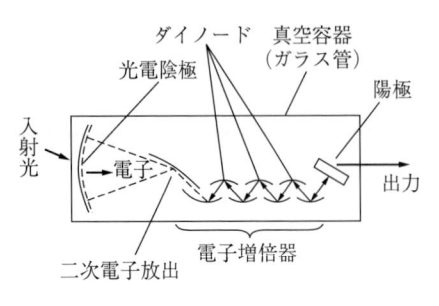

図4.2 PMTの増幅原理

出力である陽極にその電子を収集し，利用可能な電流に変換する。PMTの増幅原理を **図4.2** に示す。多くの種類のPMTの中からNaI(Tl)シンチレータの発光波長に対して最も量子効率の高いバイアルカリ光電面（Sb-Rb-Cs, Sb-K-Cs）をもつものが使用されている。入射光子のエネルギーは約3 eVなので，光電陰極の仕事関数（物質と真空の間の電位障壁）はこれ以下が必要である。多アルカリ金属物質や酸素やセシウムで活性化したバイアルカリは仕事関数が1.5～2 eV程度に下げられているので，量子効率（入射光子数に対する発生光電子数）は20～30％である。

放出した二次電子はダイノードの加速電圧で励起電子を生成するが，生成された電子の多くは表面に達する前にエネルギーを失って放出されないので，通常のダイノードでは1段当り管電圧200～300 Vを印加する。10^7倍とするには10段で約1500 Vが必要になる。

4.3.3 光ダイオードと半導体検出器

光ダイオードは，PMTより量子効率（60～80％）が高くエネルギー分解能がよい，電力消費量が少ない，寸法が小さく頑丈かつ磁場の影響を受けにくいなどの特徴をもつが，素子内部での増幅がないので全体の増幅率はPMTには及ばない。

半導体検出素子には高純度ゲルマニウム（HPGe），リチウムドリフト型シリコン〔Si(Li)〕，テルル化カドミウム（CdTe），ヨウ化第二水銀（HgI_2）などがあって，それぞれに利点をもっているが，要冷却，低効率，低エネルギー分解能などの欠点があるので，総合的評価ではPMTの利用が優先する。

4.4 シンチレーションカメラ装置

4.4.1 カメラの構成

シンチレーションカメラ（scintillation camera）は**シンチカメラ**（scinticamera），または**ガンマカメラ**ということもある。被検者に放射性医薬品をトレーサとして投与し，それから放出されるγ線を体外から計測し，動態，機能，形態的な各種診断情報を画像化する装置である。1964年にアンガー型カメラとして製品化された直後の1970年代は，有効視野が直径25 cm程度であったが，改良が重ねられて1980年代には角型のシンチレータが使用され，有効視野は55×40 cmの矩形と大視野化された。同時にデータ処理技術の進歩を背景

4.4 シンチレーションカメラ装置　　157

にディジタル型のシンチカメラが登場して高性能化，高機能化，高安定化が図られている。現在ではディジタル方式の製品（フルディジタルカメラという）が中心である。

シンチカメラの基本構成を**図4.3**に示す。検出器は指向性をもたせるためのコリメータ，広い面積をもつシンチレータ，多数のPMT群からなり，これに前置増幅器，高電圧電源回路および位置計算回路などが加わって構成される。

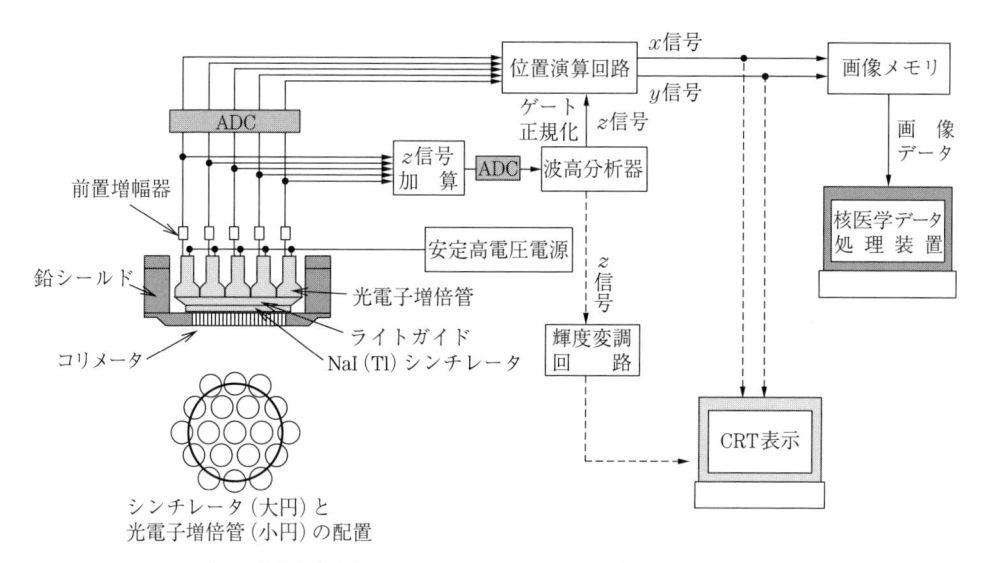

ADC（A-D変換）を取り除けばCRT画面にアナログ表示できる

図4.3　シンチレーションカメラの基本構成

4.4.2 体内から放射されるγ線

コリメータは，検出器に指向性をもたせるもので，このうちの一定方向からのγ線だけ

表4.1　コリメータの基本仕様

機種		総合分解能（FWHM）[mm]	総合感度[com/KBq]
低エネルギー高分解能コリメータ	^{99m}Tc	7.4	5.5
低中エネルギー汎用コリメータ	^{99m}Tc	10.3	8.6
低エネルギー超高分解能コリメータ	^{99m}Tc	6.0	2.7
低中エネルギーファンビームコリメータ	^{99m}Tc	9.5(Axial)/8.4(Transverse)	7.7
中エネルギーコリメータ	^{67}Ga	12.5	8.4
高エネルギーコリメータ	^{131}I	14.5	3.6
超高エネルギーコリメータ	^{18}F	19.0	5.0
ピンホールコリメータ 6 mm	^{99m}Tc	9.5	7.3
	^{123}I	9.5	6.6
	^{131}I	10.7	3.6

〔注〕　総合分解能および総合感度の値はそれぞれコリメータ面から10 cmでの値。総合分解能および総合感度の値はコリメータ面から15.2 cmでの値。総合分解能および総合感度の値はコリメータ面から13.2 cmでの値。

を検出器に入射させる。これにより検出器はγ線の放射位置を正しく検出することができる。コリメータは一般に鉛で作られており，六角形の穴のものが主流である。検査目的に応じて多くのコリメータが開発され利用されている。^{99m}Tc, ^{201}Tl, ^{123}I, ^{133}Xe の核種は低エネルギー用，^{69}Ga, ^{111}In の核種は中エネルギー用，^{131}I の核種には高エネルギー用とコリメータは分類され，エネルギーが高くなるほど遮蔽能力を上げるために孔の壁厚は厚くなる。感度・分解能もコリメータによって決まる。製品に使用されているコリメータの基本仕様例を**表4.1**に示す。生体に使われる核種や要求性能によって，これらのコリメータの中からも目的に適したものを選んで装置に装着している。

コリメータの穴数は数千個から数万個までであり，その穴の方向によってさまざまな視野を

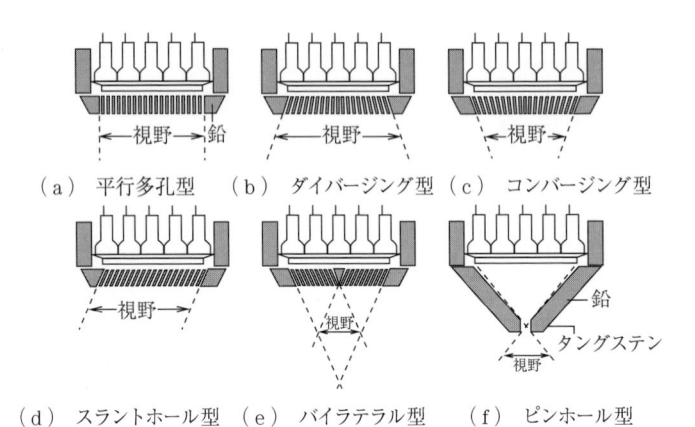

(a) 平行多孔型　(b) ダイバージング型　(c) コンバージング型

(d) スラントホール型　(e) バイラテラル型　(f) ピンホール型

図4.4 コリメータの断面と視野

表4.2 視野によるコリメータの種類と使用目的

コリメータの種類	使 用 目 的
平 行 多 孔 型	検出器視野と同一視野での撮像
ダイバージング型	大きい被写体に対し視野の拡大（像の縮小）
コンバージング型	小さな被写体に対し像の拡大（視野の縮小）
ピ ン ホ ー ル 型	小さな被写体に対し像の拡大（視野の縮小）
スラントホール型	斜め方向からの撮像，断層撮像
パイラテラル型	心臓の同時2方向撮像

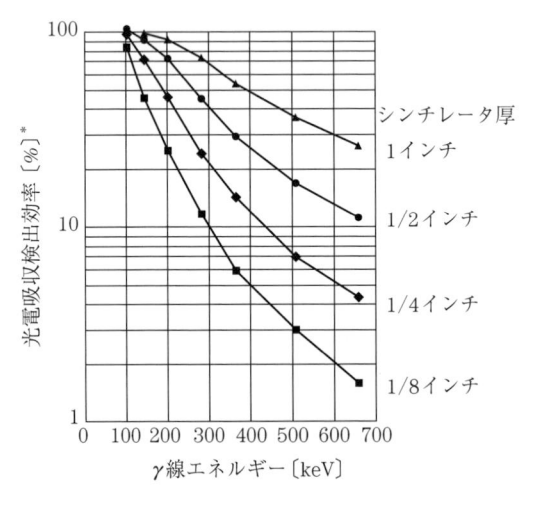

* シンチレータに入射したγ線のうち光電効果により吸収され検出される場合

図4.5 NaI（Tl）の光電吸収検出効率

構成している（**図4.4**）。これらのコリメータの形状による種類はそれぞれ使用目的を異にしている（**表4.2**）。現在，主に使われているのは平行多孔型である。

コリメータにより導入されたγ線はシンチレータに入射し，相互作用によりそのエネルギーを吸収し，吸収したエネルギーで蛍光を発する。**図4.5**にシンチレータ面に垂直に入射したγ線の光電吸収検出効率とγ線エネルギー，シンチレータ厚さとの関係を示す。核医学に利用されているエネルギー領域のγ線との相互作用は光電効果が主体であり，例えば，この図からは，1/2インチ（1.27 cm）程度の厚さのシンチレータの場合，^{99m}Tcの140 keV時のγ線に対する光電吸収検出効率は約90％であり，100 keV以下ではほぼ100％，200 keVでは約70％となることを示している。

4.4.3 ライトガイドとシンチレータ

ライトガイドは，シンチレータおよびPMTを光学的に結合してシンチレータの光を損失なくPMTに導入する役割を果たしている。ライトガイドの材料は透明なガラスやアクリルが使用される。

シンチカメラを構成するシンチレータとPMTは，組合せによって有効視野が決まる。例えば，直径32 cmのシンチレータと2インチ37本のPMTで得られる有効視野が直径25 cm，直径が40〜50 cmのシンチレータと3インチ37本のPMTで得られる有効視野が35〜40 cmである。これらの組合せはSPECT用の例であるが，これがPET用になると使用されるPMT数は極端に多くなる。例えば，LSO検出素子は断面方向と体軸方向が共に4 mmで，厚さが20 mmの13列×13列の169

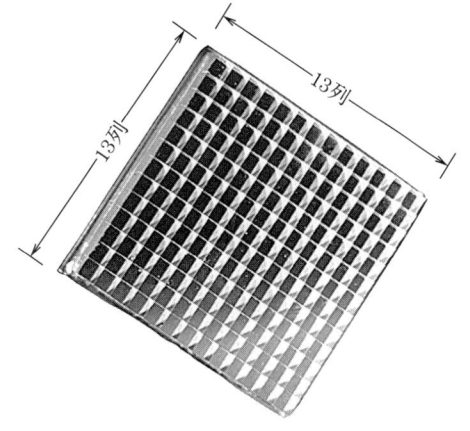

4 mm×4 mmの素子を169（13×13）で構成する検出器ブロック

図4.6 ISO検出素子の構造[17]

個の検出ブロックで構成される（**図4.6**）。これを検出器として使用するのに，1検出ブロック当り4個のPMTで構成するので総計676個のPMTを使うことになる。ただし，この場合はリング径が830 mmというリング方式のために多くなるという理由もあるので，PMT数は検出器の組合せや方式に大きく依存する。すなわち，有効視野だけでなく，検出方式がフラット式かリング式かによっても変わる。

4.4.4 位置演算機構

安定高電圧電源に接続されたPMTでシンチレータから光変換されて印加される光子を電

子信号に変換・増幅し，それをさらに前置増幅器で増幅して A-D 変換して位置演算回路に入力される。

位置計算のブロックダイヤグラムを図 4.7 に示す。図では x 方向のみを示しているが，y 軸方向も同じ回路である。それぞれの PMT の出力信号に対して負から正の方向に重み係数を乗じて加算し，これを x 方向位置信号とする。この値を PMT の総合エネルギー出力値 z で除算して正規化すると，検出されたエネルギー信号の変動による位置計算のずれが補正される。フルディジタル検出方式では，PMT ごとに A-D 変換器を接続しており，ソフトウェア制御による部分的な**中心位置計算**（local centroid calculation）を同時に各部分でできるので，従来のような全検出素子の信号を計算する必要がないために高速・高精度の位置が得られる。

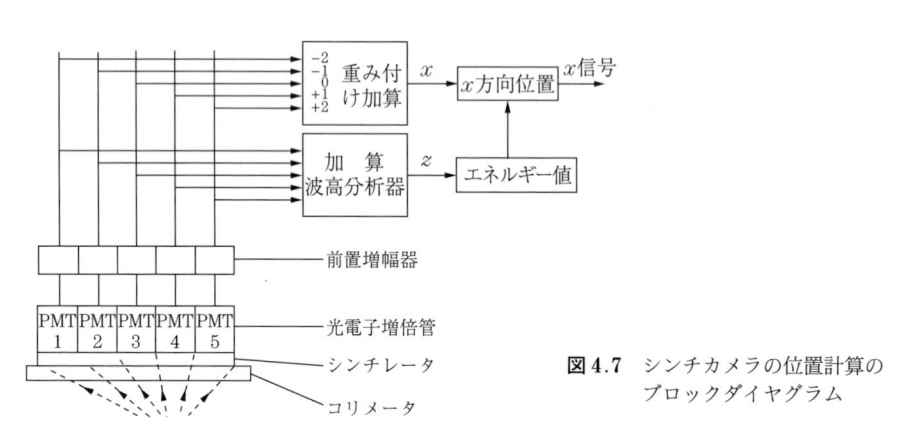

図 4.7 シンチカメラの位置計算のブロックダイヤグラム

4.5 SPECT 装置

ガンマカメラを体の周囲に回転させる"多検出カメラ回転型 SPECT"と周囲にリング状に検出器を配置した"リング型 SPECT 装置"があるが，前者が一般的に多く使用されている。検出器の回転は，分解能を上げるためにできるだけ近づけたほうがよいので，だ円軌道にするとか，体輪郭に沿って回転させるなどの工夫がなされている。また，コリメータも感度と分解能を勘案して選択する。

4.5.1 シンチカメラ回転型 SPECT 装置とその分類

カメラ回転型は，検出器の数によって分類される。1 検出器型 SPECT は，丸型や角型検出器が被検者のまわりを 360°あるいは心臓の場合には 180°回転して SPECT データを収集する構造になっている。表 4.1 に示すような多種類のコリメータを交換しながら測定を行

うことから，コリメータ自体の重量が20〜110 kgと重いことを考慮して，ラック収納方式による自動チェンジャ法が採用されている。

2検出型SPECTは，対向する2検出器が1検出型によるデータ収集時間の約半分で効率よくSPECTデータを収集する。原理的には対向した二つの検出部が，同時に回転する，あるいは90°に配置する，76°の鋭角にするなどの使い方がある。実際の装置を**図4.8**に示す。図（a）のようにホールボディ検査で被検者が移動するが，平均接近距離11 mmの高性能赤外線自動接近機構を備えて，事前設定不要の自動接近データ収集を行う。また，図（b）のように二つの検出器を90°に向き合わせる利用法もある。被検者と検出器を接近させてデッドスペースを少なくし，画像の1部が欠損するなどのトランケーションアーチファクトがないようにしている。また，この方式は深さ方向の分解能の劣化を低減できるために深部分解能を向上させている。つねに指定した部位が収集ウインドウの中心になるように自動的に収集ウインドウ位置を移動し，90°L字型での心筋SPECTでアーチファクトのない最近接拡大収集が行える関心領域自動追従機能を備えている。二つの検出器を90°よりさらに鋭角にして76°に設定する方法もある。76°鋭角SPECT収集機能は，検出器が被検者にぎりぎりまで近接してもトランケーションエラーが発生しない収集方法であり，赤外線自動近接機構を組み合わせて90°角より一段と精度の高い心筋SPECT画像が簡単に得られるようになっている。

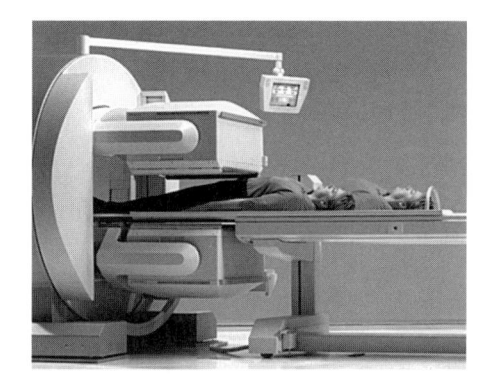

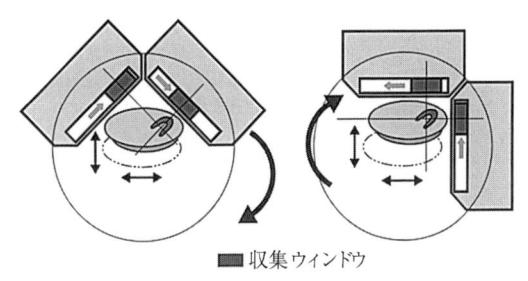

（a）180°対向型全身水平移動式SPECT[17]　　（b）関心領域自動追従機能付の90°設定式SPECT[18]

図4.8　2検出型SPECTの各種の組合せ方式

3検出型SPECT装置は，1検出器より1/3の時間で通常のSPECT収集ができる。ファンビームコリメータを装着することにより頭部SPECT収集において解像度と感度を大幅に改善することができる特徴がある。**図4.9**に検出器の配置を示す。ファンビームコリメータは回転中心付近の分解能が高いため，脳の基底核レベ

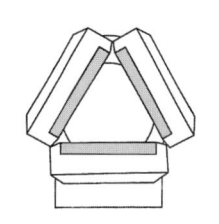

図4.9　3検出器の配置

ルの微細な観察ができる。また，パラレルコリメータにより心筋SPECTをはじめとして，骨，肺，肝，腎SPECTなどに広く利用できる。

4.5.2 リング型SPECT

主として頭部専用機として開発され，小型の検出器をリング状に配置し，その中に被検者の頭部が入るようになっている。ターボファンコリメータとシンチレータの配置を**図4.10**に示す。入射したγ線は，リング状に配置された検出器の内側をターボファンビームコリメータが回転することにより，入射方向が決定され，コリメータが最低180°回転した時点で1スキャン分のデータ収集が終了する。ターボファンコリメータの回転により，1個の検出器から見ると，γ線に対する入射角度の指向性がファン状に変化する。このビームに対するデータを並べ替え，投影データを作り再構成する。感度は1検出器の回転型に比較して8〜10倍である。

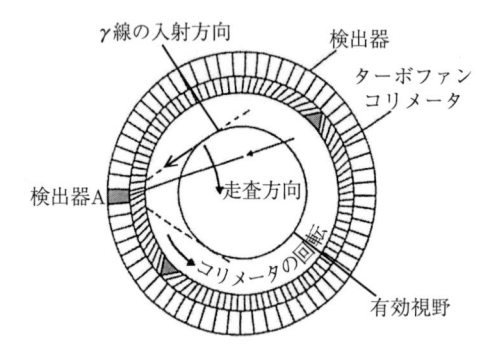

図4.10 リング型SPECT装置

ターボファンコリメータが矢印方向に回転すると，検出器Aに入射するγ線の方向が矢印の走査方向に変化し，ファン状にγ線を収集できる

4.5.3 回転型ガンマカメラのデータ収集モード

データ収集モードは診療目的により以下のような種類がある。

① **スタティク収集**は画像を1枚ずつ収集するモードで，一定カウント数に達するか，または一定時間で収集を打ち切る。

② **ダイナミック収集**は，収集をスタートさせると，あらかじめ設定された時間間隔で設定された枚数収集を自動的に行うモードである。心プール，腎機能，肺機能の動態検査に用いられる。

③ **心電図同期収集**は，心電図のR波信号から同位相にある画像を加算し，1心拍の画像を得るモードである。

④ **ホールボディ収集**は検出器またはベッドのどちらかを移動させ，全身のγ線分布を画像化するモードである。検出器の位置信号とスタンドの位置信号を加算して，γ線の発生位置を計算する。

⑤ **ステップ回転 SPECT 収集**は，断層画像を得るために体軸を中心に一定角度ずつ回転させ，静止させ，各部位で一定時間投影画像を収集するモードである。このステップ方式は，あらかじめ設定した時間と場所でデータを収集するので，時相差のないデータが得られる。しかし，回転しているときは測定しないので時間的にロスが生じ検査時間がやや長くなる。

⑥ **連続回転 SPECT 収集**は，断層像を得るために体軸を中心に連続的に回転させ，投影画像を収集するモードである。速い変化を調べる検査に適している。また，反復連続回転収集を行うと，被検者の動きや RI 分布の時間的変化を平均化し，アーチファクトを低減するなどの効果がある。この連続回転収集はステップ方式に比較して効率よくデータが収集できるが，サンプル角度が大きくなる場合には，画像の位置情報がずれて画像ひずみが生じて画像がぼけやすい。ただし，短時間で動態を検査する場合には空間分解能よりも感度が優先されるので，この連続回転方式が多く使われている。

⑦ **多核種収集**は，放射線を発生させる核種を 2 種類以上使用する検査で，核種の分離のために，複数のフォトピークに合わせてウインドウを設定して収集する。

4.5.4 データ処理と画像化

ガンマカメラを 360°あるいは 180°回転させることにより体内に投与された放射性医薬品から放出された γ 線を多方面から検出し，この得られた収集データ（投影データ）を基に画像再構成処理で 2 次元断層像が得られる。

画像は収集データの雑音によって画質が劣化するので，これを改善するためにフィルタ処理を行う。フィルタの種類はいろいろあるが，**バターワースフィルタ**（Butterworth filter）が使用されることが多い。1 ピクセル当りの収集カウント数，視野サイズおよびコリメータの種類によりカットオフ周波数などを選択する。γ 線を効率よく検出できれば，周波数帯域のフィルタリング操作はさほど大きな役割とはならない。しかし，γ 線検出の独特の問題が存在する。それは γ 線の生体内での吸収と散乱が無視できない程度に画質に影響を与えることである。

SPECT で用いられる核種は低エネルギーなので，体内の吸収は 50〜80％となり，その影響が大きい。正しい放射線分布を得るためには正確な吸収補正が必要になる。正確な補正の点からは不均一吸収体補正が望ましいが，補正が複雑なことから，通常，均一吸収体補正法が使われている。最近では，ほとんどの装置が自動近接装置（赤外線方式）で自動接近を行っているので，比較的不均一補正量の少ないデータが得られる。

データの収集はシンチカメラの回転によって行われるが，SPECT 画像構成の計算アルゴリズムにおいては，シンチカメラの検出器の距離による空間分解能の低下および感度低下を

補うため，各投影データをそれと対抗する位置での投影データを算術平均してから重畳積分逆投影法で画像再構成を行っているのが一般的である。360°収集は，体軸の全周囲から投影データが得られ，減弱補正が可能となり定量性を求める検査には優れているが，データ収集時間が長くなる欠点がある。また，検出器と被検体の距離により空間分解能が異なるため，位置により画像ひずみが生じる。その様子を観察するために，図4.11は，線線源を円柱ファントムの回転中心部と周辺部に配置し，SPECT断層画像を求めている。回転中心では円形を示すが，その周辺部では回転中心に向かって長円形状のひずみが生じる。これは，検出器と被検体間の距離が小さければ，線線源での投影画像はひずみも少なく計数値も高くなる。逆に大きくなれば拡大されてひずみは大きくなり，計数値は低くなる。前者は小さい面積として逆投影され，後者は広い面積で逆投影されるので，その算術平均の結果，半径方向に広がった画像として再構成される。

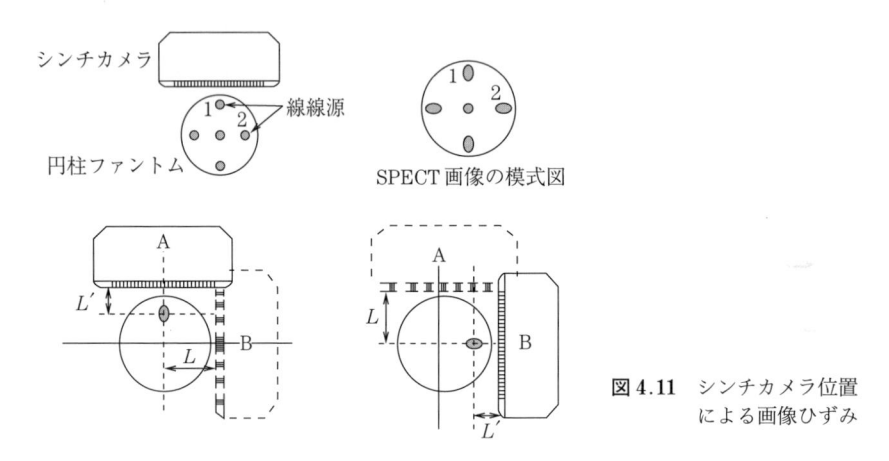

図4.11 シンチカメラ位置による画像ひずみ

心臓のように臓器が比較的表面に片寄っている検査では，360°より180°収集が合理的である。その場合，どの方向に180°を設定するかによってデータ収集範囲を決める。ただし，180°収集では対向する投影データがないために理論的には不完全再構成となり，ひずみの効果はさらに強調される。

SPECT画像は，シンチカメラで2次元データ収集を行うためにスライス方向（体軸方向）に連続性があり，断面方向とスライス方向の空間分解能が等しいのが特徴である。**横断面断層像**（transaxial）に対してある角度を設定することで，**矢状面断層像**（sagittal）や**冠状面断層像**（coronal）を再構成できる。例えば，心筋SPECT画像の横断面は心臓の軸とは一致しない。そこで横断面像を用いて心臓の心軸を決定し，その心軸に垂直な**横断面画像**を作る。これが**短軸断面像**（short axis）である。これを基に**長軸面垂直断面像**（vertical long axis），**長軸面水平断面像**（horizontal long axis）を断面変換して作成する（図4.12）。図4.8に示す2検出器90°配置のSPECT装置で撮像した心筋SPECTの各断面

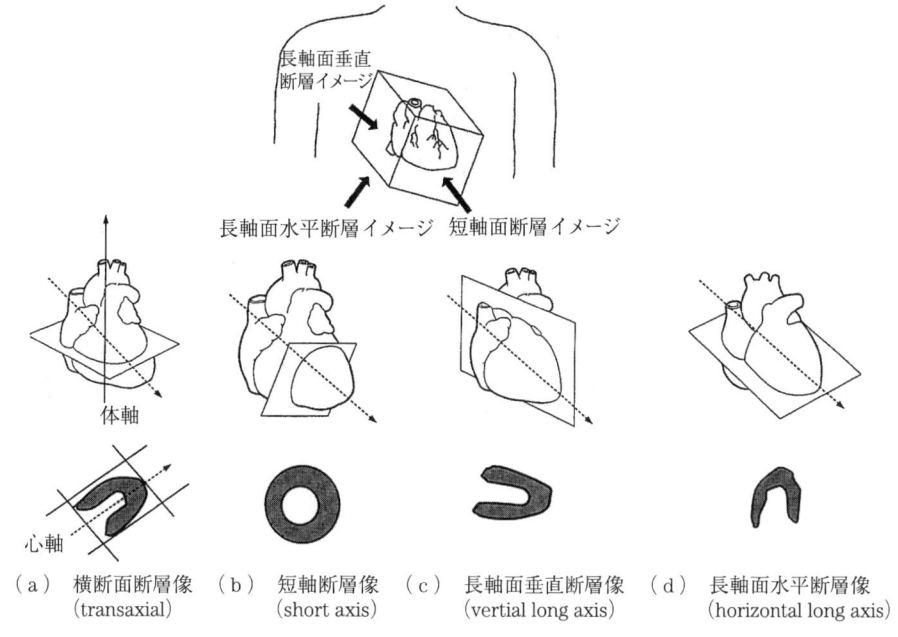

図 4.12 心筋 SPECT における各断面画像

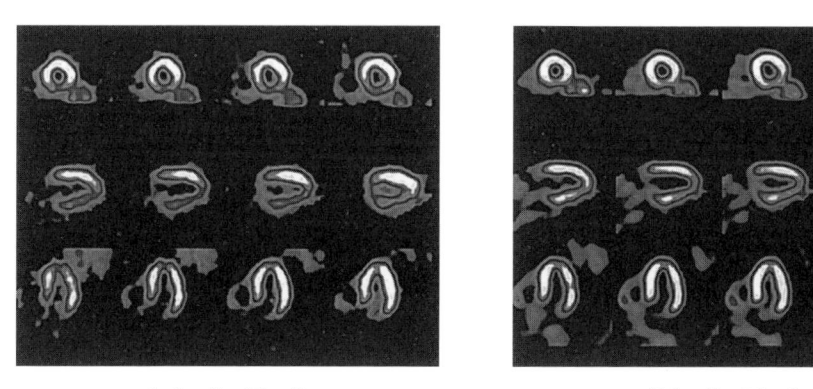

(a) 補正前　　　　　　　　　　　　(b) 補正後

吸収補正，散乱補正，分解能補正を同時に行って定量性の高い SPECT 像とする。その際の補正前後の画像

図 4.13 心筋活動 SPECT の補正前後の画像[18]

画像例を図 4.13 に示す。

　散乱線補正はデータから散乱線を除去する方法である。体内から放出される γ 線は，検出器に到達するまでに体内の原子と衝突し，エネルギーと方向が変化する。この変化した γ 線を，直接入射した γ 線に対して**散乱線**という。SPECT 画像で正しい放射線分布を得るためにはこの散乱線を除去する必要がある。この散乱線を除く第一の方法は，核種により特有のエネルギースペクトルの極大点，すなわちフォトピークだけを含むように収集するエネル

ギーウインドウ幅を狭くすることである。しかし，フォトピークにも散乱線が含まれるので，正確な散乱線補正とはいえない。そこで，散乱線の成分を測定して投影データ，または再構成像から引く方法が研究されている。図4.13では，この吸収補正，散乱補正を行う前（a）と後（b）の心筋活動の画像を比較して示している。

4.5.5 回転型ガンマカメラの画像表示法

画像表示にはスプリット表示，複合表示，シネ表示，3次元表示，輪郭表示，重ね合せ表示のように数種類の方法があり，目的によって使い分けをしている。図4.13はスリップ表示の例である。

4.6 PET 装 置

γ線の発生で述べたように，ポジトロン放出核種 $^{11}C, ^{13}N, ^{15}O, ^{18}F$ などが β^+ 崩壊で放出したポジトロンが消滅するときに，たがいに反対方向に発生する511 keVの1対のγ線（**図4.14**）を測定するのがPET装置である。生体の構成元素または生体で代謝される物質に標識が可能なので，生体の機能をよく反映できる検査装置である。代表的なポジトロン放射性核種と半減期，およびその主な測定機能を**表4.3**に示す。

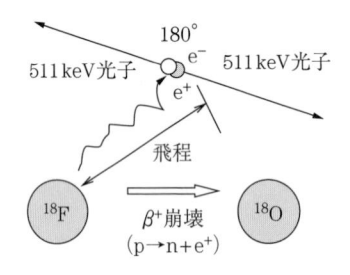

消滅光子の発生位置は，核の位置から β^+ 線の飛程（数mm）だけ離れている。物質電子（e^-）のもつ運動量によるわずかな角度動揺がある

図4.14 ポジトロン放出模式図

表4.3 代表的なポジトロン放射性薬剤

ポジトロン放射性薬剤	おもな測定機能	半減期〔分〕
[^{11}C] 一酸化炭素	血液量	20.39
[^{13}N] 窒素	肺換気能	9.065
[^{15}O] 酸素*	酸素代謝	2.037
[^{15}O] 二酸化炭素*	血液量	
[^{15}O] 一酸化炭素*	血流量	
[^{13}N] アンモニア	心筋血流量	
[^{15}O] 水	血流量	
[^{15}F] フルオロデオキシングルコース	糖代謝（腫瘍，脳，心筋）	109.8
([^{18}F] FDG)*L-[^{11}C] メチオニン	腫瘍，膵機能	
[^{11}C] 酢酸	心筋好気性代謝機能	
[^{11}C] メチルスピペロン	ドーパミン D_2 レセプタ	

* 保険適用を受けているもの。

PETの核種は半減期が短いので，核種および標識化合物を施設内で作るため，高価なサイクロトロンや自動合成装置が必要である。高価な設備，維持費と多くの人材が必要なことから，大きな施設でないと採用できず，近年までは研究的な利用が中心であった。最近では，がん診断をはじめとする日常診療に利用され始めた。小型のサイクロトロンが製品化され，軽量で設置スペースも小さく，遮へいも1m程度のコンクリートでよいため，容易に院内に設置できるようになった。

4.6.1 検出原理

核から放出されたポジトロンの運動エネルギーが消滅する際に発生する消滅放射線は180°方向に2本のγ線なので，被検体を挟んで検出器で同時計数すれば，両検出器間を結ぶ線上に存在する標識化合物が検出できる。したがって，多くの検出器を被検体の体軸まわりにリング状に配列しておき，各検出器と反対方向にある複数の検出器との間を同時計数回路で結合しておくと，**図4.15**のように多方向からの投影データが得られる。これらのデータを再構成すればPETの画像ができる。

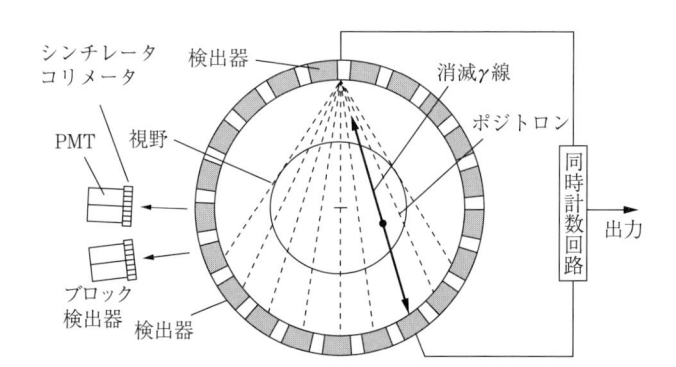

図4.15 消滅光子の同時計数法と投影データ

4.6.2 装置の種類

現在の装置の構造になるまでには，多結晶検出器のカメラ対向型，検出器群の線移動と回転を組み合わせた六角形の機種，リング型の単層，多層の装置，より細かい一様な投影データを得るためにガントリに小さなゆすり運動を加えた機種や不均等配列検出器リングの回転型などがあり，近年では多層のリング静止型と簡便なカメラ回転型が多くなってきている（**図4.16**）。最近では，さらに高感度，高計数率，高分解能の装置が出現している。

装置の性能を決定する主な要因は検出素子の性能である。SPECT用も含めて個々の検出素子の特性については4.5.3項ですでに紹介したが，PETに使用される主な素子はNaI,BGO,LSO,およびBaF$_2$である。SPECTでは依然としてNaI(Tl)が主流である。一方，PETの場合は高エネルギー光子の検出感度の高いBGO結晶が多用されていたが，発光量

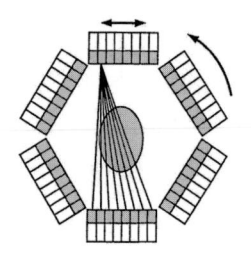

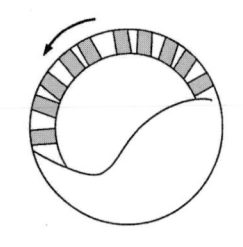

(a) 検出器群の線移動と回転   (b) 不均等配列検出器リングの回転   (c) Wobbling方式

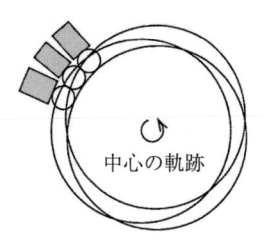

図4.16　種々の方式のガントリ構成例

が少ない，光減衰時間が長いなどの欠点から，最近ではLSOあるいはGSOが一般的に使用されるようになってきた．両者間では発光量の点でLSOが勝っているので，大量の放射能の計数によく追従して，最高計数率が上がり，非常に有利な測定ができることからLSOが主流になりつつある．

多くの装置では高密度に配置された多数の結晶に複数のPMTを配置して，光子入射位置を検出し，円周方向，スライス方向共に細かいサンプリングができるブロック検出器が使われている．先に示した図4.6の検出器は169個（13×13）の結晶からなる検出器ブロックで，1ブロック当り4個のPMTを配置するから676個のPMTが使われることになる．このブロック検出器を使用した装置例ではリング径が830 mmで検出ブロック数144個，検出素子数は24 336個にもなる．

4.6.3　2D-PETおよび3D-PETのデータ収集

2D-PETでは同一リング内で同時計数線（line of response, **LOR**）数をとるダイレクトスライス，および隣り合うリング間のLORをとるクロススライスのデータを収集する．LORの数はn層リングでは$3n-2$，再構成PET像では$2n-1$スライスができる．感度はLOR数の多いリング間のほうが高い．しかし，リング間を多くすると他の層からの入射する光子があるので，遮断のためにスライスセプタム（スライスシールド）が置かれ，比較的定量性のよいデータが得られる（図4.17）．しかし，ほとんどの光子は該当リング外へ逃げるため，感度は低くなる．2D-PET像は，定量性はよいが感度が低い．

3D-PETはリング間セプタムを外して，多層リング間にわたるLORを収集する．3Dモード収集は2Dモード収集の低感度を飛躍的に改善できる．体軸断面とLORとの最大角によるが，体軸中央部のスライスでは2Dモードの7，8倍以上の感度を得る．n層のリング間のすべての同時計数をとると，LORの数はn^2と2Dモード収集よりはるかに多くなる（図4.18）．しかし，セプタムがないために散乱線なども増加し，斜め方向から入射する光子束の幅には位置依存性があるので，定量性は2Dモード収集より多くは望めない．

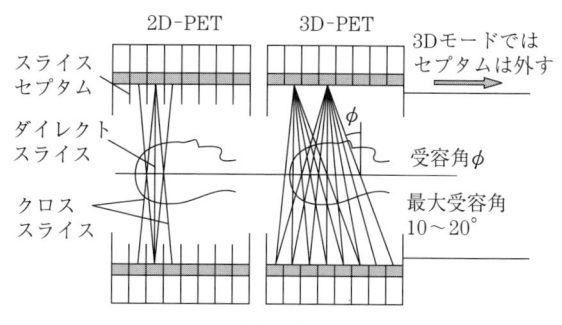

4.6 PET 装 置

図4.17　2D-PETと3D-PETの同時計数

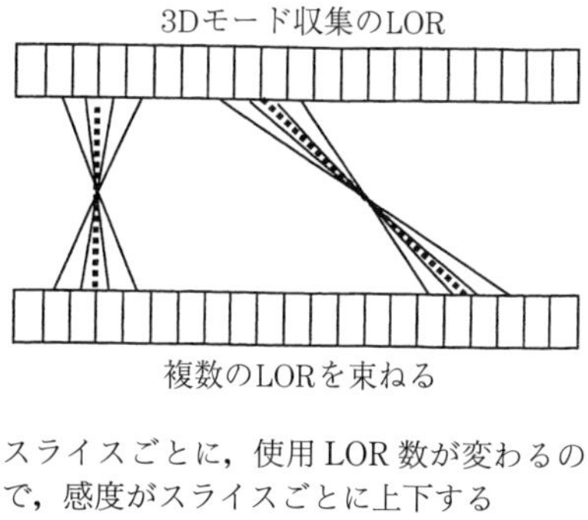

（3D-PETでは中央部スライスの感度が高い）

図4.18　3D-PETにおける同時計数線

（スライスごとに，使用LOR数が変わるので，感度がスライスごとに上下する）

　3D-PET装置のもつリングの総数と同時計数をとる最大のリング数は必ずしも同じでなく，体軸断面とLORとの最大角が10〜20°程度の範囲になるように最大リング数が決められている。

　3D-PETではカメラ回転型装置が普及している。検出器にLSO素子を利用した装置を**図4.19**に示す。この装置はリング型ではあるが，ガントリ内操作は**図4.20**に見られるようにハーフリング回転検出方式でデータ収集速度を上げ，コストパフォーマンスを高めている。LSO素子の減衰時間が短いことを利用して，同時計数ウィンドウを6ナノ秒（6×10^{-9} s）と高速にしている。同時計数ウインドウ時間が短いことは3次元データの収集に有効である。この装置の主な性能を**表4.4**に示す。有効視野が断面方向583 mm，体軸方向が162 mmでスライス数が47スライスと3次元撮像に適している。

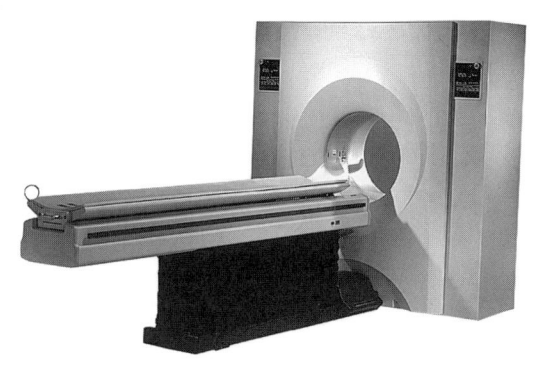

図4.19　LSO検出素子を使用した3D-PET装置[22]

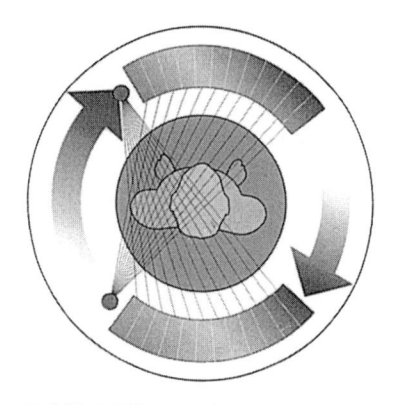

（ハーフリング検出器方式なので経済性が良好）

図4.20　ガントリのハーフリング回転検出方式3D-PET[17]

（検出器が半分で，回転角が180°であるから，検出器をスリップリング方式で回転させて全方向のγ線を計数できる）

表4.4 ハーフリング回転検出方式 3D-PET の主な仕様[23]

3次元収集		
断面空間分解能（FWHM）		
	ガントリ中心から 1 cm	6.3 mm 以下
	ガントリ中心から 10 cm	6.8 mm 以下
体軸方向空間能		
	ガントリ中心から 0 cm	5.0 mm 以下
	ガントリ中心から 10 cm	7.0 mm 以下
感度（350 keV）		
	散乱線補正有り	325/μCIml 以上
画像均一性		10 %未満
計数率特性	±5 ％補正精度	1.0μCI/ml 以上
検出器		
シンチレータ材質	LSO	
有効視野	断面方向	583 mm
	体軸方向	162 mm
スライス数	47 スライス/1 ポジション当り	

ポジトロン核種から放出されたγ線が検出されるまでに，臓器や骨などの体内組織と作用し散乱を起こす。散乱が起きるとγ線はその方向を変えると同時にそのエネルギーも変化する。検出素子のエネルギー分解能が優れていれば散乱成分の少ない良好な画質が得られる。LSO のエネルギー分解能は NaI，GSO よりやや劣るが BGO より勝っている。光の減衰時間，発光量などを考慮して総合的な評価から LSO 素子は適している（**表4.5**）。

表4.5 主な PET 用シンチレータ

シンチレータ	NaI (NaI : Tl)	BGO ($Bi_4Ge_3O_{12}$)	LSO (Lu_2SiO_5 : Ce)	GSO (Gd_2SiO_5 : Ce)	BaF_2
実効原子番号	51	74	66	59	54
密度〔g/cm³〕	3.7	7.1	7.4	6.7	4.9
減弱係数〔cm^{-1}〕	0.34	0.92	0.87	0.66	0.48
発光量（相対値）	100	10	75	18	8
光の減衰時間〔ns〕	230	300	40	30～60	0.8
エネルギー分解能〔％〕	8	18	12	8	—

〔注〕 減弱係数は 511 keV の消滅放射線に対する値。

4.6.4 SPECT と PET の比較

両者をごく簡単に比較すると**表4.6**に示すようになる。利用核種は SPECT ではβ^-崩壊による娘核種からのγ線であり，PET ではβ^+崩壊による1対のγ線である。β^+崩壊はサイクロトロンが必要である。半減期は，SPECT 核種は6時間から数日，PET では 20～110 分，核種の生体との親和性は，SPECT は低いが PET では高い。γ線の入射方向の検出は SPECT ではコリメータによるが，PET は同時計数回路である。感度は，SPECT は低いが，PET は高い。用途は，SPECT は初めから臨床の場で使いやすい手法であるが，PET

表 4.6　SPECT と PET の比較

	SPECT	PET
利用核種	γ 線発生核種	ポジトロン発生核種
サイクロトロン	不要	必要
半減期	6 時間から数日	20〜110 分
操作性	容易	複雑
装置価格	安価	高価
核種の生体との親和性	低い	高い
γ 線入射方向の検出	コリメータ	同時計数回路
感度	低い	高い
用途	臨床の場で使いやすい	主に研究用

は研究用から始められ，現在では臨床に利用されている。

臨床応用は，SPECT は**表 4.7** に示すような代表的なシングルフォトン放射性医薬品でさまざまな臓器や組織の機能が測定できる。PET はすでに表 4.3 で示したように，血流量や代謝が中心になるようなポジトロン放射性薬剤が活用される。これらの薬剤の核種の半減期が臨床応用の大切な要素となっている。

表 4.7　消化器系検査に用いられる放射性医薬品（シングルフォトン）

検査名	放射性医薬品	原理	特徴
肝	^{99m}Tc-フチン酸 ^{99m}Tc スズコロイド	肝細胞への集積 Kupffer 細胞による貪食	局所肝機能の評価 同上
肝受容体	^{99m}Tc-GSA	ASGP 受容体への集積	局所肝細胞機能の評価
肝胆道	^{99m}Tc-PMT	ビリルビンに類似した動態	胆汁排泄能評価
消化管出血	^{99m}Tc-RBC ^{99m}Tc-HSA ^{99m}Tc-DTPA-HSA	全身の血液プール像	血液の血管外漏出評価
唾液腺	^{99m}TcO$_4$	活動性上皮細胞への摂取	唾液腺の機能評価
Meckel 憩室	^{99m}TcO$_4$	粘液産生上皮細胞への集積	Meckel 憩室の描出

〔注〕　投与法はすべて静脈注入である。^{99m}Tc 核種の半減期は 6.01 時間。

4.6.5　画像再構成

X 線 CT の画像再構成法が，投影データをコンピュータ処理によって人体の断面を画像化したことにより，SPECT や PET の画像化の進歩を加速し，広く普及する要因になっている。

PET の画像再構成法には，投影データを極座標から直交座標に変換して構成する逆投影法，投影データを 1 次元フーリエ変換して得られる"周波数空間上のその原点を横切る多数の放射状断面からなる 2 次元画像"を 2 次元逆フーリエ変換して原画像を復元するフーリエ変換法，逆投影法の際に生じるぼけをフィルタで補正する補正関数を投影データに作用させて逆投影する重畳積分逆投影法，あるいは遂次近似法などがある。これに加えて PET 特有

の散乱線補正法や減弱補正（吸収補正）法などが画質の向上には必要である。

遂次近似法は初期のX線CTの画像再構成に使われた。この方法の利点は，計算に際してさまざまな制限条件を付けることによって再構成の精度を向上できることである。この再構成法がRIの分野にも採用された。まず，初期画像として適当な初期値を与え，各投影方向に加算して計算上の投影データを作る。この投影データと実際に測定された投影データを比較してすべての画素値に対して修正を行い，修正画像を作成する。この修正した画像を初期画像に置き換え，再び実際の推定画像に対して修正を行う。これらの操作を何回か繰り返して修正画像を作成する。この遂次近似法は繰返し演算を行うため長時間を必要とする。

3D-PET画像再構成法の一つに，近年最もよく利用されている方法として **FORE法**（fourier rebinning，**フーリエ再配置法**）がある。この方法は，**周波数-距離関係**（frequency distance relation，**FDR**）を3D-PETに適用し，フーリエ変換を介して傾斜サイノグラムを平行スライスに並び替えてから，2D再構成する高画質，高速演算法である。**サイノグラム**（sinogram）とは，投影データをサンプリング角度（θ）の順に回転座標軸方向の値（r）を並べた2次元マップである（**図4.21**）。

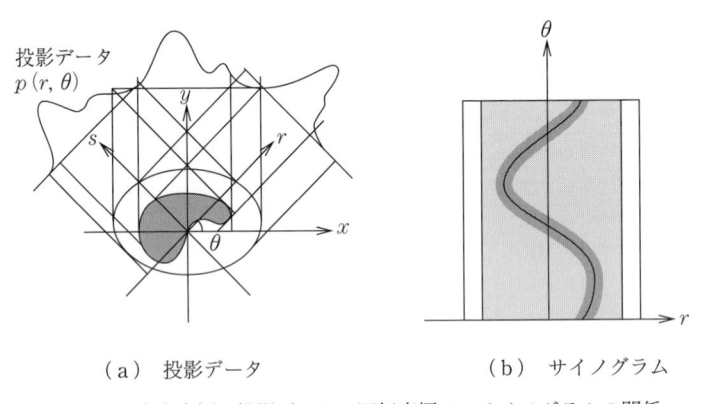

図4.21　直交座標の投影データと回転座標でのサイノグラムの関係

FDRは，原画像 $f(x, y)$ のまわりの360°の多方面（θ）から得たサイノグラム $p(t, \theta)$ のフーリエ変換を $P(\nu, k)$ とすると，P平面の原点を通る傾き $-k/\nu$ の直線上の値は，原画像 f の原点から投影方向への距離 d に位置する濃度（線源強度）に依存している。なお，ν：周波数，k：角度方向のフーリエ展開係数（整数）である。

FORE法はこのFDRを応用し，**図4.22**に示すように，3D-PETの n^2 個の異なるリング間の同時計数で得られた傾斜投影データを $2n-1$ 個のフーリエサイノグラム平面に書き込む。このようにして得られた $2n-1$ 個の平行スライスのフーリエサイノグラムを2D-FT逆変換して実空間の平行サイノグラムとし，それぞれ**フィルタ補正逆投影法**（filtered back projection，**FBP**）などの方法で2D-PET再構成する。このようにFORE法での3D

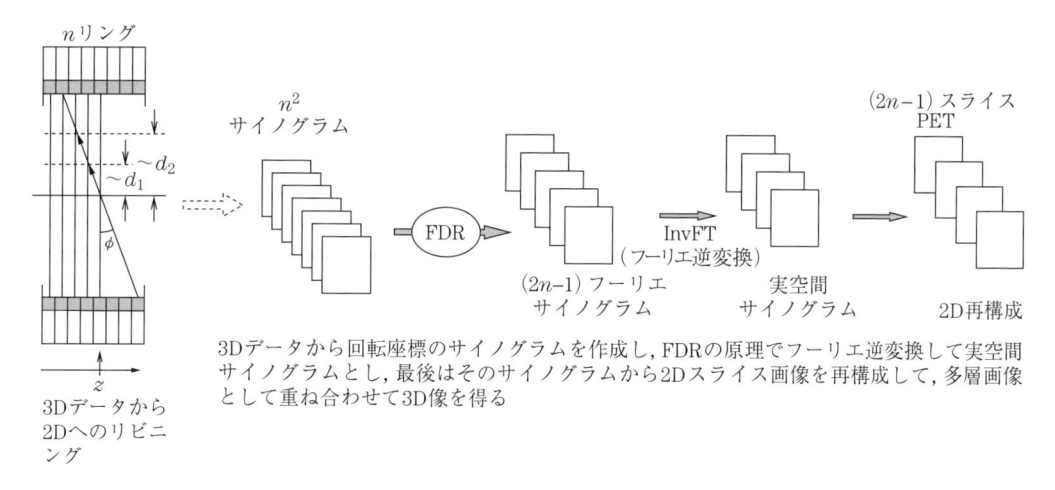

図中ラベル:
- nリング
- $\sim d_2$
- $\sim d_1$
- ϕ
- z
- 3Dデータから2Dへのリビニング
- n^2サイノグラム
- FDR
- $(2n-1)$フーリエサイノグラム
- InvFT(フーリエ逆変換)
- 実空間サイノグラム
- $(2n-1)$スライスPET
- 2D再構成

3Dデータから回転座標のサイノグラムを作成し，FDRの原理でフーリエ逆変換して実空間サイノグラムとし，最後はそのサイノグラムから2Dスライス画像を再構成して，多層画像として重ね合わせて3D像を得る

図 4.22 FORE の手順

-PET 画像の再構成は 2D スライスの再構成によって行われる。

4.7 SPECT-RIの臨床的意義

γ線を発生する放射性医薬品を投与して機能検査をする意義はどのようなところにあるのだろうか。その評価を考えると，放射物質がどの部位に集積されるかという意味と同じになる。そこで，代表的な放射性物質（放射性医薬品）の集積の方法と臨床的な機能（疾患）との関係を見てみよう。

4.7.1 脳神経系

脳は血液中の有害物質からは血液脳関門という仕組みで守られているが，それは脳血管内皮細胞に依存している。血液からの物質の輸送は厳密に調整されており，血液脳関門を通過できるのはブドウ糖，酸素などの物質以外を投与してもほとんど脳に移行しないか，あるいは限られた割合でしか移行しない。しかし，脳腫瘍や脳梗塞などにより脳血管内皮細胞が破壊される場合には単純拡散する放射性医薬品（^{99m}Tc-DTPA，^{99m}TcO$_4^-$）を投与すると，その部位は血液脳関門の影響を受けず病巣部位に集積する。脳シンチグラフィは，この原理を利用して病変部位を陽性像として描出する。この方法で腫瘍，脳血管障害，頭部外傷すべて陽性像を描出する。

脳血流シンチグラフィは，中性脂溶性拡散物質である^{123}I-IMP，^{99m}Tc-HMPAO，^{99m}Tc-ECDなど血流脳関門を自由に通過できるトレーサで，発作直後の局所脳血流量低下に伴う虚血部位の描出が可能で，一過性脳虚血発作，可逆性虚血性神経学的脱落症状においても正

確に虚血範囲が描出できる。X線CTなどでは捕らえにくい症状を早期に検出できる。

4.7.2 内分泌系

甲状腺は血液中にある無機ヨード（I⁻）を選択的に捕獲するので、トレーサとして放射性ヨードを投与すると甲状腺が画像化でき、また摂取率を測定することにより甲状腺機能を定量的に評価できる。トレーサには被曝線量の少ないNa^{123}Iカプセルを経口投与で実施される。ヨードを捕獲した甲状腺をシンチカメラで画像化すると、甲状腺の形態（バセドウ病ではびまん性腫大・辺縁の円形化、慢性甲状腺炎では腫大・不均一性、急性甲状腺炎では炎症部の欠損像など）、甲状腺機能評価（甲状腺機能亢進症など）、甲状腺腫瘍診断、甲状腺がん転移検索などが検出できる。

副腎皮質シンチグラフィはRI標識コレステロール（^{131}I-アデステロール）を投与することで副腎皮質ホルモン合成の前駆物質として集積し、副腎皮質の画像化ができる。この画像で原発性アルドステロン症（腺腫と両側過形成）、クッシング症候群（ACTH過剰分布による両側過形成など）などの描出ができる。

4.7.3 呼吸器系

肺機能の拡散が行われる血液循環経路に肺毛細管の内径（6〜10μm）よりも大きいRI標準粒状物質（10〜50μm）を静脈注射すると、右室で血液と混合され、肺動脈の血流に乗って肺末梢血管床の毛細血管で一時的に捕捉されることになる。この一過性に梗塞を起こしたRI分布を体外から撮像することで画像を得る。投与される放射性医薬品^{99m}Tc-MAA（大凝集人血清アルブミン）が少量であるから、梗塞されるのはほんのわずかで問題にはならない。この肺血流シンチグラフィは、多発性微小肺塞栓、胸水貯留、胸膜肥厚、肺水腫に異常を示す。肺血流シンチグラフィは肺動脈血流分布とよく一致するため、肺血流の障害部位は欠損部位として描出される。胸部X線写真が正常で肺血流シンチグラフィに欠損が認められるとき、診断的有効性が高い。

この他にも、肺換気シンチグラフィや肺吸入シンチグラフィなどの方法があり、肺塞栓症、肺繊維症、閉塞性肺疾患部位の描出に活用されている。

4.7.4 循環器系

心筋シンチグラフィはトレーサを用いて細胞レベルで心筋血流を画像化できる検査法である。心臓カテーテルでの冠動脈造影が血管の病変を対象にした検査法であるのに比べ、心筋血流シンチグラフィは心筋細胞の活動性、すなわち細胞膜を介してK⁺の移動を見る検査法であり、直接的な心筋生存能の情報を得られる点できわめて優れた方法である。

放射性医薬品として，従来から使用されてきた^{201}Tl心筋シンチグラフィと，最近の^{99m}Tc-テトロホスミン（tetorofosmin），^{99m}Tc-MIBI（methoxy-isobutyle-isonitrile）がある。^{201}Tlはサイクロトロンにより製造され，半減期73時間，70〜80 keVのγ線を放出する。心筋への取込みは，1価の陽イオン（Tl$^+$）の形でK$^+$と同様の動態をとる。^{201}Tlを静脈に注射すると局所冠動脈血流量に依存して心筋に運ばれ，細胞膜のNa-Kポンプにより能動的に心筋内に取り込まれる。^{99m}Tc製剤は140 keVと放出γ線のエネルギーが高く，シンチカメラの撮像に適しており，さらに半減期が6時間と短いことから大量投与が可能である。^{201}Tlと比較して，できるだけ多くのカウントが必要なSPECT撮影に適しており，撮像時間の短縮，画質の向上が可能である。^{99m}Tc標識心筋血流製剤の心筋への取込みは，拡散によって心筋血流に比例して行われる。その後，心筋細胞内のミトコンドリア膜に結合して長時間とどまり，肝胆道系から排泄される。

安静時心筋血流シンチグラフィは，主に安静時の心筋血流，心筋生存能を評価するために行われる。運動負荷心筋シンチグラフィは，トレーサを腕に静脈注入し，運動負荷により生じた冠動脈狭窄部と正常部の心筋血流分布の差異により精度のよい狭心症の診断を行う。撮像は，^{201}Tlでは運動負荷時と4時間後に行うが，^{99m}Tc標識製剤では再分布現象が見られないため，運動負荷時と安静時の2回に分けてトレーサを投与する必要がある。

SPECT撮像には，拍動する心臓を対称にすることから，高感度と高分解能を併せもつ心臓専用ファンビームコリメータを使用して，短時間データ収集の撮影を採用するとよい。SPECT収集後，再構成を行い，長軸面垂直断層像，短軸断層像，長軸面水平断層像を作成する。これを解析ソフトウエアでかけることにより，心筋血流状態と心機能との同時評価が可能になり，特に心電図同期SPECT収集は，多検出器型SPECTの開発と心機能計測ソフトウエアの登場により，信頼性の高い再現性の優れた左室心機能計測値が算出できる。図4.23に心電図同期SPECTによる左室心機能解析**QGS**（quantitative gate SPECT）の例を示す。

心筋血流シンチグラフィ検査で主に診断されることは，虚血性心疾患と心筋生存能の診断である。運動負荷心筋シンチグラフィにおける心筋虚血の検出率は，負荷心電図に比べて感度と特異性に優れており，心筋虚血のスクリーニング検査として有用である。

心筋脂肪酸代謝シンチグラフィは，^{123}I-標識脂肪酸（^{123}I-BMIPP）を放射性医薬品として，心筋での脂肪酸の代謝を画像化する。心筋はエネルギー源として，主に脂肪酸とブドウ糖を利用している。空腹時健常心筋ではその約2/3を脂肪酸のβ酸化に依存しているが，心筋虚血，心筋障害が発生するとブドウ糖に依存するように変わる。この糖代謝は後述するように^{18}F-FDGをトレーサとしてPETで評価される。一方，脂肪酸代謝はシンチカメラで撮像される^{123}I-BMIPPにより画像化できる。正常心筋ではこの医薬品は均一に分布する

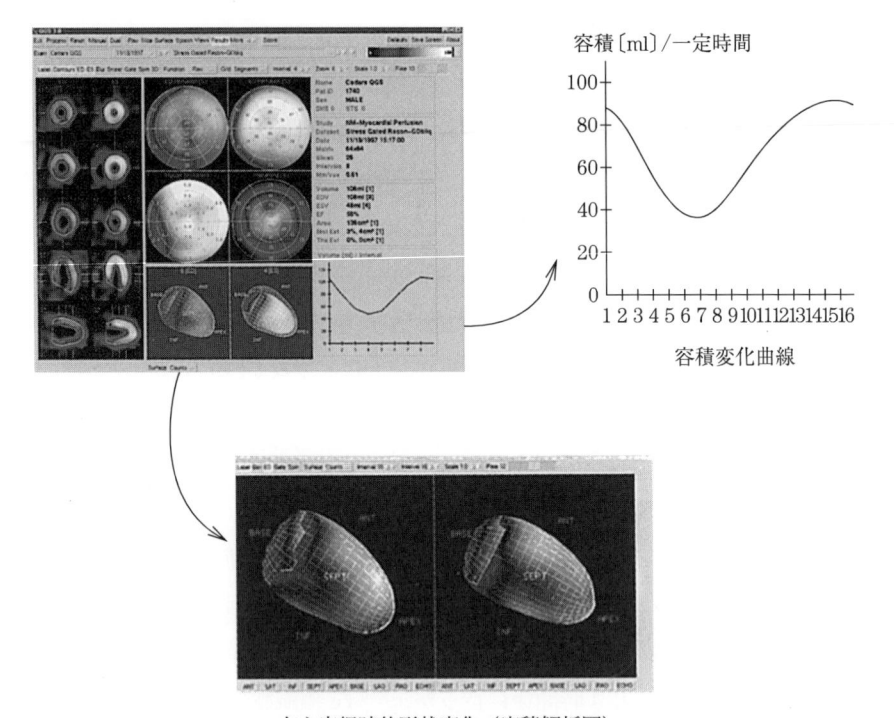

左心室経時的形状変化（容積解析図）
世界標準となっている QGS のプログラムによる評価
図 4.23　心電図周期 SPECT による左室心機能解析 QGS の例[17]

が，虚血や心筋障害時には心筋血流イメージと同程度か，より大きな欠損像となる。

循環器系シンチグラフィには，この他に心筋交感神経シンチグラフィ，障害心筋シンチグラフィ，心プールシンチグラフィ（心機能），末梢循環動態シンチグラフィなどがある。末梢循環シンチグラフィは静脈系の観察に^{99m}Tc-MAA を使用し，この薬剤が肺でトラップされて右左短絡がなければ動脈系が描出されない。そのため，何回でも静脈系を観察できる。静脈の塞栓，副側血行路の描出が容易に行える。

4.7.5　消 化 器 系

消化器系検査に用いられる放射性医薬品は，表 4.7 に示すように Tc 系の放射物質で，投与法はすべて静脈注射である。肝臓はビリルビン代謝やアルブミンなどの血清タンパク合成が行われており，肝臓の一部を構成する胆道系はその代謝産物の排泄経路として存在する。胆道は，肝臓外左右の肝管が肝門部で合流して総肝管を形成した後，胆嚢管と合流し，総胆管となり十二指腸へ開口する。トレーサの^{99m}Tc-PMT がこの経路を経て腸管へ排泄することを画像化しものが胆肝道シンチグラフィである。トレーサが肝細胞に取り込まれるメカニズムはビリルビンに類似しているため，検査から得られる情報は，肝細胞の胆汁排泄機能や

4.7.6 骨・カルシウム系

骨X線像は骨ミネラル量増減を基にしているが，30～50％の変化がないとフィルム上に変化として捕らえることができない。これに対して，骨シンチグラフィはトレーサの^{99m}Tc-MDP (technetium methylenediphosphonate) もしくは^{99m}Tc-HMDP (hydroxy methylenediphosphonate) が骨の無機質の大部分を占めるハイドロキシアパタイト〔hydroxyapatite, $Ca_{10}(PO_4)_6(OH)_2$〕に到達するには，血流を介して移動し，細胞外液腔を通過して骨結晶の表面に至る過程を経て，イオン交換によってハイドロキシアパタイトに吸着するので，病変部における骨の反応過程をよく反映している。

骨シンチグラフィは，悪性腫瘍の骨転移の早期診断，原発性骨腫瘍の原発巣および転移巣の把握，骨髄炎の早期診断や病巣の広がりの判定，骨折の部位診断と経過観察，異所性石灰化の検出，代謝性骨疾患の評価などが対象になる。骨転移部では腫瘍細胞による骨代謝亢進があり，骨芽細胞の活性が亢進し，骨シンチグラフィ製剤の取込みが増加する。

4.8 PET-RIの臨床的意義

PETの臨床的な応用は，放射性核種を製造する小型サイクロトロンが普及するにつれて急速に拡大しつつある。現在，積極的に活用されつつあるのが，脳を中心とした脳神経系の分野および心・血管系の分野である。脳神経分野では，^{15}O-CO_2，^{15}O-O_2，^{15}O-COを中心とした3種類の^{15}Oガスをトレーサとし，脳血流量，脳血液量，脳酸素消費量などの脳代謝測定がPET画像として撮像されている。^{18}F-FDG（フルオロデオキシングルコース）によって糖代謝画像を撮像し，神経細胞の活動を画像化している。頭頂葉から後頭葉にかけて広範囲に代謝障害が見られるアルツハイマー病の^{18}F-FDG画像も得られている。

心・血管系では，標識薬剤として^{13}N-アンモニア，^{18}F-FDG，^{11}C-酢酸などが，心筋血流測定，心筋糖代謝測定，心筋酸素代謝測定それぞれの画像化に使われている。

PETによるがん検診が注目されている。がん検診では，正常細胞よりブドウ糖を多くとるがん細胞の性質を利用し，ブドウ糖に放射性医薬品を加えて静脈注入する。放射性物質はがん細胞に集積するので，一度にいろいろながんが検査できる。一般に，ブドウ糖が多く集積するような臓器などのがんはPETでは見つけにくく，前立腺，腎臓，肝臓などのがん検出は苦手といわれる。しかし，それは使用する放射性医薬品による。例えば，静注による^{99m}Tc-MAAや吸入による^{99m}Tc-テクネガスは肺がん，静注の^{99m}Tc-GSAは肝がん，静注の^{131}I-MIBGは甲状腺髄様がんなどが描出できる。

4.9 核医学装置の安全・保守管理

医療機器の安全管理や保全の管理は，どのような機器であっても重要な要点である．特に核装置は，高エネルギーを扱う放射線（放射能）を使用する点でいっそうの配慮が必要になる．機器を安全面から画質に至るまで，その性能を一定の範囲内に維持することは，検査の信頼性を確保するうえで重要である．一般の電気的安全は他の診断機器と同様である．核医学装置は鉛で遮へいされた重い検出器が回転するので，機械的安全性も重要で，接触安全を確保する装置が装着されていなければならないし，こうした安全装置の動作の点検も重要である．

核医学診断装置として代表的な性能評価項目は，固有均一性，固有空間分解能，および固有空間直線性である．固有均一性の変化は，PMTの感度変化，電気回路の電源変動，あるいはNaIとかLSOなどの検出器結晶の変質などによる．固有空間分解能の変化は，おのおのの電気的・物理的な変動，検出結晶素子の化学的変動などによる．固有空間直線性は，固有均一性と固有空間分解能が仕様を満足していれば問題ないとされている．

その他の性能も含め，それぞれの測定は米国電気工業会（NEMA），日本アイソトープ協会および日本放射線機器工業会で提案されている．

核医学診断を行う施設では，放射性医薬品の在庫・使用・廃棄などの状況を，専門の委員会を設置して管理・運営を行っている．サイクロトロンの使用状況の管理，放射性物質の保管管理も，いっそう重要な管理事項である．医療現場で最も有効な診断が行われることと，十分な安全が確保されることは両立されなければならない．

引用・参考文献

1) 井出正男 編：超音波診断法，電波実験社（1973）
2) 北畠　顕・井上道敏 編著：超音波心臓ドプラ法，丸善（1989）
3) 日本電子機械工業会 編：改訂 医用超音波機器ハンドブック，コロナ社（1997）
4) 関根智紀：腹部アトラス(基礎編)，ベクトル・コア（2005）
5) 上原周三：放射線物理学，南山堂（2002）
6) 日本放射線医学会 監修，江島洋介，木村　博：放射線生物学，オーム社（2005）
7) 青柳泰司，安部真治 ほか著：新版 放射線機器学（I），コロナ社（2004）
8) 高橋信次・佐久間貞行 編著：コンピュータ断層法，秀潤社（1992）
9) 瓜谷富三・岡部哲夫 編集：放射線診断機器工学，医歯薬出版（1997）
10) S.B. Petersen ほか編（湯浅龍彦 監訳）：NMR 医学，西村書店（1991）
11) 日本放射線技術学会 監修，笠井俊文・土井　司 編：MR 撮像技術学，オーム社（2005）
12) R.H. Hashman ほか著（荒木　力 監訳）：MRI の基本，(株)メディカル・サイエンス・インターナショナル（2004）
13) 日本放射線技術学会 監修，大西秀雄，松本政典，益田一考 共著：核医学検査技術学，オーム社（2005）
14) 佐々木博：超音波画像の解像力，日本 ME 学会誌，**1**，4（1987）
15) S. Knisman 編著：Radiological Health Handbook, U. S. Department of Health, Education, and Welfare (1957)
16) アロカ(株)カタログ
17) 東芝メディカルシステムズ(株)カタログ
18) (株)日立メディコ カタログ
19) 東芝メディカルシステムズ(株)Dyna Direct uCtimax カタログ
20) R.J. Alfidi et al.：Amev. J. Radiol., **124** (1957)
21) 東芝メディカルシステムズ(株)Aquilion 64 カタログ
22) 東芝メディカルシステムズ(株)PCA-1000A カタログ
23) 東芝メディカルシステムズ(株)PCA-1000 カタログ

索　　引

【あ】

アダムキュービック	102
アーチファクト	29
圧縮波	5
圧電現象	8
圧電効果	8
圧電材料	8
圧電体	8

【い】

位相検波	139
位相分散	113
１回拍出量	41
胃二重造影法	80
イメージングプレート	75

【う】

ウィンドウ値	90
ウィンドウ幅	90
右季肋部横走査	47
右季肋部縦走査	47

【え】

エイリアシング	35, 147
エイリアシングアーチファクト	147
エコー時間	120
エコートレイン数	127
エコープラナーイメージング法	130
遠隔操作式X線	73

【お】

横断面画像	164
横断面断層像	164
親核種	153
折返し現象	35
音響レンズ	19

【か】

回転陽極X線管	55, 61
核異性体転移	153
核磁気共鳴	104
核種	152
拡張末期左室容積	41
画素	88
画像空間	123
カーボンサーティーンNMR	104
カラードップラ法	35
冠状面断層像	164
関心領域自動追従機能	161
ガントリ	90
ガンマカメラ	156
緩和現象	112
緩和時間	112

【き】

機械走査法	21
機械的安全性	178
輝度変調画像	4
逆マトリックス法	84
キャビテーション	8
吸収線量	68
吸収補正	166
胸骨上窩部長軸断面像	42
共鳴現象	108
鏡面現象	32
巨視的磁化	108
虚像	31
距離分解能	17
近距離音場限界点	10

【く】

空間ピーク時間ピーク強度	52
空間ピーク時間平均強度	52
空間分解能	17, 92, 103
空間平均時間ピーク強度	52
空間平均時間平均音圧	52
空間平均時間平均強度	52
空気カーマ率	73
矩形スパイラルEPI	130
駆出率	41
鞍型コイル	138
グラジエントエコー法	127
グラジエントリコールエコー	128
繰返し時間	116
繰返し周波数	13
クーリッジ管	55
グレイレベル	90
グレーティングローブ	30
クロスコイル方式	140

【け】

経食道用プローブ	27
経腟プローブ	27
経直腸用プローブ	27
ゲイン調整	40
血液脳関門	173
血流補正法	134

【こ】

光輝尽性蛍光体	75
高コントラスト分解能	92
高周波	108
高周波数電磁波	109
高速SE法	121
高速スピンエコー法	126
高速フーリエ変換	11
光電吸収	63
光電効果	63
光電子	63
光電子倍増管	154
後方エコー増強	33
固定陽極X線管	61
固有X線	60
固有音響インピーダンス	7
固有音響抵抗	7
コリメータ	83
コントラスト雑音比	145
コンパクトコンパウンド法	4
コンピュータラジオグラフィ法	75
コンプトン効果	64
コンプトン散乱	64
コンベックス走査法	24
コンボリューション	87
コンボリューションバックプロジェクション法	87

索引 *181*

【さ】

再構成関数	87
歳差運動	106
再収束傾斜磁場	128
再収束パルス	120
サイドローブ	10, 29
サイノグラム	172
左室心機能解析QGS	175
撮像野	143
サドルコイル	138
サーフェスコイル方式	142
3次元GRE法	129
サンプリング定理	35
サンプリングボリューム	34
散乱線	165
散乱補正	166

【し】

時間分解能	103
磁気共鳴画像診断装置	104
磁気双極子モーメント	105
磁気モーメント	106
質量減弱係数	67
児頭大横径	50
自動露出制御方式	70
収縮末期左室容積	41
重畳積分逆投影法	171
周波数-距離関係	172
周波数偏移	33
自由誘導減衰	114
準安定	153
準偏差平均値SD_{ave}	146
照射時間	108
照射線量	68
ショートジオメトリ	97
ジルコン酸チタン酸鉛	9
心窩部横断走査	46
心窩部四腔断像	42
心窩部縦断走査	46
心窩部矢状断像	42
シングルショットEPI	130
シングルフォトン放出核種	153
信号強度平均値SI_{ave}	146
信号計測空間	123
人工放射性同位元素	152
人工放射線	152
心尖部左室長軸断面像	42
シンチカメラ	157
シンチレーション	154
シンチレーションカメラ	156
シンチレーション計数管	83
シンチレータ	83
心電図同期収集	162
心拍出量	41

【す】

スキャナ本体	90
ズーグマトグラフィ	105
スタティック収集	162
スティミュレイテッドエコー	148
ステップ回転SPECT収集	163
スパイラルEPI	130
スピンエコーシーケンス	124
スピンエコー法	119
スピン-格子緩和時間	113
スピン-スピン緩和時間	113
スピン-スピン相互作用	113
スライス厚	122
スライスセプタム	168
スライス選択傾斜磁場	123
スライス分解能	17
スロッティドチューブレゾネータ	141

【せ】

赤外線自動近接機構	161
赤外線分光分析装置	104
セクタ走査法	21
セクタ電子走査	22
セクタ電子走査法	16
ゼーマン効果	104
線減弱係数	67
選択励起法	123

【そ】

僧帽弁レベル短軸像	42
速写撮影装置	74
粗密波	5

【た】

体腔内プローブ	28
ダイナミック収集	162
体表面プローブ	28
多核種収集	163
多検出カメラ回転型SPECT	160
多重反射	31
畳込み	87
縦緩和時間	112
縦磁化	111
縦磁化の回復曲線	112
ターボファンコリメータ	163
短冊形振動子	10
短軸断面像	164
単純逆投影法	84
探触子	2

【ち】

逐次近似法	84
中心位置計算	160
超音波	1
長軸面垂直断面像	164
長軸面水平断面像	164
直線走査方式	4

【て】

低コントラスト分解能	92
ディジタルスキャンコンバータ	37
ディジタル補償フィルタ	78
データ打切りアーチファクト	147
データ収集システム	90
デュエン・ハントの法則	58
電荷結合素子	56
電気機械基本式	8
電気機械結合係数	8
電気的安全	178
電子雲	66
電子式リニア走査法	15
電子スキャニング法	16
電子走査法	16, 21
電子束縛エネルギー	68
電子対生成	64
電子フォーカス	17
天然性放射性同位元素	152

【と】

同時計数ウィンドウ	169
同時計数回路	167
同時計数線	168
透視撮影装置	73
透視撮影台	74
頭殿長	50
等方位性分解能	103
特性X線	60
ドップラ効果	11
ドップラ偏移	33
トランケーションアーチファクト	147

索引

【な】
内径短縮率	41

【に】
二次電子	63
ニューテイト動作	86

【ね】
熱緩和時間	113

【の】
脳血管内皮細胞	173

【は】
ハイブリッド EPI	130
バターワースフィルタ	163
発光減衰時間	155
ハーフスキャン	90
ハーフリング回転検出方式	169
パルスエコー法	15
パルス繰返し周波数	20
パルスドップラ法	13
パルス幅	13
パルス波法	13
パルス反射法	15
半減期	153
反跳電子	64
反転回復法	118
バンド幅	123

【ひ】
ピクセル	88
左肋間走査	46

【ふ】
フィルタ補正逆投影法	84, 88, 172
フェーズドアレーコイル	140
フェルドカンプ法	98
フォトダイオード	91
複合走査法	4
部分体積効果	89
部分飽和法	121
フラットパネル検出器	75
フーリエ再配置法	172
フーリエ変換 NMR 分析装置	104
ブリップ EPI	130
フリップ角	129
フルスキャン	90
フローエンコード	135
プロトン NMR	104
プローブ	2

【へ】
ヘリカルスキャン	85
ヘリカルピッチ	94
遍移周波数	11

【ほ】
方位分解能	17
傍胸骨左室短軸像	42
傍胸骨左室長軸断面像	42
膀胱充満法	47
放射性医薬品	151
放射性核種	152
放射性同位元素	152
放射線吸収線量	73
飽和回復法	121
飽和履歴	132
ポジトロン放出核種	153
補正用傾斜磁場	128
ホールボディ収集	162

【ま】
マルチスライス CT	96
マルチスライスヘリカルスキャン	96
マルチプルコイル	140
マルチプレクサ	92

【み】
右肋弓下走査	46
右肋間走査	46
密度分解能	92, 103
ミラーイメージ	32

【む】
無機シンチレータ	154

【め】
娘核種	153
メインビーム	10

【や】
矢状面断層像	164

【ゆ】
有機シンチレータ	154

【よ】
横緩和	113
横緩和時間	113
横磁化	111
予備飽和パルス	133
読取り用傾斜磁場	128
1/4 位相差検出コイル	140

【ら】
ライトガイド	159
ラーモア周波数	107

【り】
リニア走査方式	4
リニア電子走査法	16
流速エンコード	135
流入増強効果	132
量子効率	156
リング型 SPECT 装置	160

【る】
流入現象	132

【れ】
励起	109
励起状態	111
レンズ効果	32
連続 X 線	57
連続回転 SPECT 収集	163
連続波ドップラ法	13

【ろ】
ロングジオメトリ	97

索引

【A～C】

ABC 回路	41
A モード法	2
BGO	155
BGO 結晶シンチレータ	151
B モード水浸法	1
CBP 法	87
CCD	56
CFE 法シーケンス	127
CNR	145
CNR_{tissue}	146
CO	41
CPMG 法	120
CP 法	120
CR 法	75
CSE	126
CT	81
CTDI	103
CT スキャナ	82
CT 線量指数	103
CT 値	88

【D～G】

DAS	90
DCF	78
Diff-THI	21
DSC	38
EDV	41
EF	41
EPI 法	130
ESV	41
ETL	127
FBP	172
FC	134
FDR	172
FFT	11
FID	114
FORE 法	172
FOV	143
FPD	75
FRE	132
FS	41
FSE 法	121, 126
GRE 法	127
GSO	155

【I, L, M】

inflow 法	132
IP	75
IR 法	118
Isata	52
Isatp	52
Ispta	52
Isptp	52
IT	153
Iob	52
LOR	168
LSO	155
MPR 表示	100
MRA	131
MRI	104
MR 血管撮影	131
M モード法	3

【N, P～R】

NaI シンチレーション検出器	151
Na-K ポンプ	175
NMR	104
N-R 方式	86
PC 法	132
PET	151
PMT	154
PRF	20
PS	121
PSD	139
PS-THI	21
PZT	9
QD コイル	140
RF	108
RI	152
RN	152
R-R 方式	85

【S～U】

SE 法	119
short SE 法	121
SPECT	151
SR 法	121
S-R 方式	85
STC	40
STIR 法	145
STR	141
SV	34, 41
T_1 強調画像	120
T_2 強調画像	120
TCOT	98
Tc ジェネレータ	153
TE	120
TFT アレー	76
TI 回復曲線	117
TOF 法	132
TR	116
T-R 方式	84
UCG	3

【X】

X 線 CT	56
X 線 I.I.	56
X 線 TV 装置	74
X 線イメージインテンシファイヤ	56
X 線映像装置	74
X 線管	73
X 線蛍光倍増管	56
X 線高電圧装置	73
X 線電源装置	73
X 線透視撮影装置	73

【ギリシャ文字】

α 崩壊	153
β^+ 崩壊	153
β^- 崩壊	153
β 崩壊	153
γ 光子	153
γ 線	153
γ 線放射	153

【数字】

^{13}C NMR	104
180°パルス	109
180°補間法	94
^1H NMR	104
360°補間法	93
90°パルス	109

―― 著者略歴 ――

1959 年　電気通信大学電気通信学科卒業
1959 年　フクダ電子(株)勤務
1968 年　日本電気三栄(株)勤務
1991 年　日本光電工業(株)勤務
1998 年　東京電子専門学校講師
2002 年　西武学園医学技術専門学校講師
2013 年　西武学園医学技術専門学校退職

画像診断装置学入門
Introduction to Biomedical Imaging Devices for Clinical Diagnosis

Ⓒ Yuji Kimura 2007

2007 年 2 月 22 日　初版第 1 刷発行
2018 年 2 月 25 日　初版第 6 刷発行

|検印省略|

著　　者　　木　村　雄　治
発　行　者　　株式会社　コ ロ ナ 社
　　　　　　　代表者　牛 来 真 也
印　刷　所　　壮光舎印刷株式会社
製　本　所　　株式会社　グ リ ー ン

112-0011　東京都文京区千石 4-46-10
発 行 所　株式会社　コ ロ ナ 社
CORONA PUBLISHING CO., LTD.
Tokyo Japan
振替00140-8-14844・電話(03)3941-3131(代)
ホームページ　http://www.coronasha.co.jp

ISBN 978-4-339-07092-7　C3047　Printed in Japan　（金）

〈出版者著作権管理機構 委託出版物〉
本書の無断複製は著作権法上での例外を除き禁じられています。複製される場合は，そのつど事前に，出版者著作権管理機構（電話 03-3513-6969，FAX 03-3513-6979，e-mail: info@jcopy.or.jp）の許諾を得てください。

本書のコピー，スキャン，デジタル化等の無断複製・転載は著作権法上での例外を除き禁じられています。購入者以外の第三者による本書の電子データ化及び電子書籍化は，いかなる場合も認めていません。
落丁・乱丁はお取替えいたします。